知りたいことがなんでもわかる

子どもの こころのケア

SOSを見逃さないために

編集

市川宏伸

内山登紀夫

広沢郁子

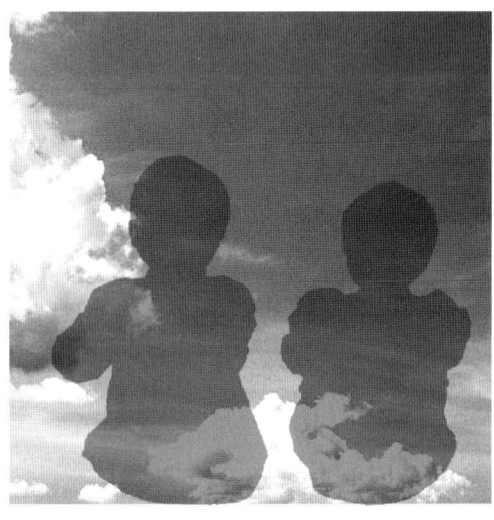

永井書店

●執筆者一覧

●編　集
市川　宏伸（東京都立梅ヶ丘病院　院長）

内山登紀夫（大妻女子大学人間関係学部　助教授）

広沢　郁子（メンタル神田クリニック　院長）

●執筆者（執筆順）
市川　宏伸（東京都立梅ヶ丘病院　院長）

広沢　郁子（メンタル神田クリニック　院長）（東京都千代田区）

星　一郎（わいわいギルド　代表）

井上　勝夫（米沢市立病院神経・精神科　医長）

森岡由起子（山形大学医学部看護学科　教授）

小林真理子（国際医療福祉大学）

尾崎　純子（東京都立梅ヶ丘病院）

奥山眞紀子（国立成育医療センターこころの診療部　部長）

高柳みずほ（ながやまメンタルクリニック）（東京都多摩市）

川崎　葉子（東京都立多摩療育園　医療科長）

新井　慎一（東京都立梅ヶ丘病院）

有薗　祐子（芦北学園発達医療センター小児科）（熊本県芦北町）

吉田　友子（よこはま発達クリニック）（横浜市）

井上　亮子（さいたま市こころの健康センター）

井上　雅人（埼玉県立精神医療センター）

大倉　勇史（東京都立梅ヶ丘病院）

広沢　正孝（順天堂大学スポーツ健康科学部　教授）

菅野　実穂（東京都立梅ヶ丘病院）

海老島　宏（東京都立梅ヶ丘病院　副院長）

高梨　愛子（東京都東村山福祉園）

内山登紀夫（大妻女子大学人間関係学部　助教授）

藤岡　宏（つばさ発達クリニック　院長）（愛媛県今治市）

田中　康雄（北海道大学大学院教育学研究科　教授）

岡田　謙（公立学校共済組合関東中央病院精神科　部長）

西園マーハ文（東京都精神医学総合研究所児童思春期研究部門　部門長）

猪子　香代(東京都精神医学総合研究所児童思春期研究部門　室長)

田中　　哲(東京都立梅ヶ丘病院　部長)

高坂　雅子(東京都立中部総合精神保健福祉センター)

遠山あゆみ(東京都立梅ヶ丘病院リハビリテーション科)

中島真由美(東京都立梅ヶ丘病院看護科)

温泉　美雪(横浜市南部地域療育センター)

古寺久仁子(東京都立多摩総合精神保健福祉センター保健福祉部広報援助課)

梅林　紀子(東京都立多摩総合精神保健福祉センター保健福祉部広報援助課)

飯島　成昭(世田谷区立就労障害者生活支援センター)

犬塚　峰子(東京都児童相談センター治療指導課福祉局　参事)

鈴木　朝子(東京都立梅ヶ丘病院医療援助課)

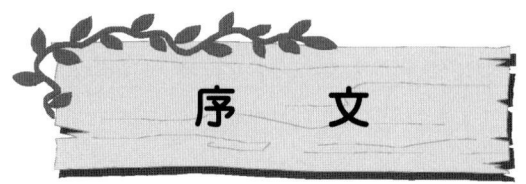

　子どもの精神科(児童青年精神科)の重要性は長らく指摘されてきましたが、専門家を養成する施設も、働く場所も少なく、この分野はずっと取り残されてきたように思われます。「これから増加するのは老人であり、子どもの人口は減る」というマスコミなどの論調により、半ば置き去りにされている感がありました。「子どもの健全な成長を促進することこそが、増加する老人を支える成人の創出にとって重要である」と主張しても省みられることは少なかったのではないでしょうか。そうした世論が変わってきたのは、7～8年前からであり、青年の引き起こす不幸な事件がマスコミを賑わすようになってからでした。このあたりから、「子どもの方も大変なことになっている」という社会的認識が得られるようになってきました。しかしながら、我が国のこの分野は、世界的にみてもまだまだ立ち遅れており、社会的要請に応えているとは言い難いものがあります。全国の大学医学部を見渡しても、子どもの精神科講座はいまだに確立されていません。子どもの精神科専門病床も全国で800床程度とされており、成人の32～33万床とは比べようもありません。それでも、平成14年度から、20歳未満の精神科医療に対する保険診療上の加算が認められ、首都圏では「発達障害」を看板に掲げる診療所が少しずつ増加しています。この分野に興味をもち研修を希望する医師の数が、小児科医や精神科医を中心に増えてきています。ここ数年来、子どもの精神科に対する社会的要請は増加していますから、働く場所や経済的裏づけが確立されれば、必ずや今後の発展が期待されると思われます。

　一方、社会の複雑化、家族機能の低下などが進むに従って、この分野の治療を医療単独で行うことは困難になっています。学齢期の生徒については教育の保障が、家庭内の問題が複雑な場合は児童相談所や福祉事務所などの援助が、逸脱行動や補導対象行為が目立つ場合は、警察や家庭裁判所などの介入などが必要となっています。ひきこもり、虐待、学級崩壊など社会的に話題になっていることの多くは、その解決にいくつかの分野の協同作業が必要とされる事柄です。医療、教育、福祉、司法などの多くは、長らく縦割り社会の中で別途に動いてきたものですが、これからの社会的要請に応えるには、縦割り社会の壁を取り除いていくことが不可欠な課題となるでしょう。

　本書では、これらのことを念頭に「知っていてほしい基礎知識」として、子どもの精

神科医療の現状、子ども社会を取り巻く環境、親子関係など7つのセクションを設けました。現状や基礎知識の把握が容易になるよう、医療・心理などの臨床家に執筆をお願いしました。

また「Q&A編」では、症状、疾患、精神科治療、他分野との連携、社会資源などについて取りあげました。それぞれ一問一答形式で、わかりやすい回答を目指しています。「症状」としては60項目を選び、具体的な臨床的対応を説明しました。「疾患」では24の疾患を取りあげ、これらの精神疾患の概要について臨床的記述を行っています。「精神科治療」としては、治療技法、検査項目、周辺の治療科との関係など、実務的内容を取りあげています。「他分野との連携」については、教育、福祉、司法などを中心に、機関、職種など対応のノウハウを提示しました。「社会資源」の中では、公的扶助や受け皿となる場などについて説明をしました。

本書が、この分野に携わる医療関係者のみならず、保健、教育、福祉、司法など関連する領域の方々にとって、具体的な臨床場面で役立つことがあれば幸いです。さらに、この分野に興味をもつ若い方々にとっての入門書となれば望外の喜びです。

最後に、多忙な臨床活動の合間に貴重なお時間をお割き頂きご協力を頂いた執筆者の方々、本書の出版をお薦め頂いた永井書店の高山静編集長、終始根気よく足を運ばれ叱咤激励を頂いた渡邉弘文氏、校正作業などにご尽力を頂いた松村さくら氏に、この場を借りて厚く御礼を申しあげます。

2004年7月吉日

市川宏伸、内山登紀夫、広沢郁子

CONTENTS

知っていてほしい基礎知識

1 子どもの精神科医療の現状 ─── 3
①臨床現場の現状 ……………………………………………………………… 3
②治療の実際 …………………………………………………………………… 7
③心理的背景 …………………………………………………………………… 8

2 子どもと社会の出会い─子どもからみた社会 ─── 11
①乳児期：親との出会い ……………………………………………………… 11
②幼児期：先生との出会い、家族関係の広がり（集団への参加） ……… 13
③学童期：先生との出会い、集団への参加、友人との出会い …………… 14
④青年期：先生との出会い、集団への参加、友人や異性との出会い …… 15

3 カウンセリングからみた最近の子どもたち─自己肯定感の問題として ─── 18
①最近の子どもの集団へのかかわり方 ……………………………………… 18
②考察 …………………………………………………………………………… 22

4 子どもを取り巻く現代の環境 ─── 25
①家族構成、家庭の役割の移り変わり ……………………………………… 26
②教育環境の変遷と新たな取り組み ………………………………………… 29
③子どもの遊び、子ども部屋、携帯電話のことなど ……………………… 32
④まとめ ………………………………………………………………………… 35

5 母子関係をめぐって ─── 37
①母親になるということ ……………………………………………………… 37
②母子の関係性 ………………………………………………………………… 37
③臨床上注意すべき問題 ……………………………………………………… 38
④子育て支援 …………………………………………………………………… 41
⑤「いい(良い)加減」子育ての勧め ………………………………………… 43

6 親として子どもへの対応で心がけた方がよいこと ─── 45
①胎生期 ………………………………………………………………………… 45
②乳児期 ………………………………………………………………………… 45
③幼児期 ………………………………………………………………………… 47

④学童期 ……………………………………………………………………… 48
　⑤青年期 ……………………………………………………………………… 50

7　現代の子どもをめぐる社会現象 ── 53
　①子どもの権利 ……………………………………………………………… 53
　②不適切な養育（子ども虐待） …………………………………………… 54
　③子どもの犯罪被害 ………………………………………………………… 58

Q & A編

1　症状編 ── 65
　❶発達の遅れがあるのではないか？ ……………………………………… 65
　❷ことばの遅れがあるのではないか？ …………………………………… 66
　❸視線が合わない、呼んでも振り向かないが？ ………………………… 68
　❹音や光、匂いなどに敏感だが？ ………………………………………… 69
　❺同じことを何度も繰り返しているが（こだわり）？ ………………… 71
　❻落ち着きがなく集中力に欠けるが？ …………………………………… 73
　❼集団行動がうまくとれないが？ ………………………………………… 74
　❽友だちとうまく遊べないのだが？ ……………………………………… 76
　❾カッとして暴力を振るいやすいようだが？ …………………………… 78
　❿ルールを守れないが？ …………………………………………………… 81
　⓫母親と離れたがらないのだが？ ………………………………………… 83
　⓬外で話をしないが？ ……………………………………………………… 84
　⓭人見知りが強いが？ ……………………………………………………… 86
　⓮誰にでもなれなれしくするが？ ………………………………………… 88
　⓯瞬きをし、肩をすくめたりするが？ …………………………………… 90
　⓰声が勝手に出てしまうようだが？ ……………………………………… 92
　⓱おねしょ、おもらしをしているが？ …………………………………… 94
　⓲（ミルクの飲みが悪く）吐くことがあるが？ ………………………… 95
　⓳食べ物でないものを口にしてしまうのだが？ ………………………… 98
　⓴爪噛み・指しゃぶりがみられるが？ …………………………………… 100
　㉑髪の毛を抜いたり、からだの同じ部位に何度も触ったりするが？ … 102
　㉒どもる（吃音）のだが？ ………………………………………………… 105
　㉓登校を渋ったり、学校に行かなかったりするが？ …………………… 106
　㉔学習の遅れがあるようだが？ …………………………………………… 109
　㉕友だちから浮いていたり、いじめられたりするようだが？ ………… 111
　㉖特定のことにばかり没頭するが？ ……………………………………… 113

㉗手洗いを繰り返したり、おまじないのような行動を繰り返すが？ …………… 114
㉘試験を受けることができないのだが？ ……………………………………… 116
㉙突然ドキドキして、不安になることがあるが？ …………………………… 118
㉚強いストレスを感じてから、体調や気分がすぐれないが？ ……………… 120
㉛自分のしたことを覚えていないことがあるが？ …………………………… 121
㉜突然立ったり、歩いたりすることができなくなることがあるが？ ……… 123
㉝身体症状（頭痛、腹痛、吐き気、めまいなど）を訴えるが？ …………… 125
㉞周囲の様子がぴんとこない（自分が自分でない、現実感がない）のだが？ …… 127
㉟食事をせず、極端にやせてきたが？ ………………………………………… 128
㊱食べてもお腹がいっぱいにならないのだが？ ……………………………… 130
㊲たくさん食べるのに、やせるのは？ ………………………………………… 132
㊳睡眠のリズムが乱れ、夜更かし、朝寝坊になるのは？ …………………… 133
㊴睡眠中に歩き回ったり、声を上げたりすることがあるが？ ……………… 135
㊵変な声が聞こえたり、あり得ないことが頭に浮かんだりするが？ ……… 136
㊶周囲の様子に敏感になり、おどおどしているようだが？ ………………… 137
㊷「周囲の人が自分の悪口を言っている」と言っているが？ ……………… 139
㊸成績が低下してきたが？ ……………………………………………………… 140
㊹憂うつな様子が続いているが？ ……………………………………………… 142
㊺気力や集中力がないが？ ……………………………………………………… 144
㊻「死にたい」と言ったりするが？ …………………………………………… 146
㊼自分のからだに傷を付けているようだが？ ………………………………… 148
㊽元気過ぎて一方的だが？ ……………………………………………………… 150
㊾無駄遣いをしたり、勝手な行動をとったりするが？ ……………………… 152
㊿イライラしたり、落ち込んだり、気分が不安定な様子だが？ …………… 154
㉑ひきこもりが続いているが？ ………………………………………………… 156
㉒親へ反抗したり、暴力を振るったりするのだが？ ………………………… 157
㉓嘘をついたり、盗みをするのだが？ ………………………………………… 159
㉔一匹狼でケンカを繰り返したりしているが？ ……………………………… 161
㉕夜遊びをしたり、異性と派手につきあっているようだが？ ……………… 163
㉖集団で反社会的行動をするのだが？ ………………………………………… 165
㉗薬、お酒、タバコなどを常習しているようだが？ ………………………… 166
㉘突然、ひきつけを起こすが？ ………………………………………………… 168
㉙重いからだの病気だが、こころへの影響はあるか？ ……………………… 170
㉚ターミナルな状況だが、どのように対応したらよいか？ ………………… 172

2 疾患編 —————————————————————————————— 174

❶精神遅滞について ……………………………………………………………… 174
❷自閉症とは ……………………………………………………………………… 181
❸言語・運動の特異的発達障害とは …………………………………………… 185
❹学習障害とは …………………………………………………………………… 188
❺注意欠陥/多動性障害とは …………………………………………………… 190

- ❻反抗挑戦性障害・行為障害とは …………………………………… 196
- ❼分離不安障害とは ……………………………………………………… 200
- ❽緘黙とは ………………………………………………………………… 203
- ❾吃音症とは ……………………………………………………………… 205
- ❿チック症とは …………………………………………………………… 207
- ⓫食事・排泄に関係する障害とは ……………………………………… 210
- ⓬物質依存とは …………………………………………………………… 213
- ⓭統合失調症（精神分裂病）とは ……………………………………… 217
- ⓮躁うつ病・うつ病とは ………………………………………………… 220
- ⓯恐怖症・不安神経症とは ……………………………………………… 224
- ⓰強迫神経症とは ………………………………………………………… 227
- ⓱ストレス反応・適応障害とは ………………………………………… 230
- ⓲解離性障害とは ………………………………………………………… 234
- ⓳身体表現性障害とは …………………………………………………… 237
- ⓴摂食障害とは …………………………………………………………… 239
- ㉑睡眠障害とは …………………………………………………………… 242
- ㉒人格障害とは …………………………………………………………… 245
- ㉓てんかんとは …………………………………………………………… 248
- ㉔心身症とは ……………………………………………………………… 251

3 子どもの精神科について ───────────────────── 254

- ❶子どもの精神科とは …………………………………………………… 254
- ❷子どもの精神科での診察法とは ……………………………………… 255
- ❸子どもの精神科での検査とは ………………………………………… 257
- ❹心理検査とは …………………………………………………………… 259
- ❺生化学検査とは ………………………………………………………… 261
- ❻生理学的検査・画像診断学的検査とは ……………………………… 263
- ❼子どもの精神科での治療方法とは …………………………………… 264
- ❽精神療法とは …………………………………………………………… 266
- ❾心理療法とは …………………………………………………………… 267
- ❿認知・行動療法とは …………………………………………………… 269
- ⓫作業療法とは …………………………………………………………… 271
- ⓬デイケアとは …………………………………………………………… 273
- ⓭その他の療法 …………………………………………………………… 276
- ⓮薬物療法 ………………………………………………………………… 278
- ⓯薬物使用上の注意 ……………………………………………………… 280
- ⓰薬はいつまで服用するか ……………………………………………… 281
- ⓱入院治療とその適用 …………………………………………………… 283
- ⓲精神科、神経科、心療内科の違いは ………………………………… 284
- ⓳小児精神科と精神科の違いは ………………………………………… 285
- ⓴小児精神科の所在地は ………………………………………………… 287

㉑小児科と小児精神科、どちらを受診したらよいのかわからないが …………………… 288
㉒小児精神科医とは ………………………………………………………………………… 290
㉓臨床心理士とは …………………………………………………………………………… 291
㉔守秘義務とは ……………………………………………………………………………… 292
㉕精神科の病気はどの程度よくなるのか ………………………………………………… 293

4 教育と医療の連携 — 295

❶教育と医療の連携とは …………………………………………………………………… 295
❷子どもにとって学校とは ………………………………………………………………… 296
❸どんな学校を選ぶべきか ………………………………………………………………… 298
❹保健室と養護教諭とは …………………………………………………………………… 299
❺スクールカウンセラーとは ……………………………………………………………… 301
❻教育相談所とは …………………………………………………………………………… 303
❼不登校の子どもたちの過ごす場所は …………………………………………………… 305
❽不登校だが、高校進学の希望があるが ………………………………………………… 306
❾学校にはどのような学級があるか ……………………………………………………… 308

5 福祉・司法と医療の連携 — 310

❶福祉と医療の連携とは …………………………………………………………………… 310
❷司法と医療の連携とは …………………………………………………………………… 311
❸精神保健福祉士とは ……………………………………………………………………… 313
❹精神保健福祉センターとはどういうところか ………………………………………… 314
❺保健所ではどのようなことをしているか ……………………………………………… 316
❻保健所の乳幼児健診で指摘を受けたが、どうしたらよいか ………………………… 318
❼児童相談所とは …………………………………………………………………………… 320
❽児童福祉施設とは ………………………………………………………………………… 322
❾保護者の緊急事態の時、預かってくれるところは …………………………………… 324
❿子育て支援センターとは ………………………………………………………………… 325
⓫子どもが非行に陥ったら(軽微な犯罪などを繰り返す) ……………………………… 326
⓬青少年センターとは ……………………………………………………………………… 328
⓭子どもの人権とは ………………………………………………………………………… 329

6 社会資源について — 332

❶障害者手帳、療育手帳とはどのようなものか ………………………………………… 333
❷障害基礎年金とはどのようなものか …………………………………………………… 335
❸発達やこころの問題をもつ子どもの過ごせる「場」は ………………………………… 337

知っていてほしい基礎知識

知っておきたい基礎知識

●●●はじめに

▶子どもの精神科

　数年前から、青年や子どもが引き起こす社会的事件が、新聞を賑わすようになっています。これを機にマスコミを中心に子どもの精神科医療の重要性が叫ばれるようになってきました。しかし先進国と比べると、子どもを対象とした精神科医療は不十分だといわれています。我が国では、子どもの精神科医療と成人の精神科医療とは明確に分かれていません。子どもを対象とした精神科医療を行う医師の多くは、成人を対象とした治療の片手間に行っています。この背景には、この領域の精神科医の研修システムが確立されていないこと、研修を修了しても子どもの精神科医療を中心に行う医療機関が少ないことが挙げられます。平成14年に改正があったものの、手間と時間がかかるにもかかわらず、保険医療制度のもとで、その裏づけとなるだけの診療報酬が得られないことも理由に挙げられます。特に入院医療となると、この傾向は一段と著明となります。子どもの精神科専門病床は全国に800〜900床とされており、成人の病床が30万床を超えることと比較すると極めて少なく感じます。成人に比べてもマンパワーが一段と必要であり、現存する施設のほとんどすべてが公立の医療機関です。30年ほど以前から要請はあるものの、子どもの精神科講座は大学医学部には見当たりません。名古屋大学、横浜市立大学、信州大学、神戸大学、千葉大学などいくつかの大学に、診療科ができているだけであるのが現状です。現在この分野を担当している医師は精神科で子どもを担当する者と小児科でこの分野に興味をもつ者から成っています。子どもになんらかの精神科的問題が生じると、多くの保護者は、近くの小児科医を受診します。多くの小児科医は、身体疾患の治療が専門ですが、軽度の症状はここで改善されます。ここで改善されない場合、精神症状や行動上の問題が重い場合は、子どもの精神科診療を専門とする医療機関を受診することとなります。

1 臨床現場の現状[1)2)]

▶世界保健機関（WHO）
▶ICD-10
▶DSM-Ⅳ

　多くの精神科疾患は、客観的診断基準が難しく、国際的な診断基準をつくり、この診断基準を満たすか否かで診断(操作的診断基準)を行っています。現在は、世界保健機関(WHO)によるICD(International Classification of Diseases)第10版、米国精神医学会によるDSM(Diagnostic and Statistical Manual)第4版が使われています。細かな点では、相違がありますが、全体的には大きな食い違いはありません。ICDでは、

10の診断カテゴリーがあり、子どもの精神科ではF2、F4、F7、F8、F9などが多くみられます(**表1**)。

最近の来院者の動向をみるために、筆者の勤務する病院の統計を引用してみましょう。外来初診者は年々増加しており、この数年は1,500〜1,600名に及んでいます(**図1**)。未成年者の人口は減少しているにもかかわらず、この10年ほどの間に2.5倍ほどに増加している事実は、少子化にもかかわらず、子どもや保護者のおかれている環境が厳しくなっていることを反映している可能性があります。外来受診者の疾患名をみると、心理的発達障害(F8：広汎性発達障害、学習障害など)、行動・情緒の障害(F9：多動性障害、行為障害、チックなど)、神経症(F4：強迫性障害、解離・転換性障害、適応障害など)、精神遅滞(F7：知的障害)、統合失調症(F2：精神分裂病ともいう)、などの順に多く、F4は男女差はありませんが、F8、F9など発達に関する疾

表1. 精神科と操作的診断基準― ICD-10(WHO)

診断カテゴリー	子どもの精神科でよく使用される診断名
F0 症状を伴う器質性精神障害	脳炎・交通事故後遺症、器質性精神障害など
F1 精神作用物質関連精神障害	揮発性溶剤使用による障害ほか
F2 統合失調症(精神分裂病)関連	統合失調症(精神分裂病)、分裂感情障害、妄想性障害など
F3 気分障害関連	大うつ病、双極性気分障害、気分変調症など
F4 神経症関連	不安性障害、強迫性障害、適応障害、解離障害など
F5 生理・身体的要因関連障害	摂食障害、睡眠障害など
F6 人格障害関連	人格障害、習慣・衝動の障害など
F7 精神遅滞	軽度・中度・重度・最重度精神遅滞ほか
F8 心理的発達の障害	学力の特異的障害、広汎性発達障害など
F9 行動および情緒の障害	多動性障害、行為障害、チック、社会的機能の障害など

(融 道男、ほか：ICD-10 精神および行動の障害；臨床記述と診断ガイドライン．医学書院、東京、1993 より引用)

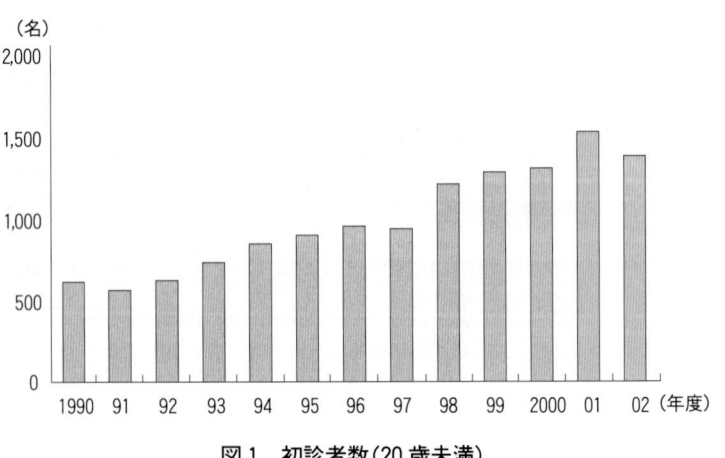

図1. 初診者数(20歳未満)

患でははるかに男子の方が多くみられます(図2)。疾患名の比率の変遷をみると、入院については、F8、F2、F9、F4の順に多く、またF2は入院の必要性が高く、F8、F9、F4はその必要性は高くありません(図3)。F8については、最近知的障害を伴わない来院者が増加しており、相対的に入院の必要性は減少しています。

この数年間の発達と関連する障害の比率を調べると、広汎性発達障害(PDD)の著明な増加、注意欠陥/多動性障害(AD/HD)の増加、行為障害(CD)の微増などが目立ちます(図4)。年齢別の初診者の変遷を調べると、この間の学童期初診者の増加が目立っており、特に男子でその傾向は著明です(図5)。発達に関する障害については、世界的にも同様の傾向があり、疾患の特異性を表していると考えられます。

精神症状の多くは詳細な発症メカニズムがわかっていません。梅ヶ丘病院の外来統計によると、長らく不登校、言語の遅れ、発達の遅れなどが多くありましたが、最近

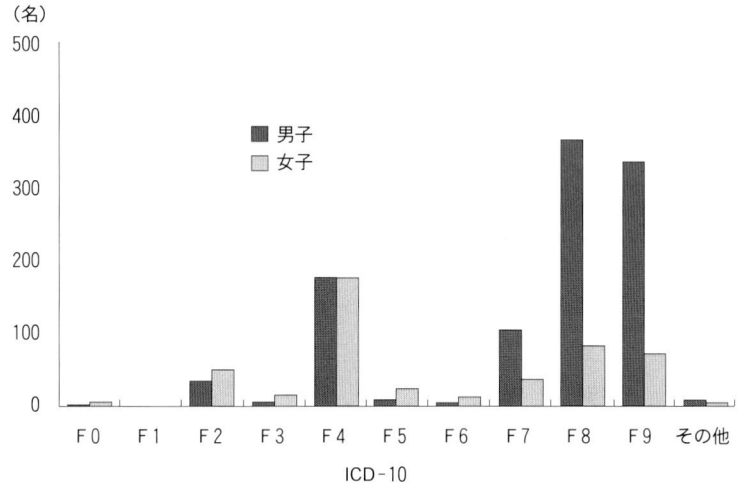

図2. 疾患別初診者数(2001年度)

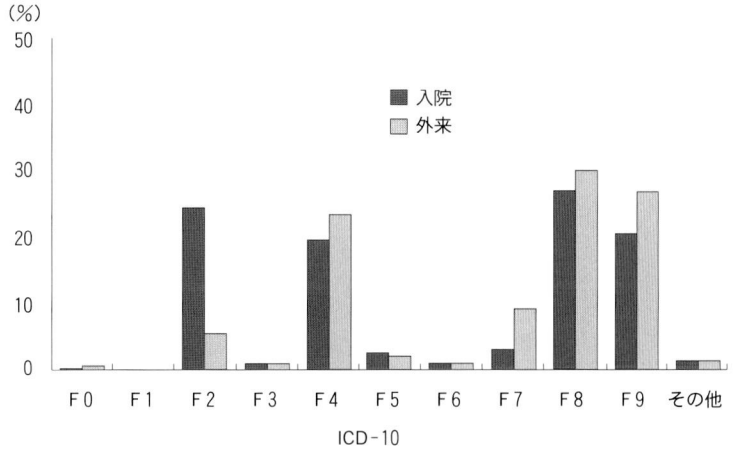

図3. 入院・外来別比率(2001年度)

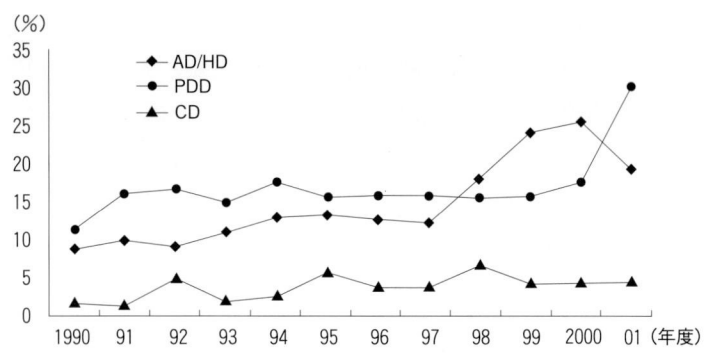

図4. 疾患別初診者比率
AD/HD：注意欠陥/多動性障害、PDD：広汎性発達障害、CD：行為障害

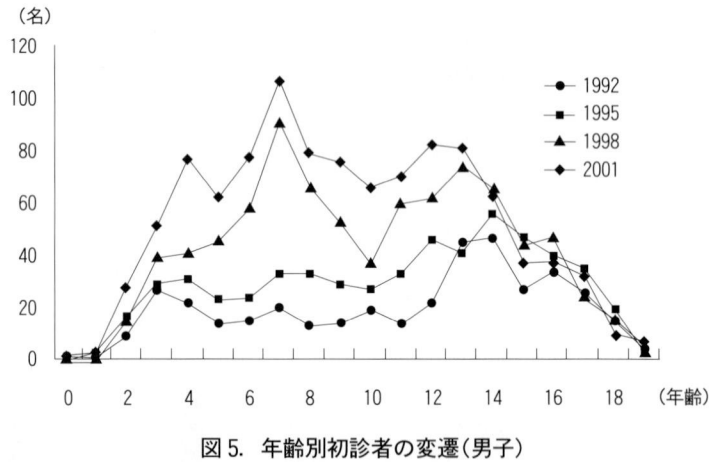

図5. 年齢別初診者の変遷（男子）

表2. 初診時主訴の変遷

	1992年度	1996年度	2000年度
第1位	言語の遅れ	不登校	落ち着きのなさ
第2位	不登校	言語の遅れ	言語の遅れ
第3位	幻覚・妄想	落ち着きのなさ	不登校
第4位	落ち着きのなさ	発達の遅れ	発達の遅れ
第5位	暴力	摂食障害	興奮・衝動性

＊重複あり

は落ち着きのなさ、強迫症状、興奮・衝動性などが増加しています(表2)。症状と疾患は必ずしも1対1に対応するものではありません。例えば、不登校という症状は、心理的葛藤が関連する神経症だけではなく、統合失調症、多動性障害、自閉症、摂食障害などでも生じてきます。ひきこもりも、神経症、統合失調症、自閉症などさまざまな疾患に伴って出現します。受診した際にこの背景にある疾患を診断する、あるいはその可能性を考慮した治療をすることが重要です(図6)。

6

1・子どもの精神科医療の現状

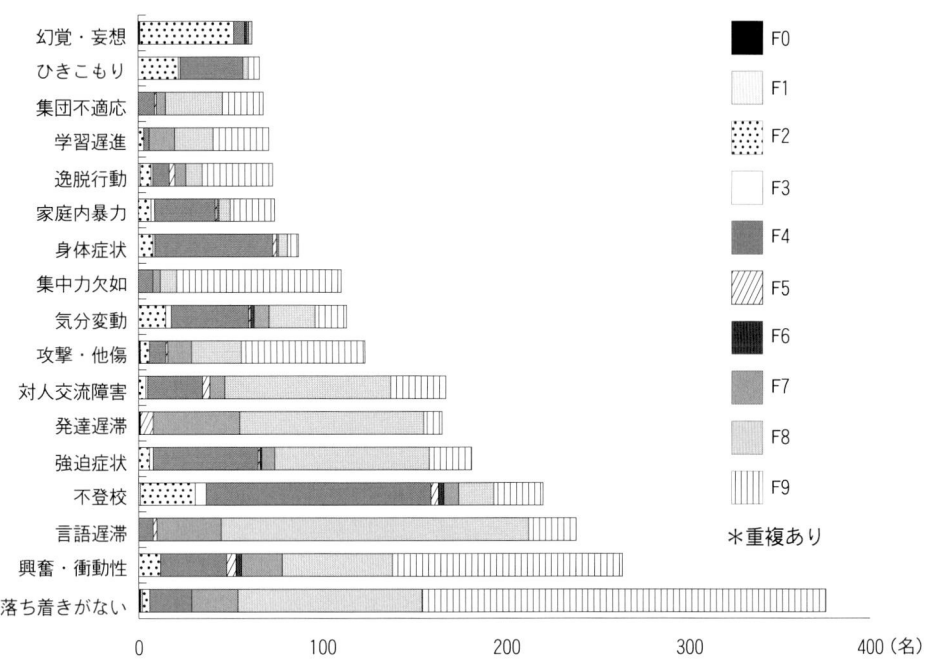

図6. 主たる主訴と診断(ICD)：2001年度

2　治療の実際[1)2)]

　成人の精神科の中心的な治療対象は統合失調症(精神分裂病)や気分障害(うつ病、躁うつ病)であり、老人の精神科は痴呆です。子どもの精神科では、発達上の障害の比率が高く、20年ほど前は、精神障害(統合失調症が中心)、神経症(強迫性障害、不安性障害、適応障害など)、発達障害(自閉症、精神遅滞など)がほぼ1/3ずつを占め

▶発達障害

ていましたが、この5～6年の間に発達障害の比率が増加しています。その中身も、精神遅滞を伴わない広汎性発達障害(自閉症関連疾患)、注意欠陥/多動性障害、行為障害などの増加が著しくみられます。本来、精神科領域における発達障害は、発達期に生じる障害であり、一生涯持続して、なんらかの社会的援助が必要となります。近年問題になっているのは、表面的には障害は著明ではありませんが、本人はなんらかの悩みを抱いており、成育期に周囲がうまく対応できないと、その後の社会性に大きく影響を及ぼすものです。狭い定義であれば、精神遅滞や精神遅滞を伴う自閉症などが代表的でした。現在、筆者の勤務する病院では、50%を超える広義の発達障害患者が外来を受診しています。かつては、医療現場を訪れなかった患者や保護者も医療の対象になっていると考えられます。入院患者においても、学童期、思春期の男子ではこの発達障害が50%を超えていますが、女子では約15%に過ぎません。

▶治療システム　　治療システムも疾患によって大きく異なります。統合失調症に代表される精神疾患は、治療初期は薬物が中心となり、必要であれば入院治療も選択されます。急性期を終えた段階では、維持量の薬物に加えて精神療法や生活指導、リハビリテーションが中心となります。神経症では、精神療法的な対応が中心となり、薬物治療は補助手段になることが多くあります。発達障害については、療育的対応、環境調整などが治療の中心になりますが、多くの時間とマンパワーが必要です。本人・保護者だけでなく、教員、保育士、周囲の人々の理解と、お互いに矛盾しない一貫した対応が重要です。

　治療も1つの職種だけで行うことは少なく、看護師、臨床心理士、精神保健福祉士、作業療法士、言語療法士、院内学級教員などがチームをつくって行います。治療そのものは、院内だけで完結するものではなく、院外の学校、療育機関、福祉機関、精神保健機関などとの連携が重要となります。保護者を含めた家族との連携は特に大切ですが、家族の援助のためにも各種機関の治療連携が期待されます。

3　心理的背景[3)4)]　（表3）

　発達期にある子どもの治療を行うにあたっては、本人の問題として、心理的な発達段階を考慮する必要があります。外から観察できない"こころ"も成長を遂げています。こころの成長過程には、一連の時期あるいは段階とみなせる、特徴的な節目と変化があるとされており、この段階をうまく越えていかないことにより、なんらかの精神的・心理的不調が生じると考えられています。この状況を考慮することで、疾患の本質が理解できることもありますし、治療の糸口がつかめることもあります。こころの発達には多くの優れた研究報告がありますが、ここではフロイト、エリクソン、サリバン、ピアジェ、ハヴィガーストらの考え方を概観してみましょう。

　主として成人の神経症の治療の中から、こころの発達には、幼小児期に経ておくべきいくつかの段階が存在すると考えたのはフロイト（Freud S）でした。彼は初め、神経疾患専門の医師として開業していましたが、ヒステリーや神経症の治療の中から、主に自由連想法を用いて幼小児期を回想し、その中に疾病の原因を見い出そうとしました。この手法は精神分析学として現在学問の重要な一分野を成しています。この研

▶リビドー　　究の中で、リビドーという性衝動の現れによって、発達の方向と段階が決まるとし、口唇期、肛門期、男根期、潜伏期、性器期の5つの段階を提示しました。さらにそれぞれの段階を経過しておくことが、その後のこころの発達に必要不可欠なものであると考えました。

　　　　　　　　エリクソン（Erikson EH）はフロイトの娘、アンナ・フロイトに教育分析を受けた精
▶ライフサイクル　神分析家です。彼はフロイトの心理的発達段階をさらに進め、ライフサイクルという概念を導き出し、フロイトの性発達論に社会、文化的、対人関係的観点を加え、自我

の漸進的発達説を展開しました。さらに、自我の各発達段階は、一定の順に出現し、各段階ごとにそれぞれ意味深く重要な人間関係が存在することを認めました。またフロイトがエディプス葛藤を中心とした幼小児期に主として着目したのに対し、成人以降の段階にも目を向け、人間の全生涯における発達を問題にしました。そして、①信頼対不信、②自立性対恥・疑惑、③積極性対罪悪感、④勤勉対劣等感、⑤同一性対同一性拡散、⑥親密さ対孤立、⑦生殖性対自己埋没、⑧統合性対絶望の8つの段階を示し、各段階ごとに乗り越えるべき葛藤が出現するとしました。

▶対人関係　サリバン(Sullivan HS)は精神分裂病者の治療を通して、人間の人格を対人関係から理解しようとしました。したがって、人格の発達を対人関係の場における経験が決定していく過程としてとらえました。彼は、①幼児期、②小児期、③児童期、④前青年期、⑤青年期、⑥成人期に分け、これを文化への同化過程として考えており、特に前青年期、青年期においては、この観点が注目されています。

発達心理学の立場から、心理学的実験を加味して、概念の形成、知覚認知様式を研究したのはピアジェ(Piaget J)でした。彼は知能を"環境に適応する能力である"として、思考の発達はいくつかの段階を経て行われると考えました。0～2歳頃までの感

表3．一般的発達の主な局面

時　期	フロイト 身体的	エリクソン 心理的危機	社会的	サリバン 人格発達	ピアジェ 思考発達段階
乳児期 (0～1歳)	口唇期：①吸う ②噛む ③離乳	信頼対不信	個人的人間	感情移入的観察 自閉的工夫発明	感覚運動的段階： 　生得的反射 　適応行動の獲得 　同化と調節の協調性
幼児前期 (1～4歳)	肛門期：筋的制御 貯留と排泄	自律性対 恥・疑惑	親としての 人間	文化への同化過程 コミュニケーションとしての言語	具体的操作の準備と組織の段階： ①前操作的思考： 　前概念的思考：象徴的思考
幼児後期 (3～6歳)	男根期：幼児的、性器的、運動的	積極性対罪悪感	基礎的家族	似ている人間になろうとする 夢想という過程 競争と妥協	直観的思考： 　強い自己中心性 　思考における一貫性の欠除
小児期 (6～10歳)	潜伏期：目立った身体的変化なし	勤勉対劣等感	近所／学校	愛の能力の発展 心の平和を乱されない人間らしい生き方	②具体的操作
青年期 (10～23歳)	性器期：思春期	同一性対 同一性拡散	仲間集団／モデル		
成人前期 (23～30歳)	性器期：目立った身体的変化なし	親密さ対孤立	伴侶	性器性欲的力動態勢 永続的で親密な対人関係	
成人期 (30～65歳)	性器期：成熟 漸次的老化	生殖性対 自己埋没	分業と家事の分担	全的に人間的な状態	
老年期 (65歳以上)	性器期：老化	統合性対絶望	人類／私の種		

(文献3)より引用)

覚運動的段階と、2～12歳頃までの具体的操作の準備と組織の段階に分け、さらに後者を2～8歳の前操作的思考の時期と、7～12歳の具体的操作の時期とに分けました。

　ハヴィガースト(Havighurst RJ)は1930年代の米国の中産階級の子どもの理想的発達像を分析して、その発達段階を6段階に分け、その時代や文化を加味して、教育目標的な発達課題を提出しました。発達課題の源泉として、身体的成熟(運動および異性への関心)、文化的圧力(学習と社会参加)、個人的動機や価値(職業の選択や人生観の確立)を挙げ、①幼児期および早期児童期、②中期児童期、③青年期、④早期成人期、⑤中年期、⑥老年期、各々の段階で学習するべきことを6～9項目ほど掲げました。これらはエリクソンのライフサイクルを念頭においたものでした。

●●●おわりに

　子どもの精神科医療は、必要性が叫ばれながら社会的要請を十分に満たしていないのが現状ではないでしょうか。社会の変化に伴って、理解しがたい社会的出来事も増加しています。治療現場でも、疾患の内容も症状も変わってきており、これまでの治療システムでは対応しきれない問題も生じてきています。子どもは発達段階にあり、心理的発達段階を無視して対応することはできません。また、子どもは家庭、友だち、学校などとの関連の中で過ごしており、成人に比べると周囲の影響を受けやすい存在です。臨床の場では、子どもの治療を行うと、その背景にある夫婦の不和、嫁・姑の確執、学校の担任と保護者の意見の相違などが垣間見えてきます。これらの問題が解決されると、子どもの状況も安定することは珍しくありません。多くの問題は、医療という狭い視野だけでは解決が難しくなっており、心理、保健、教育、福祉、司法などとの連携が焦眉の急となっています。残念ながら、国内の多くの制度は縦割りにつくられており、連携を行おうとすると壁に直面することがあります。社会システムの変革が叫ばれている現在、この分野も、新たな知恵を絞って対応することが求められています。

(市川宏伸)

【文　献】

1) 新井慎一，市川宏伸：受診者の変化．精神科 3：302-305, 2003.
2) 市川宏伸：子どもによく見られる精神症状．臨床家が知っておきたい「子どもの精神科」；こころの問題と精神症状の理解のために，佐藤泰三，市川宏伸(編)，pp72-82, 医学書院，東京，2002.
3) 市川宏伸：精神医学の立場から．教育の基礎としての健康の科学，鈴木路子(編)，pp221-271, ぎょうせい，東京，1990.
4) RJハヴィガースト：ハヴィガーストの発達課題と教育．児玉憲典，飯塚裕子(訳)，川島書店，東京，1997.

●●●はじめに

　人間は、この世に誕生してから死を迎えるまで、学び、成長し続ける存在といわれています。人間がほかの動物と比べて異なる点の1つに、生まれた時点で自立できている部分が極めて少ないことが挙げられます。同じ哺乳類でも、例えば馬や牛は生後すぐに自らの脚で立ち、歩くことができます。しかし人間にはこのような生来の能力がありません。その分人間の子ども時代は長く、周囲の適切な保護がなければ、成人まで生き延びることができないのです。したがって、生まれてから学ばなければならないことが、あまりにも多いのです。逆にみれば、人間の場合、子ども時代を通して、誰から、何を、どこで、どのように学ぶかによって、大きく変化し得る部分が大きいといえるでしょう。

▶さまざまな人や集団との出会い

　ここで重要となることが、さまざまな人や集団との出会いや、出会い方が、子どもにとってどのような意味をもっているかなのです。その意味は子どもの年齢、子どもが育つ文化によって大きく異なります。年齢に関しては、年齢相応の出会い方、それを通して学ばなければならないことが、社会側の要請に従ってほぼ決められています。

▶発達課題

これは発達課題という概念で説明されるものです。文化に関しては、その文化のもつ価値観が重要となります。いうまでもなく子どもが出会う相手は、みんなその文化の中に住み、その文化の価値観を背負っているのです。しかし価値観は場所や時代によって変遷するものです。そこでこれから先に述べることは、現代の平均的な日本文化の価値観を前提に、論を進めていきます。

・重要事項・　　発達課題とは

　米国の教育学者、Havighurst RJ[1]によって提唱された概念で、特定の個人が、その生涯のある時期に、必ず達成すべき課題を、具体的に示すものです。各年齢に課せられた発達課題を達成しないと、その後の順調な成育が妨げられてしまいます。

1　乳児期：親との出会い

　乳児期とは出生から1歳までを指します。この乳児期が長いのが人間の特徴です。

実は文明が発展すればするほど、この時期が長くなります。この時期の子どもは、身体機能も極めて未成熟なため、外から与えられるものを受動的に受け入れざるを得ない状態にあります。いかなる人との出会いも、受動的である点をまず押さえておく必要があります。

　さて新生児が、出産とともに母親の胎内での共生生活を奪われて、母親の乳房を与えられる時に、その最初の決定的な出会いが始まります。Erikson EH[2]によれば、「この時期の子どもは、その口を通して生き、口を用いて愛し、母親はその乳房を通して生き、乳房を用いて愛し」ます。但し母親との出会いは、それだけではありません。子どもはその全身を母親に抱かれ、母親は子どもを心地よく抱きます。その相互性から醸し出される、「相互にくつろぎ合う感覚」が重要な意味をもつのです。間もなく子どもは、その視界に受動的に入ってくるものを、その目で追い、「取り入れ」ようとし、子どもの触覚もまた、快感を与えるものを取り入れるようにみえます。ここで初めて能動性なるものが芽生えるわけですが、からだはまだ自由に使えません。そこで子どもは、自分がしてほしいと願うことを自分のために誰かにしてもらうことを学びます。しかしこのような発達課題が順調に達成されるためには、先に述べた相互にくつろぎ合う感覚、そして基本的信頼感が欠かせないのです。

　ところで、子どもはこの時期に多くの人に出会っています。母親のみならず、父親、祖父母、同胞、親族などがその代表でしょう。しかし生後半年以内の、活発な能動性が出る前の子どもには、それらの人のもつ意味はまだ明確ではありません。実は乳児が最初に成し遂げる社会行為は、母親の姿が見えなくなっても、不快になったり不安になったりしないことといわれています。この時母親は子どもにとって「変わらぬ存在（外的存在）」となり、そして同時に自分というものの（内的な）確実性をも獲得したことになります。そして同時に子どもには、母親とそれ以外の人との区別が明確になり、7ヵ月目頃より、いわゆる人見知りという現象が生じ始めます。これは特定の人との間に感情的結びつき（アタッチメント）が形成されたことをも意味します。このような現象の出現にも、上述の基本的信頼感が欠かせません。

▶相互にくつろぎ合う感覚

▶基本的信頼感

・重要事項・ 　　**基本的信頼感は何によって育まれるか**

　Eriksonは、「信頼の念の量は、例えば与えられる食事や愛情の絶対量には依存せず、むしろ母親との関係の質による」と述べています。母親は乳児の個々の要求に応じて世話をしますが、その際には母親の自信が必要といわれています。しかし、一方で母親が育児に対して不安をもつことも当然あり得ます。試行錯誤しつつも、母親の気持ちの安定が図られ、育児を楽しむことができると、子どもの基本的信頼感、さらには同一性の観念の基礎が一層形づくられるようです。

2　幼児期：先生との出会い、家族関係の広がり（集団への参加）

　乳児期を過ぎ、小学校に入るまでの時期には、子どもの身体能力は長足の進歩を遂げます。まず生後9ヵ月から1歳3ヵ月にかけて歩行能力を身につけます。これによって子どもは自由に動くことができ、さらに歩行が安定すれば手を自由に使えるようになります。すなわち能動的に周囲の探索行動が可能となり、そこに新たな人物や環境との出会いが生まれます。また生後1～2歳にはしゃべることを学びます。これによって自分の意思を出会った相手にことばを介して伝えられるようになります。このこともまた子どもの能動性を邁進させ、子どもの世界は一気に広がります。但しここで重要なことは、歩行にも、しゃべることにも、親をはじめとする周囲の者の賛美と支援が欠かせないことです。

　一方、世界の広がりは、世界（社会）のルールと出会う機会を増やします。年齢の上昇とともに、ある種の行為は親からの叱責を招くことになってきます。この時点で子どもにとって母親は、「しつけを与えてくる者」という意味をももち始めます。ちなみにこの時期の子どもにとって、しつけと結びついた重要な発達課題は、固形物の摂取（乳房からの分離）と排泄のトレーニングです。また現代の日本社会では、学校へ入学する前の時期に簡単な読み書き、算数を学ぶ準備もなされます。

▶社会のルールとの出会い

　さて、社会のルールとの出会いは、遊びを通して発展します。遊びの中で子どもたちは、まずさまざまな物に出会います。その代表が玩具です。子どもは物（玩具）を叩き、投げ、揺らし、同時に自分のからだも同じように玩具にします。子どもは自分のからだを中心にして、思いのままに操作できる遊びの世界を展開します。最初はそこに参加してくる人間（両親が主体）もまた物とみます（父親を馬にして遊ぶなど）。Erikson[2]はこの段階の遊びを、「自己宇宙（小宇宙）の中の遊戯」と呼びました。この遊びは、とかく自分を中心とした空想の世界の中で展開されます。ところで現代の日本では、3～4歳時もしくはそれ以前には幼稚園あるいは保育園に入園します。ここで子どもは、初めて同年代の子どもたちの集団に入り、友だち、先生との新たな出会いが生まれます。その時遊びは、「自己宇宙（小宇宙）の中の遊戯」から、他人と共有する遊び、つまり「大宇宙の中の遊び」へ到達します。この段階で子どもたちには、「何が空想の世界だけに許され、何が自己宇宙の遊びの中だけに許されるか」を学ぶことが課題となります。この過程で友だちは物から人に変化していきます。遊びの中で「何かをしたい」と思う領域には、既に自分より優れた知識や技術を身につけてその場を占有している人がいます。ここで競争という現象が芽生え始めます。また幼稚園や保育園の先生は、最初子どもにとって母親的な意味を多くもちます。つまり自分をやさしく守ってくれる人ですが、母親とは異なり自分の自由にできない人でもあり

ます。子どもたちにとっては、そのような先生に、特別に誉めてもらえる存在になることも重要な意味をもちます。

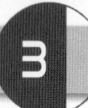

3 学童期：先生との出会い、集団への参加、友人との出会い

　学童期とは、小学校年代に相当し、精神医学的には小児期および前青年期と呼ばれる時期です。Erikson[2]はこの時期を「忍耐強く働いて仕事を完成させる、勤勉の観念を発達させる時期」、Havighurst[1]は、「家庭から出て仲間集団に加わる、身体面において神経筋の技能を必要とする遊びや作業の世界への前進、精神面において大人の考え方やコミュニケーションの世界への前進」の時期と位置づけています。

　この時期の子どもにとっては、それ以前に比べ、先生や友人との出会いがさらに大きな意味をもちます。上述のように子どもたちは既に集団参加の経験を積んでいますが、小学校における集団とは、義務教育という形で社会からの要請を強く背負ったものであり、自由な出入りも難しいのです。しかも小学校は、教育課程の中では6年間という一番長い時期にあたり、特殊な事情がなければみんな同じ環境で過ごすことになります。

▶集団との出会い

　ところで同じ小学生でも、1年生と6年生では、子どもにとって集団のもつ意味が大きく異なります。小学校低学年では、幼稚園同様、「自分が何をしたいか（自己中心性）」という視点で集団が組まれ、集団の凝集性は希薄です。友だちづきあいもいまだ一貫した継続的なものではありません。先生がまとめ役となったり模範を示して、自分がしたいことを実現するために「どのようなルールを守ればよいのか」が学ばれる点が特徴です。また先生のもつ意味には、母親的なものは少なくなり、（全知全能の魅力的な）指導者の側面が強くなり、子どもたちはその関心を求めて競い合い、その中で自分の占める「居場所」をつくる技を身につけます。この時期の先生の存在は大きなものなのです。小学校中学年代に入ると、ギャングエイジと呼ばれる時期になり、子どもは仲間と一緒にいることに一層興味をもち、大人や外の世界に対して集団

学校とは
　社会が複雑になればなるほど、その社会における父親や母親の役割が曖昧になり、学校のもつ意味も多様化してくるといわれています。学校は読み書き、計算の能力といった発達課題に加え、（本来両親が担っていた）社会性の発達といった課題をも引き受ける比重が高まります。しかし学校にも限界があるでしょう。今日の日本では、学校以外にも塾やさまざまな習いごとの場も社会性の発達に役立っています。学校に居場所をみつけることのできない子どもたちは、このような場の活用も1つの方法でしょう。

をつくって立ち向かうようになります。このような過程を通して集団の凝集性も高まります。そして小学校高学年になると、相手を思いやる気持ちが育まれ、「相手のためにはどうしたらよいか」という視点で物事を考えるようになります。集団内でも人間同士の相互関係が重要となり、親密な友人がつくられ始めます[3]。なおこの時期は、主に同性の友人との友情を発展させ、異性へは躊躇や恥じらいの感覚が強く、遠ざける傾向がみられます。

　以上のような小学校集団、友人との出会いを通し、子どもたちは学習や遊びの技能の上達を迫られ、さらには自分の個性や得手不得手がみえ始めます。それが子どもに、「もっと頑張ろう」という勤勉の意識、時には「自分は算数が苦手だ」などの劣等意識を生みます。子どもは集団社会の中でおのずと競争のみならず妥協をも経験し始めます。「世の中はそんなに甘くないんだ」、「自分の思うとおりにならないこともあるんだ」という挫折は、やがて「集団の中ではいろいろな役割があるのだ」、「自分はこうしていこう」など、自分の目指すべき方向を教えてくれます。適度な競争や挫折は、人間としての成長やこころの強さを育むうえで必要なことです。但し、挫折や劣等意識から、どのように自信を回復し社会での役割をみつけていくかには、その子どものよい面や特性（他人との比較ではない）を知らせていく周囲の大人の態度が大切なことはいうまでもありません。

　最後に、このような集団社会を通して良心、道徳心、物事の価値尺度なども徐々に身につけていきます。なお小学校高学年の子どもにとって、先生や周囲の大人は、全知全能で「すべて正しい」存在ではなくなり、ここに至って自立の道の準備が整い始め、さらには身につけてきた価値尺度（しばしば強い正義感を伴う）をもとに、大人の曖昧さを鋭く批判するようにもなります。

4　青年期：先生との出会い、集団への参加、友人や異性との出会い

　青年期とは、およそ12〜18歳に相当します。身体的には第二次性徴の現れる時期です。この時期の重要な出会いは、まず自分自身（のからだやこころ）にまつわるものでしょう。誰しも大きく変化しつつあるからだに無関心ではいられなくなり、青年は絶えず同世代の仲間たちと比較するようになります。小学校高学年でみられ始めた「相手を思いやる気持ち」はさらに強くなり、この時期になると大きな混合集団から抜けて、もっと親密な少数のグループで友情関係をつくり始めます。Sullivan HS[3]はこのような同性の仲間をchumと呼びました。いわゆる親友です。親友との出会いは、男女ともにかけがえのない出会いであり、この関係は往々にして長く続きます。しかしそのもつ意味は、性によって多少の相違はあります。

▶親友との出会い

　この時期の男子は、女子に比べ自分の世界や夢をこころの中に描き、それを密かに

追求したり、それにのめり込んだりする傾向が出てきます。しかし真の孤独も感じ始める年代であり、同じ夢を抱く者同士の出会いは非常に大きな意味をもちます。しばしば共通目的のために一緒に活動し、時には競争し合い、反対に慰め合います。一方女子の場合は、まず他者との密接な交友関係を築き、仲間意識を抱く傾向があります。ともに同じ物を持ち、同じ服装、髪形をし、何から何まで一緒に行動することが多くなります。その背景には、月経の始まり、乳房の変化など男性以上にからだの変化が劇的で、この年齢の女子特有の不安が存在していることが注目されています。なおこのような関係は、あまりの親密さゆえに相手の秘密を握り過ぎることにもなり、一旦それが漏れたりすると、不信を招くばかりか激しい感情を巻き込んだトラブルに至ることも珍しくありません。女子の場合、このような交友関係を乗り越えて、やがて生涯にわたる親友ができあがってくるようです。さて、以上のような経過を経ながら、やがて異性との本格的な出会いが始まります。

　以上のような背景を考えると、子どもにとって学校や教師のもつ意味は、小学校とはかなり異なっています。学校は知識や技能を教えられる場、集団生活の場、しつけをされる場から、自分の才能を見い出したりその限界を学ぶ場、親友をみつけて助け合う場、価値観や自分とは何かが問われる場、となってきます。教師にもまた知識や技能を教えてくれる人、集団のまとめ役、しつけを与えてくれる人という意味は薄れてきます。中学ないし高校時代に出会う教師とは、その知識の豊富さや厳しさもさることながら、「自分の価値観を認めてくれる人生の先輩、人生の道標」の役割をもつことが望まれます。特に現代の日本（ほかの先進国も同じです）では、時代の変化が極めて速く、情報が氾濫し、収拾がつかず、それを受けて価値観も多様化しています。世代間の価値観の相違は以前に比べて大きく、両親や年配の教師の中に、青年が「道標」を見い出すことは困難でしょう。青年にとって、Eriksonのいう自己同一性[4]がまさに危機にさらされています。自分の価値観を一貫して育ててくれるような人生の師や、自分を打ち込めることのできる対象をみつけやすくしてあげることが、今こそ重要なのかも知れません。

▶自己同一性

▪重要事項▪　自己同一性とは

　自分とは「社会の中において何であるか」、「どのような価値をもつか」といった、社会の中のさまざまな状況における自分（例えば、「息子としての自分」、「男性としての自分」、「高校生としての自分」、「日本人としての自分」）を統合した概念です。自己同一性とは、社会で成人として順調に生きていくために欠かせないものです。Eriksonによれば、社会の価値観が一定していないと、青年は自己同一性をもちづらいといいます。

（広沢郁子）

【文　献】

1)Havighurst RJ：Developmental tasks and education. 3rd ed, David McKey Company, 1972 [児玉憲典, 飯塚裕子(訳)：ハヴィガーストの発達課題と教育；生涯発達と人間形成. 川島書店, 東京, 1997].
2)Erikson EH：Childhood and society. 2nd ed, W W Norton&Company, 1963 [仁科弥生(訳)：幼児期と社会Ⅰ, Ⅱ. みすず書房, 東京, 1977, 1980].
3)Sullivan HS：The interpersonal theory of psychiatry. Norton, New York, 1953.
4)Erikson EH：Psychological issues；Identity and the life cycle. International university press, 1959 [小此木啓吾(訳)：自我同一性；アイデンティティとライフ・サイクル. 誠信書房, 東京, 1973].

用語解説　【モラトリアム】　もともとは債務の支払猶予を意味する経済用語ですが、心理社会的には青年から大人になるために必要とされる猶予期間のことです。近年、責任ある社会人となることを避け、「自立」できないでいるモラトリアムな青年が増えています。フリーターと呼ばれる青年と関連があるとされます。

●●●はじめに

相変わらず子どもたちはさまざまな問題を、私たちの前に表しています。不登校、いじめ、暴力を伴った非行、性的逸脱行動、薬物依存、校内暴力など、現象として現れる問題行動は多彩です。これらの問題行動は、その広がりだけではなく程度においても過激になっています。栃木県の黒磯で発生したナイフ事件にみられるように、教師を刺殺してしまう事件まで発生しました。

また学校コンサルテーションを行っていると、多くの教師が最近の子どもたちは変わったと言います。内容を聞いてみると、落ち着かない、我慢ができない、無気力、自分勝手、相手の気持ちをくみ取れないなど、さまざまな問題を指摘します。

教育現場で生徒の指導を長い間行ってきている教師のこのような指摘は重要です。多くのマスコミや評論家もさまざまな分析とそれなりの処方箋を提出していますが、焼け石に水の現状です。文部科学省や教育委員会もいろいろな対応を行っていますが、改善の傾向はみられていません。

ここで気をつけなければならないことは、親や教師も含めた我々大人は、子育てや教育が何か間違ってしまったのではないかと考える必要はないということです。子どもを育て、教育してきたことが間違っていたわけではありません。よくいわれる「あまやかし」や「偏差値教育」の弊害などが、子どもたちの問題行動の、直接の原因と考える必要はありません。

もし、我々大人が間違っていたとしたら、それは「教える必要のあることを教えてこなかった」ということだけです。「いけなかった」のではなく「足りなかった」のです。

1 最近の子どもの集団へのかかわり方

この小論では問題行動の原因を考えるのではなく、いくつかに分けられる子どもたちの行動特徴を取り出し、一見相互に関連がないようにみえる行動が、深層でつながっている点について論じてみたいと思います。

子どもたちの行動の多彩さに目を奪われるのではなく、今の子どもたちのもつ共通の基本的な問題を浮かびあがらせる必要があります。すなわち、今の子どもたちに改めて教えなければならないもの、つくり出さなければならないものをみつける作業です。

3・カウンセリングからみた最近の子どもたち－自己肯定感の問題として

■1 無関心症候群

▶無関心

今の子どもたちを特徴づける1つのタイプに、この「無関心」症候群とも呼べる一群の子どもたちがいます。次の事例を読んでもらいたいと思います。

(1) 事例「良子の場合」

ある晴れた日の昼休みです。小学4年生の担任の高木先生が用事を思い出し教室に戻ってきました。するとクラスの生徒が半数近く教室に残っています。何をするでもなく一人ひとりが、退屈そうにボーッとしています。ある子は天井をただ眺めているだけ。1人の子は窓の外を見ながらからだを小刻みに揺すっています。

別の女の子はノートに漫画を描いては破っています。先生は最初、別な世界にきたのではという印象をもちました。近くにいた良子に聞いてみました。「天気がいいのだから、教室にいないで外で遊んだら」と。すると良子が言いました。「友だちと遊ぶと気を遣うから疲れるの。1人の方が楽なの。だから教室にいる」と言うのでした。先生はショックで返す言葉もありませんでした。

▶ひきこもり

■2 ひきこもり症候群

他者への無関心から他者への関係を遮断し自分の安全である世界へ、多くの場合は家庭ですが、ひきこもってしまう子どもたちも増えています。家に閉じこもり自分の好きないくつかのことに熱中する。その代表的なものが不登校でもあります。その典型とも思える子どもに治夫がいます。

(1) 事例「治夫の場合」

治夫が不登校になったのは小学校2年の秋からでした。その後も不登校を続け、今小学6年生です。初めのうちは学校へ行こうといくらか努力をしていましたが、今ではすっかり家での生活に慣れています。朝10時くらいに起きてきて、生活の大部分はテレビを見たり、テレビゲームをしたりして過ごしています。小学3年生の弟が帰ってくるのを待ち遠しく思っており、弟の友だちが家に遊びにきた時には一緒に遊びます。学校のことを話すと不機嫌になります。「中学生になったら、行く」と言っていますが、何か努力しているそぶりは見えません。

家にいる限りは問題ありませんが、このままでは将来どうなるかと親は心配しています。

症候群とは
　原因となる疾患(要因)は異っていても、発生してくる症状(状況)が同じであるものを呼びます。内容的には重篤な症状から社会現象に近いものまで幅広くあります。

▶過剰適応

3 過剰適応症候群

　一見適応状態がよく、教師を含めよい子どもだと思われています。しかしながら、この子どもたちはよい子であることを演じている場合が多いのです。相手にどう思われるか、自分をどう見ているかに敏感です。いつもよい子であると思われていないと不安になります。博美がその例です。

(1) 事例「博美の場合」

　博美は中学2年生です。クラスの仲良しグループといつも行動をともにしています。

　ある日、学校の帰りに仲間の1人が今度の日曜日にみんなでディズニーランドに行こうと提案しました。その日は博美は家族と出かける約束がありましたが、とっさに「行こう。行こう。私、是非行きたい」と言ってしまいました。それにつられたように、ほかの子どもたちも「行こう、行こう」と言い出しました。博美は内心誰かが「行けない」と言って、このプランが中止になることを願っていました。しかしそうはなりませんでした。家に帰ってお母さんに頼んでも怒られそうだし、困ってしまいました。

　結局当日の朝、お母さんに「ディズニーランドに友だちと行く約束がある」ことを話しました。案の定、お母さんに強く怒られました。今度だけということで、許可をもらいましたが、ディズニーランドへ行っても、楽しくありませんでした。

▶非行

4 非行症候群

　他者と関係なく、自分の欲望のままに行動する子どもたちも増えています。自分の欲望を妨げるものは力づくでも排除していくというものです。博がこの例に当たります。

(1) 事例「博の場合」

　博は中学校2年のいわゆるツッパリ少年です。小学校の時にはそれほど目立たず、学業も普通でした。ところが小学校6年の後半から思春期に入って急にからだつきが変わり、身長も伸びてきました。先輩から声をかけられ、仲間扱いされるようになりました。中学に入る頃にはすっかりいっぱしのツッパリになっていました。

　タバコは吸うし、家のお金は無断で持ち出します。注意しても「うるさい。文句あるか。俺は俺のやり方でやる」と宣言し、親にも暴力を振るうようになりました。ある日警察から電話があり「補導している」とのことでした。高校生を数人で取り囲み、お金を巻きあげる恐喝行為を行って補導されたということでした。一応おまわりさんの前では、二度とやらないと約束していましたが、家に帰ってくると「あんなのその場しのぎさ。今度は捕まらないようにうまくやるから」と平然と言っています。博は結局自分の欲望のためには他者は犠牲になってもいいという考えをとっています。他

者を犠牲にすることになんら後ろめたさを感じていません。他者を支配できる自分をビッグだと考えています。

5 学級崩壊現象

▶学級崩壊

最近の子どもたちは集団への帰属の仕方をめぐって、いろいろな問題を表しています。その中でも特に気にかかることに、「学級崩壊」と呼ばれる現象があります。これは先生の授業に生徒が協力せず、指示に従わず勝手な行動をとり、授業が成り立たなくなる現象です。

最近ではほとんどの学校でなんらかの形の学級崩壊現象がみられます。

(1) 事例「広瀬先生の場合」

広瀬先生は20代の独身の先生。6年生の担任になり張り切っていました。4、5月と生徒も結構ついてきてくれました。順調な滑り出しで学級づくりが進んでいきました。6月に入ったある日のこと。クラスの女の子の中でも人気のある和美に声をかけました。「おまえ、スマップのキムタクのサイン持っているんだって。今度、先生にも見せてくれないか」と深く考えずに聞いてみました。すると彼女は硬い表情で「サインなんか持っていません。それにキムタクなんか好きじゃありません」と答えました。先生はなおも「公恵が持っているって言っていたよ。別に持っていたっていいんだよ。隠すことはないよ」と優しく言いました。しかし「持っていません。私、帰ります」と言って逃げるように和美は帰っていきました。それから和美のグループを中心に先生に対する反発が目立つようになりました。何を聞いても「わかりません」とか、無言の返事しか返ってこなくなりました。先生が子どもたちと話そうとすればするほど、関係は悪くなっていきました。しばらくすると、ほかの子どもたちも男の子を含めて先生を批判し出し、非協力的になっていきました。離席が目立ち、私語が多くなり、マンガを読んだり、教室から出ていってしまう子どもも出てきました。

1人の子どもを注意していると、「俺ばかり注意しないでほかの子も注意してよ」とくってかかられることもありました。先生は2ヵ月もしないうちに本当にくたびれ切って、夜も眠れなくなってしまいました。

(2) 事例「寛子先生の場合」

寛子先生は久しぶりに1年生の担任になりました。最近口達者な高学年ばかり教えていたので、素直に先生を慕ってくれる1年生の担任になって喜んでいました。しかしそんな喜びも始業式が終わるとすぐに吹っ飛んでしまいました。

子どもたちが明らかに変わっていることに気がつきました。先生が名前を呼んでも自分の好きなお絵描きに夢中で全然返事もしません。ちょっと嫌なことがあると、ことばよりも手が出る子どもがたくさんいます。その一方で「私、この子のお嫁さんになるの」と言って、隣の男の子の席に座り離れようとしない女の子もいます。ほかの

女の子がその男の子に話しかけようとすると「私の彼に余計なことしないで」と文句を言います。私語や離席は、当たりまえ。「トイレに行く」と言って校庭の砂場で遊んでいる子もいます。声を嗄らして叫んでも、みんながバラバラで、とても勉強する雰囲気ではありません。
　お母さんに話しても「うちの子は、できるだけ個性を伸ばしたいので、おおらかに育てています。先生も、もう少しのんびりみてください」と逆に先生が悪いと言わんばかり。
　ほとほと疲れ切って寛子先生は不眠症になり、精神科でカウンセリングを受けるようになりました。

2　考　察

　このような子どもたちが示す行動には、社会的関係のもち方の未成熟さがみられます。子どもたちのさまざまな問題の背景には1つの共通した弱点がみられます。他者とのかかわり、協力の仕方を学んでこなかった結果とも考えられます。問題行動はさまざまですが、彼らとのカウンセリングを通して浮かんでくる1つの共通したものがあります。それはアドラー心理学でいわれる、"共同体感覚"と呼ばれるものです。この共同体感覚は、自己肯定感、他者への信頼感、貢献などの複合した感覚です。この共同体感覚が不十分なのです。

▶アドラー心理学
▶共同体感覚

▶自己肯定感

　事例に登場した治夫にカウンセリングの中で自己肯定感を聞いてみました。素直に「自分のこと好きかな」という質問です。即座に返ってきた答えは、「好きなわけないじゃないか」というものでした。ほかの事例に登場した子どもたちからもみんな一様に自分が好きではないという答えが返ってきました。表面的には明るく自分中心に行動しているようにみえても、子どもたちのこころの中では、基本的なところで自分を信頼する肯定感が育っていません。博美は言います。「友だちなのだから、行きたくないって言っても大丈夫じゃないの」という質問に、彼女は「それはそうだけど、私のいないところで、みんなが何を話しているのかわからないのが心配なの。みんなが知っていて、自分だけ知らないのはとってもいや」と話していました。もちろん彼女も「自分が好きか」という質問に「嫌い」と答えていました。

▶他者への信頼感

　同様に他人を基本的に信じることのできなくなってしまった事例は良子です。ありのままを他人に示すのではなく、繕った自分を示すことにくたびれてしまっています。彼女のいう「気を遣う」というのは、相手のために気を遣うのではなく、自分のために気を遣っているということです。他者を基本的に信頼することができないからだと考えられます。

▶貢献

　博も共同体感覚に問題があります。特に貢献についてですが、「お金を巻きあげれ

ば、相手の人も困るだろう」という質問に、「そんなこと俺の知ったことではないよ。先輩だって言っているよ。この世の中、弱肉強食だよ」と、平然と言っています。

和美も同じです。「あんな先生大嫌い。私たちのご機嫌ばっかりとって。しつこいの、私嫌い」と、平気で言います。先生の手伝いとか、協力することは彼女にとってはほとんど考えられません。「してくれて当たりまえ」と、考えています。

アドラー心理学と共同体感覚[1]

アドラー心理学とはアルフレッド・アドラー(Adler A：1870〜1939)によって始められた人間理解のための心理学です。アドラーはその初期にフロイトとの共同研究の時期がありますが、すぐに精神分析と袂を分かち独自の理論をつくり出しました。フロイトにみられた本能的、生物的人間理解を否定し、人間的、社会的存在の人間理解を試みました。

心理的行動を理解するのに、多くの心理学にみられる過去の原因（抑圧された出来事）をみつけるのでなく、その行動の心理的目的を取りあげ、その理解を重要視します。例えば、昼飯に蕎麦屋に入ったとします。多くの人は空腹を感じたから蕎麦屋に入ったと考えるでしょう。しかし、空腹を満たすためなら、寿司屋でも洋食屋でもほかに多くの食堂がありますので、空腹だけでは説明がつきません。実は蕎麦屋には素敵な店員のお嬢さんがいて、蕎麦屋に行くのはその店員さんに会えるからでした。すなわち、人の行動を駆り立てるのは、過去の何かではなく、予想される未来が引き寄せるのだと考え、原因論より目的論を重視するのです。

そのほか、人間を要素に分けるのではなく分割できない全体として把握し、理性、感情、意識と無意識などの対立を認めないとする全体論や、人は自分の住む世界を独自に解釈しており、故にその人を知るためにはその人によって解釈された世界を知るべきである、すなわち、客観事実よりも客観事実に対する個人の主観的認知のシステムを重視するという認知論など、多くの特徴をもちます。

また、アドラーは精神的健康を共同体感覚の機能として考えました。共同体感覚とは「人類との同一化」「共同の感情」あるいは「人生への帰属」への感情を意味しています。共同体感覚に最も適する反対語は「利己心」です。人生における最も重要な問題は、常に社会的問題として存在します。例えば職業も社会的問題です。なぜなら、人は何をするかに関係があり、その仕事が常に他者に影響を与えるからです。

このように共同体感覚を狭くとらえれば、個人の他者への関心、共感、協力などを指し、大きくとらえれば、地球や宇宙への一体感までをも含むことができます。他者や世界とのつながりをどう認識しているかということもできます。そしてこのような共同体感覚の欠如が、問題行動や神経症的行動を生み出すと考えられています。

アドラー心理学ではこの共同体感覚を育てることがカウンセリングの基本になります。共同体感覚は誰でも潜在的にはもっているものであり、教育や治療を通して発達させることができると考えられています。

このように現象はさまざまですが、子どもたちに共通してみられるのは、「他者にどう自分が見られているか」という気配りと、「自分さえよければ」という一見相矛盾したこころの動きです。

　しかしこのようなこころの深層には、「こんな自分だっていいのだ」という、自己肯定感が十分でないことをみてとることができます。カウンセリングの中心的なテーマは、この自己肯定感をどう育てるかになります。良子は言います。「今度、お友だちに一緒に遊ぼうって言おう。言われるのを待っているのではなく、自分からも誘ってみよう。断られるのが心配だけど、でもそれは私のことが嫌いだからではなく、たまたま都合が悪かっただけかも知れないもの」と言えるようになりました。そうなってくると彼女の学校での動きも変化してきました。

　ここで指摘しておかなければならないことに、この自己肯定感、共同体感覚といわれるものは、単に問題のある子どもにみられる現象ではなく、いわゆる普通の子どもにも共通してみられる現象でもあるということです。一見元気で何も問題がないようにみえる子どもたちの中にも、こころの底では、あまり自分のことが信じられず、辛うじて見かけの元気さを表しているだけの子どもがいるということに我々は注意する必要があります。

　この自己肯定感が低下しているという現象が、昔からそうであったのか、最近になって子どもたちに現れてきたのかはわかりません。

　しかし、我々は予防的な意味も含めて、子どもの自己肯定感や、共同体感覚を育てる教育や子育てを心がける必要があるといえるでしょう。

（星　一郎）

【文　献】

1) マナスター GJ, コルシーニ RJ：現代アドラー心理学. 高尾利数, 前田憲一(訳), 春秋社, 東京, 1995.

●●●はじめに

　総務省統計局の人口推計年報によれば、平成13年10月1日現在の日本の18歳未満の児童の推計人口は2,260万人です。これは、日本の総人口1億2,729万人のおよそ17.8％を占めています。0～14歳の年少人口について最近70年間の推移をみると、昭和5年の36.6％(2,357万人)から平成12年の14.6％(1,847万人)と、総人口比も絶対数も減少しています。さらに、平成62年には10.8％(1,084万人)と推計され、今後さらに少子化が進むと予想されています**(図7)**[1]。また、1人の女性が生

▶少子化

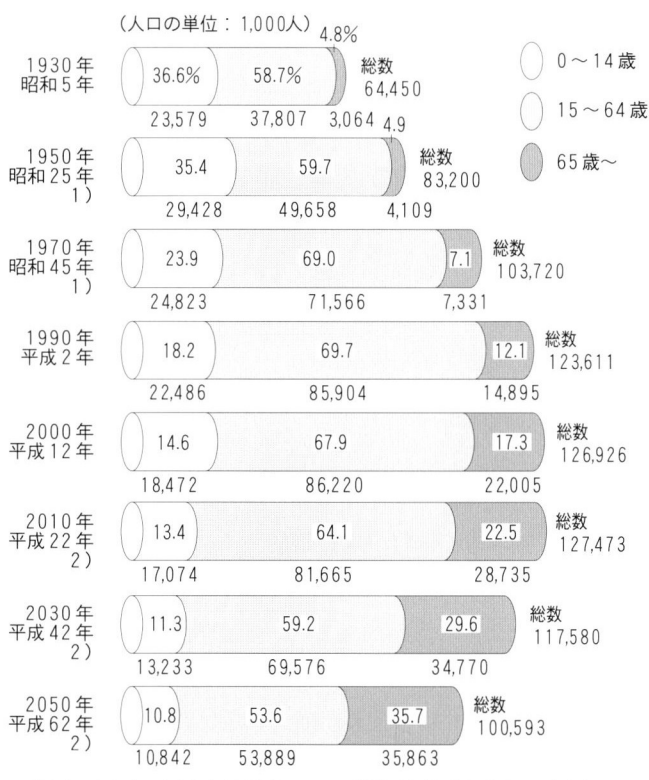

(人口の単位：1,000人)

年次	0～14歳	15～64歳	65歳～	総数
1930年 昭和5年	36.6％ / 23,579	58.7％ / 37,807	4.8％ / 3,064	64,450
1950年 昭和25年 1)	35.4 / 29,428	59.7 / 49,658	4.9 / 4,109	83,200
1970年 昭和45年 1)	23.9 / 24,823	69.0 / 71,566	7.1 / 7,331	103,720
1990年 平成2年	18.2 / 22,486	69.7 / 85,904	12.1 / 14,895	123,611
2000年 平成12年	14.6 / 18,472	67.9 / 86,220	17.3 / 22,005	126,926
2010年 平成22年 2)	13.4 / 17,074	64.1 / 81,665	22.5 / 28,735	127,473
2030年 平成42年 2)	11.3 / 13,233	59.2 / 69,576	29.6 / 34,770	117,580
2050年 平成62年 2)	10.8 / 10,842	53.6 / 53,889	35.7 / 35,863	100,593

(注)1　各年次とも10月1日現在の人口。総数には「年齢不詳人口」を含む。
　　2　1)昭和25・45年は沖縄県の人口を除く。
　　　　2)平成14年1月推計による各年10月1日現在の推計人口(中位推計値)。
　　　　　資料：総務省統計局「国勢調査報告」、国立社会保障・人口問題研究所
　　　　　　　　「日本の将来推計人口平成14年1月推計」2002

図7．日本の総人口の過去と将来
　0～14歳の年少人口は、総人口に対する割合も絶対数も昭和25年から減少し、今後も少なくなると予想されています。
(社会福祉法人恩賜財団母子愛育会日本子ども家庭総合研究所：日本子ども資料年鑑　2003．p23，KTC中央出版，名古屋，2003より改変して引用)

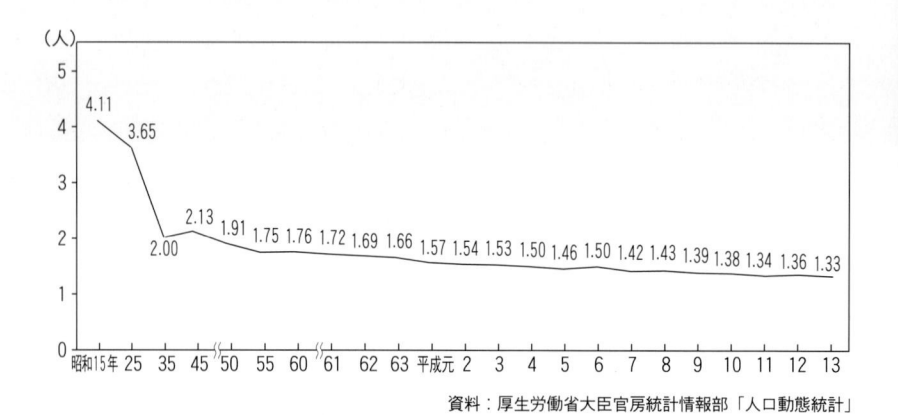

資料：厚生労働省大臣官房統計情報部「人口動態統計」

図8．合計特殊出生率の推移
合計特殊出生率(1人の女性が生涯に産む子どもの人数)は、昭和45年以来、ほぼ一貫して減少しています。人口の増減が0となる数値の2.1を大幅に下回っています。
(社会福祉法人恩賜財団母子愛育会日本子ども家庭総合研究所：日本子ども資料年鑑 2003. p36, KTC中央出版, 名古屋, 2003 より改変して引用)

▶合計特殊出生率　　涯に産む子どもの数(合計特殊出生率)をみると、昭和45年の2.13から平成13年の1.33までほぼ減少の一途をたどっています(図8)。その背景には、女性の晩婚・晩産化、育児・教育費の負担感などがあるといわれています。

　では、このように数が減少している我が国の現代の子どもたちは、一般にどのような環境におかれているのでしょうか。本稿では、子どもを取り巻く現代の環境について、家庭、学校、子どもの遊びと友人関係などについてこれまでの変遷をみることで、その特徴を示します。

1　家族構成、家庭の役割の移り変わり

▶核家族　　核家族(夫婦と未婚の子どもの家族。父子、母子の家族も含める)の総世帯数に占める割合は、平成12年の国勢調査で58.4％です。総世帯数を分母としたこの割合は、大正9年で54.3％であり、その後も大きな変動はみられていません。明治時代以降の急激な工業化、都市化によって、多くの人々が農村から都市に移ったため、早くから規模の小さい家族が増えていたのです。但し、子どものいる家族の統計に限れば変化が認められます。18歳未満の子どもがいる全世帯のうち、核家族世帯が占める割合は、大正9年で60.0％、昭和45年で69.8％と増加し、平成12年では80.9％に達しています。核家族が増えることにより、家事、育児、しつけ、道徳意識などにおいて前の世代からの伝承を受け継ぐ機会が減っているのではないかと懸念されています。また、育児に関して気軽に相談できる人が身近にいないため、1人で悩む母親が増えているといわれています。それは、風邪をひいて間もない子どもを、熱が下がら

ないからと不安に駆られて、連日小児科外来や夜間の救急外来を受診する、働く母親の姿に端的に示されています。

▶離婚率

また、近年、離婚率の増加が目立っています。厚生労働省の人口動態統計によれば、最近の離婚率（人口1,000人あたりの離婚件数）は、昭和35年の0.74からほぼ一貫して増加し、昭和60年で1.39、平成13年で2.27です。「夫婦間の性格の不一致」が離婚理由の第1位です。また、同じ統計によれば、家族の成立、つまり婚姻も複雑になっていることがわかります。全婚姻中で、「夫婦が2人とも初婚」の占める割合は、昭和45年では88.9％でしたが、それ以後減少し続け、平成13年には77.9％となりました。これを逆にみれば、再婚夫婦の割合が増加していることになります。平成13年の全婚姻数に対する「夫婦とも再婚」の割合は、7.6％となっています。米国では、離婚・再婚の繰り返しで複雑な血縁で構成される家族が増えていて、"ステップファミリー"と呼ばれています。今後、日本でもこのことばが広まる可能性があります。

▶ステップファミリー

近代から現代まで、家庭の役割の変化を一言でまとめるなら、産業や経済活動の発展によって生活が豊かになるとともに、家庭の役割が家の中から外に流出したと、藤原[2]は説明しています。近代の家族は、生活の種々の営みを共同で行っていました。それは、家事全般ばかりでなく、仕事（農業、商業、小規模工業）をも含めたものでした。機械化の少なかった時代は手仕事が多く、その分、家族で一緒に働く場面が多かったといえます（図9）。しかし、産業と経済活動が急激に広まったことで変化が生じました。第一に、職場と家が離れていることが普通になりました。これにより、親の働く様子を子どもが目にすることがほとんどなくなりました。そして、共同作業を通じて、生活のための知識や技術を子どもが親から教わる機会がなくなりました。最近、学校で親の職場見学が企画されていますが、それでも共同作業ほどの強い体験が子どもに与えられるとは考えられません。

第二に、育児の役割が徐々に家庭から外に出ました。両親が共稼ぎの核家族で、子どもが学校から帰っても家に誰もいない状況が、昭和30年代の後半からみられるようになりました。当時、こうした子どもは家の合い鍵を持って

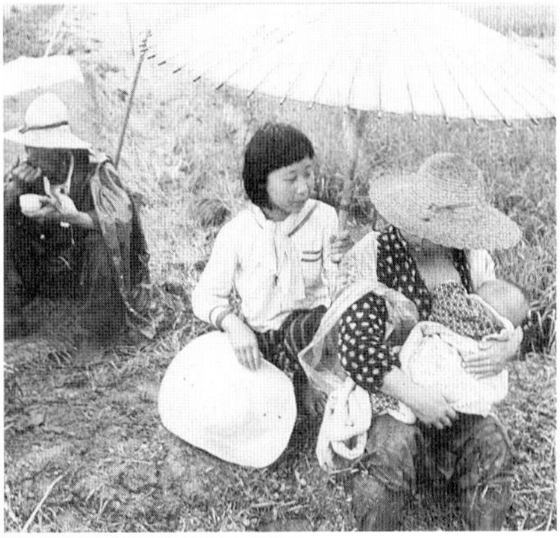

図9．農作業の休憩の一時、赤ちゃんに授乳する母親（昭和20〜30年代頃、長野県）
お姉さんが農作業の3時の休みに合わせて運んできた赤ちゃんに、お母さんが母乳をあげています。お母さんと赤ちゃんのために傘をさしているお姉さんは、授乳の様子を見ています。この時代、家事、育児、仕事は家族の共同作業で成り立っていました。
（熊谷元一氏撮影：昭和の子どもたち．学習研究社より快諾を得て掲載）

帰宅したことから「鍵っ子」と呼ばれました。親と子どもの間で生活時間のズレが大きくなるにつれ、子どもの様子が親にわかりにくい状況が強まりました。児童精神科の治療では、学校などでの子どもの体験とその時々に起きる情緒反応を、その親にわかるようにことばで説明する治療者の仕事が、以前にもまして増えているように感じられます。近年、少子化に対する政策として、生後数ヵ月の赤ちゃんからの育児支援が推進されていますが、働く親の援助となる一方で、家庭の育児機能をさらに外部へ流出させる一面があるといえます。乳幼児精神医学に関する研究では、適切な保育環境であれば、託児所でも子どもに健康な愛着が形成されることが明らかとなっています[3]。それでも、赤ちゃんの初めての寝返りや、ハイハイ、おすわり、あんよを一緒に喜んでくれるのは、母親や祖母であることが自然だと思います。さらに私見を述べれば、託児時間は長過ぎない方が、赤ちゃんも疲れないように思います。しかし、そうもいっていられない社会的な状況があることは認めざるを得ません。なお、渡辺[4]は、生命あるものをありのままの存在として慈しみ育む姿勢である「母性原理」と、目標に向かって計画的に事を運び、効率のためには手段を選ばぬ考え方である「ビジネス原理」を対比させ、幼い子どものこころの発達に馴染まない「ビジネス原理」が、女性の社会進出に伴って家庭内に侵入していることを指摘しています。

▶母性原理

▶ビジネス原理

　第三に、家族一緒の食卓場面がほぼ解体しました。親の長時間労働、昼夜を区別しない勤務時間、単身赴任などによって、家族の間で生活の場面や時間が大きくずれたためです。平成12年の国民栄養調査によれば、15〜19歳の子どものうち、1日に1食以上、誰かと一緒に30分以上時間をかけて食事を摂っている人の割合は約68％です。残りの約3割は、1人で簡単に食事を済ませていることになります。子どもが1人で寂しく食事をする様子を、「孤食」ということがあります。ジャンクフードなどを含めた外食産業がその受け皿になっています。最近では、家族が揃える食事場面は、むしろ外食の時であることが増えたように思われます。さらに、特に若者の間で、食事を軽視したり省略することが目立つようになっています。

▶孤食

　以上のように、産業、経済活動の広まりと隆盛によって、家庭の役割が家の中から外に流出してきました。そして、外に流れ出た家庭の役割の一部は、外食産業などといった経済活動に変化しました。産業が家庭の役割を、直接、間接的に家庭の外に引き出したということもできます。役割が少なくなり、共同場面が少なくなった家庭には、「家族とは何か、親子とは何か」との疑問を改めて問い直したり、その答えをことばで説明しなければならない状況が多く生じると考えられます。家庭の役割が豊富であった頃の人々は、「家族とは何か」の答えをからだで知っていたといえるでしょう。

2　教育環境の変遷と新たな取り組み

　教育の場すなわち学校は、子どもを取り巻く環境として家庭と並んで重要といえます。学校は、学習の場であり、交友の機会を得るところであり、また、家以外の大切な居場所です。そして、学校生活は子どもの日課の大部分を占めています。ですから、学校に行けなくなることは、学習・交友の機会、外出先、そして日課を一度に失うことを意味します。ところが、文部科学省の資料によれば、昭和50年以来、不登校（登校拒否）は増加の一途をたどり、平成13年度、全中学生の2.81％（8万5,942人）が、病気や経済的な理由以外で年間50日以上学校を休んでいます。その原因の1つとして、受験教育や偏差値教育の弊害が指摘されています。その一方で、平成12年の先進32ヵ国の国際比較によると、日本の子どもの宿題や自分の勉強をする時間が、先進国の中で最低レベルとなっていることが明らかとなっています。子どもの学習意欲が乏しくなり、学力も低下しているのではないかといわれています。さらに、学校現場では、授業そのものが成り立たなくなる「学級崩壊」も報告されるようになりました。このように、教育環境に関する問題は多岐にわたり、簡単に理解するのは困難です。

▶不登校

▶学級崩壊

　ここでは、教育、特に受験による選抜システムについて、竹内[5]の論述に沿って歴史を振り返りながら、現代の教育環境に関する問題を理解する手がかりの一端を示します。さらに、教育に関する行政、学校の最近の取り組みを紹介します。

　明治初期に近代学校制度が敷かれ、福沢諭吉の『学問ノススメ』が発刊された当時、高等教育への進学は、それまでの身分制度を越えて社会的地位を飛躍的に上げる「立身出世」の手段でした。受験について調べると、明治20年代の高等中学校（現在でいう高等学校）の入試倍率は0.4～0.7倍でしたが、明治30年代後半には5～7倍となり、早くも激しい受験競争が芽生え始めたのでした。当時の社会的傾向として、銀行や財閥系の大企業が、高等進学教育を終えた「学校出」の採用を重視するようになりました。「学校出」を多く採用することで、会社組織の社会的威信を、「学校出」が多く就職している公官庁と同等のものに高めようとする意図が働いていたのでした。そして、一般企業にもこうした指向が広がり、やがて「学校出」の重用が一種の文化的ルールとして定着したのでした。しかし、その影で、実践的な技術や知恵を身につけながら丁稚、手代、番頭と昇格してきた、それまでの仕事の担い手である「たたきあげ」が要職から駆逐される結果となりました。「知識」や「学歴」が栄えて現場の「知恵」や「技術」が廃れる状況となったのです。しかし、当時このような高等教育進学を達成できたのは、さまざまな条件や幸運に恵まれた人に限られていて、明治40年代でも全体のわずか1％以下でした。

大正時代になると、学校が増えて入学定員数が増加しました。しかし、進学志願者数がはるかに上回り、入学試験は激しい競争の様相を強く帯びるようになりました。特に、都市部の新中産階級の親は子どもの学歴を高めることに熱心でした。この階級の家族には継承すべき財産がなかったため、高い学歴を子どもに残したいと考えたからです。この時代に既に、受験準備を小学校4年から始める家庭がありました。厳しい受験競争の中で、子どもたちには自分の将来の展望をじっくり考える余裕はなくなりました。この頃から、「みんな進学するから自分も進学する」との風潮が広がり始めたことが、当時の受験雑誌から読み取れます。入学以降の将来の目標が薄れ、受験はいわば、競争のための競争となったのです。こうした状況の背後で、受験家族は、競争からの脱落の恐怖にずっとつきまとわれたものと想像されます。

　昭和の時代には受験競争のシステムがさらに拡大、細分化しました。入試合格に必要な学力の順で、学校に細かい階級づけがなされるようになりました。少しでも格上の学校の受験に合格するために勉強することが、規範としてどの学生にも強いられるようになりました。受験校への合格の可能性を効率的に判定するため、統計学の手法を用いた工夫がなされるようになりました。それが「偏差値」です。

▶偏差値

　高度経済成長を遂げて豊かな時代になると、受験競争の成功も失敗も、その影響が以前と比べれば大きなものではなくなりました。豊かな社会での競争欲の低下です。しかし、学校や塾や一部の家庭では、受験競争や勉強への焚きつけを続けるため「学歴社会のストーリー」が唱えられるようになりました。「○○一流企業に就職するためには○○大学へ、○○大学に入るためには○○高校へ」との筋書きです。しかし、そもそもこうした筋書きに十分な説得力があるとはいえません。さらに、深刻な不況が続く最近の経済情勢では、高学歴で将来の安定が保障されるとの単純な図式は通用しなくなったようです。

　受験システムや偏差値重視の傾向は、以上のような長い歴史をもつことから今後も根強く残るものと予想されます。しかし、歴史的経緯からみれば、学歴重視の文化的ルールには次のような欠陥があることがわかります。つまり、実地で役立つ技術や知恵を身につける機会が子どもに十分に与えられないこと、子どもに自分の将来への夢や展望を思い描く余裕が与えられないこと、子どもに脱落の恐怖を与え続けることです。そして、学校で働く教師にとっては、生徒が受験システムにうまく適応できるよう効率的に指導する役割を意識せざるを得ない一方で、生徒の学習意欲を高める工夫に迫られていることから、負担が大きくなっているのではいかと考えられます。

　さて、このように困難を多く抱えた教育問題に対し、新たな工夫が試みられています。

　平成10年、文部省(当時)は学習指導要領の改訂を行いました。子どもの学習が暗記中心で知識の蓄積だけに偏り、思考力、判断力、表現力を伸ばすことが不十分であ

ること、授業の理解度が学年が上がるごとに低下しているとの調査結果から、小、中学校では基礎的な学力を確実に身につけること、中、高等学校では生徒の能力に応じた発展的な学習を行うことを目指しました。このため、小、中学校での学習内容が厳選されて少なくなりました。また、中、高等学校では選択科目が広がりました。学習内容が高度なためにそれまで学業不振児として扱われた子どもたちが、基礎を身につけることを目標とした学習によって無力感をもたずに済むなどの効果が期待されます。反面、子どもの学力が一層低下するのではないかとの批判がなされています。これは、改訂された学習指導要領で、これまでの受験選抜システムを子どもが勝ち残れなくなるのではないかとの懸念を、別のことばで言い換えているものと思われます。また、「総合的な学習の時間」が設けられました。これは、地域の学習資源などを利用したり、ボランティアなどで社会的な経験をするなど、各学校が創意工夫して教育活動を行う授業時間です。また、平成14年度から完全学校週5日制が実施され、休日となった土曜日が、自由な活動時間として子どもに与えられるようになりました。子どもへの刺激の幅を広げ、子どもの主体的な体験を促す効果が期待されます。

▶完全学校週5日制

　一方、従来の学校の枠組みを外すことで、不登校となった生徒を積極的に受け入れる新しい形態の学校が、1980年代頃より地域行政や民間団体が主体となって創設されるようになりました。フリースクールやフリースペースと呼ばれるものです。そこでは、子どもが学習内容を自由に選んだり、体調に合った登下校時間が許されるなど、子どもの「居場所」提供の意味が強調されています。こうした場所で、不登校から回復する足がかりをつくったり、日課を得て規則的な生活習慣を取り戻すなどの機会が子どもたちに与えられています。

▶フリースクール
▶フリースペース

　ここで、児童精神科臨床からみた学校への要請の一部を述べます。それは、生来のハンディキャップを抱えた子どもに対する、特別な教育的支援です。これまで、生来の障害のため一般教室での学習が困難な児童に対し、特殊(心身障害児)学級や情緒学級が設置されてきました。知的障害や小児自閉症を対象としたものです。しかし、その他のハンディキャップのため結果として大きな不利益を被る子どもたちが少なからずいることが、児童精神医学の進歩によって明らかとなっています。注意欠陥/多動性障害(Attention-Deficit/Hyperactivity Disorder；AD/HD)や学習障害(Learning Disorders；LD)、そして高機能自閉症です。こうしたハンディキャップをもつ子どもには、薬物療法などの医療的なかかわりのみならず、個別授業など教育面での特別な配慮が必要です。こうした生徒に対応するため、文部科学省では医療・教育・心理の連携を考慮した特別支援教育が提唱されています。

▶注意欠陥/多動性障害
▶学習障害
▶高機能自閉症

3　子どもの遊び、子ども部屋、携帯電話のことなど

　昔の子どもの様子と対比させながら、現代の子どもの遊びの特徴を説明します[6)7)]。
第一に、遊ぶ時間が少なくなりました。親が塾通いや習いごとなどを子どもに勧めるようになったことが理由の1つに挙げられます。平成12年調査の資料によれば、東京、神奈川など都市部で、通信教育やスイミングスクール、音楽教室などの習いごとをしている子どもの割合は、6歳で79.2％、1歳でも34.9％です。第二に、外で遊ぶことが少なくなりました。テレビやテレビゲームなど屋内で楽しむ時間が増えました。第三に、外で遊ぶにも、遊ぶ場所は「遊び場」に限られるようになりました。土地開発によって、子どもが自由に遊べる空き地がなくなったこと、道路の拡張と交通量の増加で、子どもが遊び場とするには危険が増したためです(図10)。第四に、子どもが群れて遊ばなくなりました(図11)。習いごとなどで子どものスケジュールが埋められていて、予定が合わなくなってきたためです。つまり、現代の子どもたちは、時間、空間とも自由を得にくくなったといえます。第五に、遊びに高額のお金がかかるようになりました。高価なゲーム機器や、完成されたオモチャが主になりました(図12)。見方を変えると、子どもが消費活動の対象、つまり市場になっているといえます。今や、木や木の実などを材料として工作することは、新鮮な体験と感じられるようになりました。

　以上のような遊びの変化から、子どもの友人関係にも変化がみられています。一緒に遊ぶにも、忙しいスケジュールからお互いの空き時間をみつけて予約をとっていると聞きます。また、子どもがせっかく一緒にいても交流に乏しく、それぞれでゲームやマンガを個々に楽しんでいるといいます。公園で友だちとおぼしき中学生の女子2人が別々のベンチに腰掛け、長い時間ほとんど会話することなくそれぞれ携帯電話でメールを打っているのを見かけたことがあります。友だち関係が希薄になっているよ

用語解説　【インターネット依存症・携帯電話依存症】

　インターネット依存症とは、インターネットに接続されているもしくはいつでも接続できる状態にないと不安になり、しばらくインターネットに接続しないとイライラしてしまう状態をいいます。携帯電話依存症も、携帯電話をいつも持ち歩いていないと不安になり、しばらく携帯電話を使っていないとイライラしてしまう状態です。インターネットや携帯電話などの便利な通信手段が普及するに伴って、急速に広まりつつある症状です。

▶ギャングエイジ
▶3つのC

うに思われます。かつて、8～14歳頃の子どもたちは、子どもだけの自発的、自然発生的な遊びの集団の中で、仲間とのつきあい方を体験しながら学ぶ機会に恵まれていました。こうしたギャングエイジの子どもが、子ども集団の中で経験することのうち、HSサリヴァンが特に強調したのは3つのC、すなわち、競争(Competition)、協力(Cooperation)、妥協(Compromise)の社会的な課題です。つまり、他人と争って勝ったり負けたりすること、目的のためにほかの人と力を合わせること、対立する状況で折り合いをつけることです[8]。すべてその後の社会生活を生き抜くために大切な

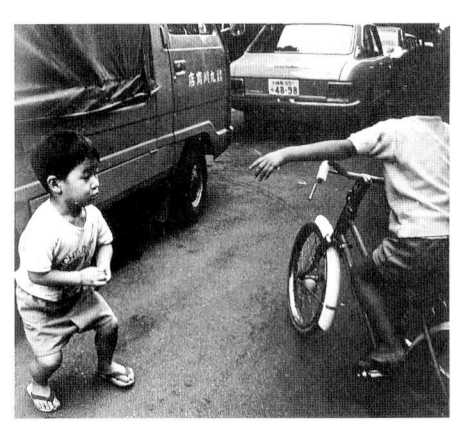

図10. 自動車に道路を占領される子どもたち(昭和40年代、東京都)
この頃、道路に自動車が増え始め、子どもが伸びやかに遊ぶ場所が少なくなりました。
(宮原洋一氏撮影・©宮原洋一：昭和の子どもたち．学習研究社より快諾を得て掲載)

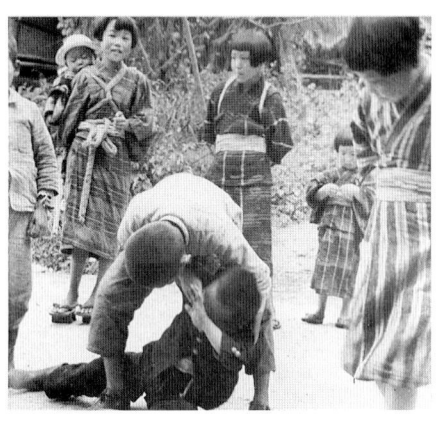

図11. 群れて遊ぶ子どもたち(昭和24年、長野県)
この時代、子どもはたくさん集まっていきいきと遊んでいました。中央の男の子は、けんかに負けて泣いた年下の子を慰めているのでしょうか。お姉さんにおんぶされている赤ちゃんが、その様子を見ています。
(熊谷元一氏撮影：昭和の子どもたち．学習研究社より快諾を得て掲載)

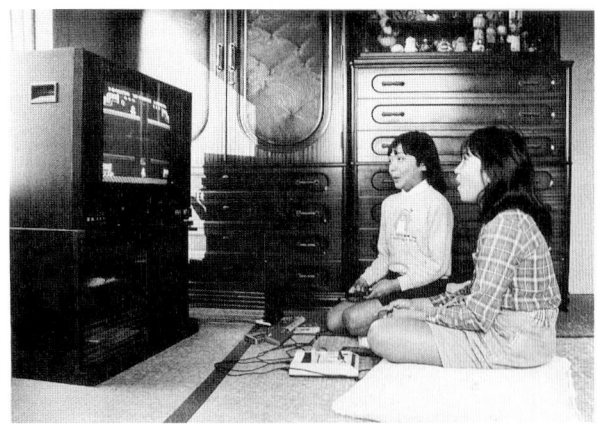

図12. テレビゲームを楽しむ子どもたち(昭和60年頃、神奈川県)
家庭用ゲーム機で子どもが楽しんでいます。子どもの遊び道具は精密なものとなり、高価になりました。
(東　伸宏氏撮影：昭和の子どもたち．学習研究社より快諾を得て掲載)

ものです。そして、不安定な思春期の前に、遊びの中で経験しておくのが望ましいといえます。しかし、現代の深みのない友人関係では、人とのつきあい方を児童期のうちに十分体験することができなくなっていて、幼児的な自己中心性を乗り越えることも難しくなっていると考えられます。

　その結果、親から友だちや仲間へと依存対象が移り変わる思春期になって、深くかかわれる親友を求めながらも得られないことが多いようです。失敗した時に励ましてくれる、困った時に相談に乗ってくれる、悪いことをしたら叱ってくれる本当の友だちがほしいと、中学生が言うのを聞きます。しかし、失敗を恐れてそのような深い友情を育てることがなかなかできません。そもそも、何々してほしいと相手への一方的な要求だけに終始してしまっています。親友を得る中での傷つきを回避するため、その場限りの笑いやウケばかりが、思春期の子どもの間で重視されているようです。また、「信じる」「裏切られた」などのことばが中学、高校生女子の間のメールで上滑りに、しかし真剣にやりとりされています。その寂しさと虚しさを、摂食障害の患者から聞いたことがあります。

　ここで、子ども部屋のことに触れたいと思います。欧米では、子ども部屋が子どもの寝室として扱われているのに対し、日本では「勉強部屋」の呼び名で扱われています。この勉強部屋は、1959年頃、まだ子ども用の個室を造るほどの余裕がなかった時代、受験競争を勝ち抜くための勉強の場として、子ども用の"家"をプレハブで造ったことから始まりました。時代が下がって、やがて子どもの勉強部屋が新築の家に最初から備えられるようになりました。そして、寝具、勉強机だけでなく、徐々にテレビや電話の子機、ゲーム機、パソコンが入り込むようになりました。しかし、こうした便利な機器があまりに多くなると、子ども部屋は勉強部屋ではなく、まるで、家の

用語解説　【ITストレス】

コンピュータ社会の進展は現代人のライフスタイルに利便性をもたらしましたが、反面、子どもたちに新たなストレスを生む要因ともなりました。例えば、eメールやチャット(ネットワーク上で同時に複数の人がメッセージを交換でき、即時に会話を楽しむことができる)で友だちとメッセージを交換したり、また電子掲示板やサイトを利用して見知らぬ相手とも自由にコミュニケーションを図ることもできる現代ですが、これにより対面で本心や感情を伝えることができないなどといった対人関係スキルの形成が阻まれる危険性もあります。また、見知らぬ相手との匿名性の高い関係は無責任になりやすく、情報化社会で変化してきた子どもたちの心理の中で仮想現実(バーチャルリアリティ)が肥大し、現実との境界が曖昧になっていくことも考えられます。

中の家といった様相を呈します。もちろん、子どもの情緒的な発達には、自分だけの秘密をもてる場所が大切です。しかし、子どもの部屋が、そこだけで事足りるほどに便利になると、子どもが孤立したような生活になったり、不自然な内閉を助長する弊害が生じるものと考えられます。

　また、携帯電話の場合に顕著ですが、個人向けの便利な機器が増えたことで、家族との共有時間がさらに少なくなる可能性があります。テレビが一家に１台の割合で普及した頃は、家族の間で見る番組を決める「チャンネル争い」がありました。争いとはいえ、これも家族共有の時間の１つであったはずです。子どもが使う便利な機器のうち、どれを家族共用とし、どれを個人用とするのか、また、個人用とする場合、どのような決まりごとや秩序をつくっておくかを、親が丁寧に考えていく必要があると思われます。そうしないと、便利な機器に振り回されることになりかねません。便利な機器の急速な普及により、新たな悩みが消費者側に生じているといえます。

4　まとめ

　数が減少している我が国の子どもたちは、大半が核家族で養育されています。親は仕事に追われていて、養育を家の外へ依頼するしかなく、食事も便利な商品を利用するしかない実状にあります。産業、経済活動が便利で豊かな生活を支えています。この飢えや病死の少ない豊かな生活は、近代以前の人々からみれば奇跡ともいうべきことでしょう。しかし、産業、経済活動のマイナスの影響が、直接的、間接的に家庭に及び、家族の関係を分断していく方向に及んでいます。ついでながら、不足感の少ない生活は、物のありがたみや充足感を麻痺させるといえます。家族と生活時間がずれて、寂しい場面が多いわけですが、子どもは、慣れてしまえば自分が寂しい思いをしていることも普段は忘れてしまっているかも知れません。個人向けの便利な機器が手近にあります。自由に遊ぶ時間は少なく、自由に遊ぶ場所もすぐ近くにはみつけられません。その代わり、安全な遊び場が確保されていたり、お金を払ってより楽しく遊ぶ場所が用意されています。飢えることなく、身なりは美しく、ひとまず安全な生活ですが、囲われているようでなんだか不自由です。生活時間がずれてしまう以上、親が家族一緒の場面を意識してつくらないと、状況に流されて、家族の意味が薄れてしまうかも知れません。子どもは、家族が家族であることを切望しているはずです。一方、学習は、長い歴史に培われた強固な受験システムに汚染されていて、ものごとを覚えること、知恵や知識を増やすことの本来の喜びや満足感は得られにくくなっています。学校生活は忙しく、その時々に追われてうっかりすると、どんな大人になりたいのか、どんな仕事に就きたいのか、自分がこれからどのように生きたいのかを考えないまま時間が経ってしまいます。

小倉[9]は、「子どもの成長とは直接、関係ないことではあろうが、いわゆる心身症が子どもに増えてきたことや、あるいは成人病のようなものが子どもにもみられるようになってきたということと考え合わせて、次のようなことも大変気にかかるのである。すなわち人間の叡知とは本質的には異なる単なる高等技術や知識の追求のみに偏向するという、昨今の一般的風潮は、結局、生物としての人間にとっては退化をしかもたらしていないのではないかということである。人間の生態系にとって、真に大切なものは何か、それを破壊しようとするものは何かを、厳しく峻別すべき時が今や到来しているのではなかろうか」と述べています。近代以来自己膨張してきた産業経済システム、受験選抜システムが、我が国の現代の子どもを取り巻く環境を、豊かなものに、便利なものに、しかし、不自由なものに、寂しいものに、先の見えにくいものに色づけしているといわざるを得ません。

（井上勝夫、森岡由起子）

【文　　献】

1) 社会福祉法人恩賜財団母子愛育会日本子ども家庭総合研究所：日本子ども資料年鑑 2003．KTC 中央出版，名古屋，2003．
2) 藤原智美：家族を「する」家．プレジデント社，東京，2000．
3) CH Zeanah Jr : Handbook of Infant Mental Health Second Edition. The Guilford Press, New York, 2000.
4) 渡辺久子：母子臨床と世代間伝達．金剛出版，東京，2000．
5) 竹内　洋：立身出世と日本人．日本放送出版協会，東京，1996．
6) 写真と作文でつづる昭和の子どもたち；2 くらしの移り変わり．学習研究社，東京，1986．
7) 写真と作文でつづる昭和の子どもたち；4 遊びと仲間．学習研究社，東京，1986．
8) 中井久夫：精神科医からみた子供の問題．教育と医学，東京，1986．
9) 石川憲彦，小倉　清，河合　洋，ほか：子どもの心身症．岩崎学術出版社，東京，1987．

1 母親になるということ

　女性にとって子どもを産むということは、ライフサイクルにおいて最も大きな出来事といえます。そして赤ちゃんの誕生は、一般には無条件に喜びに満ちたものと考えられ、母性溢れる母親が楽しく育児をすることが当然のように期待されがちです。また母親自身もそうあらねばと思ってしまうことが多いのではないでしょうか。しかし母性愛は、赤ちゃんを授かった瞬間にスイッチが入るような生来的なものではなく、赤ちゃんとの関係の中で育まれていくものであり、赤ちゃんを妊娠・出産し、育てていく中で、段々に母親になっていくのです。

▶母性愛

　初めて母親になった女性はみんな、多かれ少なかれ赤ちゃんを育てることに不安をもっています。この小さな物言わぬ赤ちゃんに絶えず配慮し、自分が守らねばならないという責任の重さ故に、体験したことのない事態が次々起こる育児という状況に戸惑っています。この過程を、戸惑いながらもとり立てて大きな問題なく、喜びをもって経過していく人もいるかも知れませんが、中には諸処の事情で、困難を抱えてしまう場合も少なくありません。母親が病気であったり、赤ちゃんが未熟児あるいは障害をもって生まれてきたり、望まない妊娠・出産であったり、家族に病気や介護の必要なメンバーを抱えていたり等々、困難は母親側の要因、赤ちゃん側の要因、双方の要因、2人を取り巻く環境など、さまざまな要因が重なり合って起こってきます。

▶妊娠・産褥期
▶乳幼児期

　また母親にとって妊娠・産褥期は、通常問題のない人であっても生理的・心理的に不安定になりやすい時期であり、また子どもにとって乳幼児期は、人生において最も危険に満ちた時代であり、母子双方にとってリスクの高い時期であることを、常に頭においておかねばなりません。

2 母子の関係性

　イギリスのウィニコット(小児科医であり精神分析医)のことばに「独立した赤ん坊は存在しない。いつも母親との一対(nursing couple)として存在する」というのがあります[1]。乳幼児は、常に母親との情緒的な強いかかわり合いの中で生活しています。近年の研究より、生後2ヵ月頃から母親の情動表出(表情や声で子どもをあやすなど)に対して、子どもは敏感に反応していることがわかってきました。そして子どもの情

▶情動表出

▶母子の相互作用

動表出に対して母親が適切に応答していくこと、この母子の相互作用(情動的コミュニケーション)の積み重ねが、子どもの発達にとって非常に重要なことなのです。

そこでもし、この時期に母親がうつ状態になり、必要な身体的な世話はできたとしても、子どもに対して情動的に十分応答できずに過ごしているとしたらどうでしょう。子どもの発達にとってのリスクとなり、なんらかの症状が出現するかも知れません。これは母親との関係の中で生じてきた症状・障害と考えられるでしょう。また母親のうつ状態を引き起こした要因に、子ども側の気質の問題があったかも知れません。

したがって乳幼児期に起こってくる問題は、母親あるいは子どものどちらか一方にだけ起因するものではなく、両者の関係性の中で起こっているという視点をもつことが必要です。

▶乳幼児精神医学
▶関係性障害

1970年代に乳幼児精神医学という新しい領域が生まれ、子どもと母親をワンセットとして、母子の関係性の中で生じてきた障害を関係性障害と呼び、臨床的な働きかけがされるようになってきました。関係性障害が疑われる場合、子どもと母親双方の問題を評価し、程度に応じて、危機介入、発達ガイダンス、乳幼児・親心理療法などを行うことを通して、母子の関係性の修復を図り二次的な障害の発生を防ごうというものです[2)～4)]。母子保健においては、今後ますます、産科・小児科学、精神医学、発達心理学、臨床心理学、保育学など各分野の知見の統合と、臨床場面への応用、専門家同士の連携が必要とされるでしょう。

3 臨床上注意すべき問題

さて以下に周産期から乳幼児期に特に注意しておくべき、主に母親側の問題を概観したいと思います。子ども側の問題については、疾患編(174頁)を参照してください。

用語解説 【母子相互作用】

母親と乳児が触覚、視覚、聴覚、嗅覚などの感覚を介して互いに影響し合い、母と子の人間関係の基盤となる愛情の絆(アタッチメント)をつくりあげるメカニズムをいいます。抱く、おんぶするなどの育児行動、見つめ合い、語りかけ、あるいは喃語(生後2、3ヵ月頃から発する「アーアー」「チャチャ」などまだことばにならない段階の声)を言うなど、母親と子どもの自然なやりとりで行われます。子どもに対する虐待や、子どもの発育や社会適応に関係するといわれています。

1 マタニティ・ブルー(maternity blues)

▶マタニティ・ブルー

　マタニティ・ブルーとは、出産直後から2週間頃までにみられる一過性の気分と体調の障害で、半数近くの人が体験するといわれます。涙もろさと抑うつが主な症状で、出産前は落ち着いていた女性が、出産後、夫や医療スタッフの些細な言動に動揺して泣いたり、赤ちゃんが泣きやまないことに自分はだめな母親だと落ち込んだりするのです。このほか、不眠、疲労感、頭痛、食欲不振などの症状もよくみられます。これは急激なホルモンバランスの変化に加え、体型やこころ、環境の激変がストレスとなって起こると考えられています。

　マタニティ・ブルーの症状は、短時間に自然の経過の中で回復していき、通常治療は必要なく、母子の健康への影響は懸念しなくてもよいといわれています。本人や家族が、妊娠中に母親(両親)学級などで、マタニティ・ブルーについての知識を得ておくことは、そうなった場合でも慌てたり非難したりしないために、必要なことでしょう。

　しかし中には、うつ病に移行していく場合やほかの精神障害との鑑別を要する場合もあるので、マタニティ・ブルーの経過は慎重にみていかねばならず、医療・保健スタッフが十分な知識を得ておくことが望まれます。

2 産後うつ病(postnatal depression)

▶産後うつ病

　産後うつ病は、出産後1ヵ月から数ヵ月以内に発症するうつ病で、10人に1人の割合で起こるといわれています。出産後1ヵ月頃に発症のピークがあるようですが、それは里帰り分娩の場合、実家から離れ通常の生活へと戻ってくる時期に当たります。

　産後うつ病の特徴は、母親としての自分と赤ちゃんに関する症状が多いことです。そのため育児不安の強い母親として見過ごされてしまうことがあります。赤ちゃんの状態に対する過剰な心配や、子育ての自信のなさが繰り返し語られる場合、背景に産後うつ病の発症の可能性もあり、精神科医と連携をとることも必要になってきます。自責感が高まり、自殺や母子心中の考えが浮かぶといった症状が激しい場合には、入院治療が必要となることもあります。

　薬物療法と支持的な精神療法による母親自身の治療とともに、子ども、そして母子・家族関係へのサポートも併行して行う必要があります。産後うつ病は平均2～3ヵ月で軽快しますが、その後も、母親が自信を取り戻し子どもへの適切なかかわりができるまで経過をフォローしていかねばなりません。

3 育児不安

　幼稚園や保育園に入る前の、3歳くらいまでの幼児をもつ母親が、育児に自信がな

▶育児困難

く不安であるとか、イライラして子どもを虐待してしまいそうと訴えたり、実際に育児に困難をきたしている場合が増えています。

育児相談の電話を利用する母親の多くが、第一子の親であり、核家族という報告[*1]から、育児経験のなさや、相談できる身近な人の不在が大きな要因といわれます[5)]。溢れる育児情報の中、相反する情報のどれを信じていいかわからず不安を募らせたり、育児書どおり完璧にできないと自分はだめな親だと自信を失ってしまうこともあります。

▶育児不安
▶母親の心身状態

平成12年度幼児健康度調査[*2]から、川井らは、育児不安と母親の心身状態との強い関連を指摘し、しかも母親の心身状態は、平成2年度の調査と比較して、この10年で明らかによくない方向を示している[*3]と述べています。また母親の心身状態は、虐待へのリスクを含んだ育児不安や、父親の育児・家事参加を含めた役割の問題、子どもの情緒・行動的問題にわたって重要な関連を有していると指摘しています[6)]。

育児不安は母親個人の問題ではなく、子どもの心身の健康に直接影響を与える問題であり、虐待という事態に至る可能性もあるので、一見些細な心配のようであっても、親身になって母親の訴えを聴いていかねばなりません。また父親や周囲のサポートを得られるような働きかけも重要です。

4 児童虐待(child abuse)

▶身体的虐待
▶ネグレクト
▶性的虐待
▶心理的虐待
▶児童相談所

子どもが保護されるべき養育者から、身体的・心理的に加えられる暴行を児童虐待といい、①身体的虐待、②保護の怠慢ないし拒否(ネグレクト)、③性的虐待、④心理的虐待、の4つに分類されています。年ごとに発見・報告されるケースが増え、児童相談所をはじめとする機関はその対応に追われている現状です[*4]。しかし家庭内の問題であり当事者は隠蔽しがちであること、発見されても子どもの保護や治療的介入を受け入れない場合もあり、その対応は困難を極めています。

▶早期発見・早期介入

虐待問題においては、保健・医療・福祉機関のより一層の連携が必要で、常日頃から情報交換をし、早期発見・早期介入ができる体制を準備しておかねばならないで

[*1]:電話相談をする人の76.5%は第一子の親であり、92%は核家族であるとの報告があります。
[*2]:(社)日本小児保健協会により、数千人を対象に実施された調査で、これまで昭和55年度、平成2年度、平成12年度と行われています。本調査報告書の全文とデータは、日本小児保健協会の公式ホームページと母子愛育会のホームページに記載されています。
[*3]:「母親の心身状態」(平成2年度値→平成12年度値、幼児健康度調査)
　　心身ともに快調(72.8%→63.6%)、身体快調・精神不調(5.1%→7.7%)、精神快調・身体不調(4.6%→5.4%)、心身ともに不調(2.6%→3.6%)、なんともいえない(13.9%→19.1%)
[*4]:「児童虐待の防止等に関する法律(児童虐待防止法)」が平成12年5月に成立、11月より施行されています。その中に、児童虐待の発見者は児童福祉法25条の規定により、(児童相談所または福祉事務所に)通告しなければならない旨、明記されました。

しょう。また未熟児や多胎児の場合、通常よりも虐待される比率が高いといわれているので、周産期からのより配慮した継続的支援が望まれます。

▶周産期

深刻な事態を未然に防げるように、母子・家族を取り巻く環境を調整し、孤立した育児に風穴を空けていくことが何より大切でしょう。先に述べたように、母性は周囲から支えられ、余裕をもって子どもに向き合う中で初めて生まれてくるのです。つまり母親への直接的な(母親が信頼できる人による)育児支援が、予防策の焦点といえるでしょう。今後、行政・施設と家庭の橋渡し機能をもつ地域に根ざしたNPOなどの活動も期待されるところです。

▶直接的な育児支援

5 世代間伝達(intergenerational transmission)

乳幼児とのかかわりの中で、母親は、これまで意識にのぼることなく言語化され得なかった自分自身の乳幼児期の記憶(主に自分の母親との関係)を刺激され、知らず知らずのうちに子どもに対する言動や感情として表現しているといわれます。つまり母親は自分が育てられたように自分の子どもを育てるのです。

▶世代間伝達

これを世代間伝達と呼び、特に虐待をする親自身が幼少期に虐待された体験をもっていることが多いという、虐待の世代間伝達はよく話題にされるところです。問題をもって現れた乳幼児だけでなく、母親(父親)自身の幼少時期を把握しながら、双方に対応していくことが必要です。母親自身が理解されサポートされる体験を通してのみ、病理的な連鎖を止めていくことができるのです。

▶病理的な連鎖

4 子育て支援

現在、多くの母親が育児不安を抱え、楽しく育児ができない状況にあり、直接的な育児支援を求めていると思われます。前述したように孤独な孤立した育児は、育児不安を増長させ、場合によっては深刻な事態を招く可能性もあります。乳幼児をもつ親たちが、いつでも安心して援助を受けられる子育て支援システムが求められています。以下、いくつかの視点から検討したいと思います。

▶孤立した育児
▶子育て支援システム

1 乳幼児健診システム

これは市町村の保健所(保健センター)や医療機関で行われ、子どもの心身の発達をチェックしながら、リスクの高い子どもをスクリーニングしていくもので、主に小児科医や保健師、保育士、臨床心理士が対応しています。その際、子どもの状態だけでなく、母親・家族側、母子の関係性の問題にも注意を向けねばなりません。特に母子関係については、子どもの母親へのアタッチメント(愛着行動:attachment behavior)とそれに対する母親の応答性・母性行動(maternal behavior)を観察し、健全なア

▶スクリーニング

▶アタッチメント
(愛着行動)

▶母性行動

タッチメントが形成されているかどうかを検討することが重要なポイントの1つでしょう[7]。

個別相談は、母親の訴え、育児に関する不安を丁寧に慎重に聴いていくことから始まります。心配のあるケースについては、健診以外の日にも来談してもらったり、家庭訪問したりといった継続的なかかわりが必要です。また健診は参加率が高いので、▶親教育　それぞれの発達段階で必要な知識や対応法について研修するなど、この機会を親教育の場として用いることが望まれます。

スクリーニングで配慮が必要と考えられたケースは、必要に応じて医療・福祉機関に紹介することになりますが、この時母親の意向や心情を理解したうえで、慎重に行▶顔の見える関係　うことが大切です。その際、機関（担当者）同士が顔の見える関係であることがスムーズな連携の条件になるでしょう。

❷ 父親の役割とその支援

▶家事労働時間　総務省の調査では、夫の1日の家事（育児も含む）労働時間の平均は、共働きであってもなくてもほぼ同じ30分前後という結果が出ており、妻の数時間と比べると、極端に少ないことがわかります[*5]。また前述の幼児健康度調査の結果分析[*6]より、母親の心身状態と父親が相談相手・精神的な支えであるかどうかの間に顕著な関連がみられました[6]。実際の家事・育児への参加のみならず、母親（妻）への精神的なサポートは、健全な母子・家族関係を育むための重要な父親（夫）の役割であり、子育て中の妻の夫に対する要望の第1位でもあります。外での仕事に忙しく、したくてもできない場合は特に、妻の話に耳を傾け1日の子育ての労をねぎらうことを実践することは必須のことです。

一方、我々が心理相談事例を対象に、心理・情緒的問題の発症要因を分析し、育児▶父親の役割　における父親の役割を検討した研究結果から、①母親を支える役割、②母子の共生関係に介入する役割、③子どもとかかわり母親と違った目で子どもを見守り支える役割、④子どもの性役割の発達を助ける役割、の4つが抽出されました。このような父親の役割が果たせない場合、夫婦関係や父子関係が悪くなり、母子の共生関係や母親の過干渉を招いたり、子どもの心理・情緒的問題へとつながる可能性が高くなることが示▶父性を育む　唆されました[8]。父親がその役割を果たせるために、父親もまた父性を育む必要があ

[*5]：「夫と妻の家事関連時間」（総務省統計局：平成13年度社会生活基本調査）
　　　共働き家庭・夫＝26分；妻＝4時間37分
　　　妻が働いていない家庭・夫＝35分；妻＝6時間54分
[*6]：「母親の心身状態」の調査結果において、「夫は相談相手、精神的な支えである」に「はい」と回答した割合
　　　心身ともに快調（75.6%）、精神的に不調（42.2%）、心身ともに不調（33.0%）

5・母子関係をめぐって

▶父親への援助

り、直接、間接に(母親あるいは子どもを通して)父親への援助が提供されなければならないでしょう。

▶家族の子育て

以上より子育て支援を考える場合には、母親と父親への援助を通して、家族の子育てを援助するという視点が必要と思われます。

3 子育て支援ネットワーク

次世代の健全な育成のために、世代を超え、障害の有無を問わず、地域のすべての人たちがお互いに社会の中で育ち合っていくという、広い視点での子育て支援が提唱されるようになってきました。各地で民間あるいは行政とのタイアップで子育て支援センターが設立されつつあります。この少子化時代、子どもは次世代を担う社会の宝物として、異なる世代の力も結集して、地域・社会全体で支え合うことが求められています。熟年の世代は育児支援を通して、再度子育ての楽しみを味わうことができるでしょうし、若者世代にとっては、子どもの遊び相手としてかかわることで、自分たちが親になるための準備教育にもなるでしょう。

▶ネットワーク化
▶子育てサポーター
▶家庭教育アドバイザー

今、行政主導の援助や医療・保健・福祉分野の専門家の連携だけでなく、親同士や地域の力を組み込んで、子育て支援をネットワーク化していくことが要請されています。その1つの流れとして、市町村単位で子育て支援センターを整備し、子育てサポーター(実際に支援を担うスタッフ)の拡充と、子育てサポーターへの助言や親へのカウンセリングを行う家庭教育アドバイザーを配置しようという事業が始まりました[7]。地域に根ざした多面的な子育て支援は、乳幼児期の母子や家族の精神保健にかかわるさまざまな問題の予防に大きな力を発揮すると思われます。

5 「いい(良い)加減」子育ての勧め

誰も完璧な人間はいないように、完璧な母親はいません。完璧なよい母親でなくてもいいのです。子どもの成長も母親の育て方も、みんなそれぞれに足りなかったりはみ出したりして、それがその子らしさ、その親子らしさになっていくのでしょう。孤立した育児の場合、1人で一生懸命なあまり育児書などの基準からはみ出すことへの不安が強くなりがちです。育児支援をする者は、それを受け止めつつ、指導ではなく提案や一緒に考えていくというスタンスがより望ましいでしょう。母親・父親、周囲のサポートする人たちみんなが、完璧を求めず、それぞれに「いい(良い)加減」で、

---

[7]：新エンゼルプラン(平成11年12月策定)関連施策の1つとして「地域における子育て支援のためのネットワークの整備」が掲げられています。文部科学省では、平成14年度補助事業として、子育て支援にかかわる子育て経験者や教育・保育関係者などの「子育てサポーター」を専門的に支援する「家庭教育アドバイザー」に、臨床心理士を任用することを決定しました。

子育てに携わっていけることを願っています。

(小林真理子)

【文　献】

1) DWウィニコット:小児医学から児童分析へ;ウィニコット臨床論文集Ⅰ. 北山　修(監訳), 岩崎学術出版社, 東京, 1989.
2) 小此木啓吾, 深津千賀子, 大野　裕(編):乳幼児精神医学・児童精神医学;心の臨床家のための精神医学ハンドブック. pp289-331, 創元社, 大阪, 1998.
3) 渡辺久子, 橋本洋子(編):乳幼児精神保健の新しい風. 別冊発達24, ミネルヴァ書房, 京都, 2001.
4) 清水将之, 渡辺久子, 橋本洋子, ほか:赤ちゃんのこころ;乳幼児精神医学の誕生. 星和書店, 東京, 2001.
5) 多田　裕:育児不安とその対応. 綜合臨床45:795-796, 1996.
6) 川井　尚, 恒次欽也, 中村　敬:平成12年度幼児健康度調査からみる心の健康;とくに母親の心身の状態・育児不安とのかかわりについて. 小児科43(6), 803-811, 2002.
7) 安藤朗子:母子関係の評価;健診とスクリーニング. 小児科診療10:209-215, 1990.
8) 吉田弘道, 安藤朗子, 野尻　恵, 小林真理子:育児における父親の役割と父親の援助に関する研究;その1, その2. 小児保健研究56(1):20-26, 27-33, 1997.

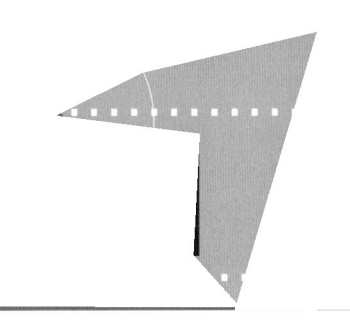

●●●はじめに

ここでは、親として子どもへの対応の中で、心がけて頂きたいこと、知っておいて頂きたいことを述べてみます。子どもの成長によって、対応も変化するため、発達段階に分けています。

▶発達課題

Havighurst RJによると、人間には、発達段階に応じて発達課題(11頁)があり、子どもには、大人の援助が不可欠です。その大人の中で、最も身近な存在が"親"となります。そういう観点からも、親という立場を再考してみます。

1 胎生期

母親のお腹の中にいる時から、親子の関係は始まっています。この関係は単に身体的・生理的なものにとどまらず、情緒を含んだ反応の交流にまで及ぶ豊かなものです。

例えば、母親が映画を観て感激した時、あるいは、何かに急いで小走りになるような時には、脈が速くなり血流が増えます。こうした母親の生理的・情緒的変化は、ごく初期の段階においても、赤ちゃんに興奮として伝わります。

数ヵ月して聴覚が発達したら、お腹の中の赤ちゃんにも、外の音が聴こえてきます。母親が、「あら、今日はお腹をよく蹴って元気だわ」と楽しげに語る時、赤ちゃんにも、その母親の幸福感や喜びが伝わります。

このように、母親のさまざまな感動が、赤ちゃんにもなんらかの形で伝わっています。だから、母親も、そして母親をあらゆる面で支える父親も、いきいきと生活することを心がける必要があります。

2 乳児期

出産は、「とても大変だった」という人もいれば、「思っていたよりは、楽だった」という人もいます。たとえ出産を重ねても、なかなかうまくいかない場合もあります。できれば、母親が1人で頑張ったという思いよりは、「2人で乗り越えた」という実感を夫婦が共有できた方が、赤ちゃんを育てていくうえでもよいと思います。

▶抱っこ

生まれたら、すぐ"抱っこ"が始まります。母親だけでなく父親も、たくさん抱っこして、両腕に我が子の実感を味わう必要があります。母親のお腹の中から、外の世界

に飛び出してしまった赤ちゃんが不安だらけであるのは当たりまえです。泣いたらまず抱っこです。"抱き癖"を恐れて、泣かしたままにすることは意味がありません。

初めての赤ちゃんの場合、両親とも抱っこが初めからうまくいくわけではありません。初めのうちは、力の入れ具合に困惑しますが、経験を重ねていけば、その親子にとって最も快適な抱き方がみつかります。困難な分娩を乗り越えてきた赤ちゃんですから、多少は大胆な扱いをしても大丈夫です。ただ、首がすわっていないうちは、必ず頭の後ろを支えてください。

Winnicott DW は、「抱っこすること＝holding」として、抱っこをただの動作としてではなくて、絶対的な支えとして重要視していました。その赤ちゃんの拠りどころとなるような安心感、そして将来の信頼感につながるバックグラウンドとなるような意味が込められていると考えます。

▶情動調律

そして、赤ちゃんとその親による情動調律（affect attunement）が育っていくのです。情動調律とは、いうなれば、その親子のペアに形成される独特のリズムです。Stern DN は母子間にみられる特徴的な情緒的相互交流のパターンをこう呼んでいます。例えば、生後8ヵ月の男の子がある遊びに興奮し、「あー」という喜びの声を上げ、母親の方を見ます。母親もその子を見て、思わず上半身を揺すって見せます。そしてその母親のからだの動きは息子の「あー」という間だけ続き、その興奮と喜びが息子のそれらと同じ程度のものである時、同調していることになります。赤ちゃんといると、大人たちも、いつの間にか赤ちゃんことばで優しく応対してしまいます。母親もいつの間にか、オリジナルな唄を口ずさんでいたりします。母親への働きかけは、母親の義務感から行われているのではなく、赤ちゃん自身の視線からだったり、可愛い笑顔や仕草からだったりします。全面的に介護を受けている赤ちゃんが、母親をはじめとする大人たちに働きかけていて、実際に情緒やふるまいを動かす力があるといっても過言ではありません。

・注意点・ こんな様子があったら、要チェック

・視線が合わない。
・あやしても喜ばない。
・放っておかれても泣かず、むしろ1人でいる方を好む。
・哺乳瓶を口に含む時、決まった角度があるなどの独特のこだわりがある。
・抱っこしてものけぞってしまい不自然さがある。
　これらのことがみられた時は、乳児検診の際に保健師さんに相談しましょう。

また、Winnicott DW は自らの著作の中で「母親が赤ちゃんを見つめている。赤ちゃんは、その母親の目を見つめている」といっています。自分の力では動けない赤ちゃんですが、周囲を察知し、周囲に働きかけるという大きな能力があります。親として、このような乳児の能力を知り、この時期独特の、その親子でしかできない遊びを共有し、楽しむことが大切です。

> **注意点　母親自身の抑うつ度にも要注意**
>
> 産褥期はとても不安定な時期であり、母親自身が抑うつ状態に陥りやすい時期です。
> ・何か、気が晴れない。　　　・なんとなく涙ぐんでしまう。
> ・眠れない。　　　　　　　　・家事が億劫である。
> ・楽しめない。　　　　　　　・献立のメニューが考えられない、など。
> ・不安が強い。
> これらの症状がありましたら、母親自身が成人対象の精神科・神経科あるいは心療内科を受診されることをお勧めします。

3　幼児期

1人で歩けるようになると、子どもの世界は急速に広がります。体験する場と出会う人が増加し、家族以外の対人接触の機会が増えてきます。しかし、子どもが世界を広げる時には、必ず、母親や父親をはじめとする家族という"波止場"が必要です。"波止場"に戻って、エネルギーを補給し、また航海に出るのです。バックグラウンドがあって、安心して歩み出せるのです。

▶ことば

ことばの数も一段と増えます。ただ、ことばの数にはあまり執着する必要はありません。むしろ、量よりも質を重視するべきです。何よりも他者と交流したいという意欲が大事です。ことば以上に表情やジェスチャー、話す時の抑揚などのコミュニケーションを大切にしてください。

また、保育園や幼稚園に入園すれば、友だちがたくさんできて、家族とは違ったヨコのつながりが生じます。その集団の中では、家庭とは異なる動きをするはずです。年少児では、月齢の違いが大きく影響します。中には、完全にはおむつがとれていない子も必ずいます。兄弟の有無によっても、おうちの職業によっても、生活環境は大きく異なります。まずは、母親と離れて過ごすことに、泣くなどの反応がみられて当たりまえです。母親がその子のそばにいてもいなくても、その子の態度がまるで変化を認めない方が心配です。また、初めのうちは、そんな子どもたちの感情のぶつかり

合いがあって当然です。お互いの存在を認識はしますが、まだまだ遊びは一人ひとりのもので、協同作業はなかなかできないものです。

さらに、1対1で母親の指示を受けていたことから、担任の先生が20人ほどの集団に向かって指示を出すことに大きく変わります。初めから、先生の指示がスムーズに通る必要はありません。「周囲の雰囲気が感じられているか」「その雰囲気に馴染もうとしているか」「その雰囲気が嫌いで拒否しているか」「雰囲気を察することは可能だが、ほかの何かに注意が向いてしまっているのか」「年少から年中、年長になって、どのように変化していくのか」を見守っていく必要があります。

> **・注 意 点・** こんな様子があったら相談に行きましょう
>
> ・友だちに関心がない。
> ・1人遊びばかりしている。
> ・ことばはしゃべるがコマーシャルソングなどを口ずさんでいるばかりで機械的。
> ・モノトーンなしゃべり方。
> ・文字や数字、何かのマーク(例えばマクドナルドのMマーク)の記憶に優れているが、どうも意味を理解していないようにみえる。
>
> これらの様子がみられる時は、保健所の検診や児童相談所、小児科および発達相談を専門とする神経科・精神科に相談に行きましょう。幼児期の療育では専門家からのアドバイスが貴重です。

4 学童期

大多数の子どもが、住んでいる地域の学校に通学しています。幼児期と違い、もう親による送り迎えを必要とはしません。自転車にも乗るようになって、1人であるいは友人とどんどん親の知らないところに探検に出かけて行きます。

時には、小さいトラブルがあるかも知れません。例えば、「お小遣いを落としてしまった」「転んで怪我を負ってしまった」「道に迷ってしまった」時、子どもはどういう行動をとるのでしょうか。「自分でどうにかする」「とりあえず家に帰る」「その時近くにいた親切そうな大人に助けを求める」など、いろいろな手段があります。最近の日本は物騒な事件が多いので、他人に頼ることは却ってリスキーであるという風潮もあります。もちろん、なんでも1人で解決できるに越したことはないのですが、もし困った時に顔馴染みの人がいたら、心強いことです。

日頃から、家族で地域に溶け込んでいるとその点は助けられることが多いと思います。例えば、少年野球やボーイ・スカウトなど、親子で参加しやすい地域の活動があ

ります。初めは、親は練習の見学や試合の応援から参加し、ほかの子どもたちと接することになります。

つまり、親自身が信頼される大人になる必要があります。よその家の子に対しても分け隔てなく接する、誠意ある姿を目の当たりにすることは、子どもにとって自分の親を誇らしく感じる機会になるはずです。

▶遊び

そして、学童期は親と子がともに遊ぶことが大切です。中学生になって子どもが部活動などに忙しくなると、共有できる時間帯が限られてきます。小学生の間にたくさん遊んで、子どもが興味をもっていることにつきあうことが大切でしょう。もし、子どもの遊びにつきあうことが苦手な親であれば、親の趣味に誘ってもいいでしょう。親が何かに一生懸命に取り組んでいる姿、何かに夢中になっている姿、楽しんでいる姿は、子どもにインパクトを与えます。

１ 小学校低学年の場合

こんな行動があったら相談に行きましょう。
・授業時間に自分の席を立ってしまう。
・友だちにちょっかいを出してしまう。
・ハサミなど危険なものを投げてしまう。
・担任の先生からの指示が入りにくい。
・怒りっぽい。
・ケンカが絶えない、など。

こんな時は、大抵は担任の先生からなんらかのメッセージがあると思います。そういう時、両親は動揺することなく実態をよく聞き、「どんな時にどんな状態になるのか」をよく話し合うことが重要です。時に、自宅と学校での様子がまったく異なることがありますので、冷静に対応する必要があります。学校側も、事実を両親に伝え、正確に状況を把握したいのです。そのうえで初めて、その子に対する最も適切な方向をお互いに見い出していけるのです。日頃から気軽に相談できる雰囲気づくりに、学校側も心配りするべきです。最近はスクール・カウンセラーを導入する学校が増えつつあり、これを利用することもできます。

▶スクールカウンセラー

▶セカンド・オピニオン

"セカンド・オピニオン"の考えも浸透しつつあり、児童相談所や保健所、そして何ヵ月も膠着状態が続くようであれば病院などの別の医療の専門家に相談することも可能です。

夜尿、不眠、円形脱毛、登校する時の腹痛や頭痛などのからだの症状がメインの場合はまず小児科を受診します。そして必要と判断されたら、小児精神科および精神科に紹介があるはずです。

2 小学校高学年の場合

　学校では問題がなくても、親に対して反抗的な態度が出てきます。一方ではまだまだ甘えん坊で親にまとわりついたりするので、親としては「この子は何を考えているのかわからない」といった軽い混乱に陥ります。女の子では月経も始まりますし、成長によりホルモンのバランスが大きく変化します。生理的な変化は"自然なこと"と説明し、「成長してうれしい」とこころからともに喜んでください。女の子の中には、月経に強い嫌悪感を抱いてしまう子がいて、無意識に成長を拒否し拒食に陥ることがあります。もしも、3ヵ月間に10kg以上体重の減少がある、もしくは、40kg以上あった体重が35kg以下になることがあれば、小児科もしくは小児精神科を受診する必要があります。最近では、男子もダイエットに走る場合があるので、成長期の子どもをもつ親として、体重管理に心がけ、誤った価値観に子どもが陥らないように、普段の生活においても配慮が必要です。

5 青年期

▶思春期

　この前半期は特に「思春期」ともいいます。子どもから大人になる過程の最終段階ともいえる時期です。中学に入学して、しばらくは親にもよく話をしますが、中学校2〜3年ぐらいになると、パタリと話をしなくなることがあります。それも成長過程と考えましょう。子どもなりに、"自分"という存在をとらえようともがいている時期なのです。

　「どうして勉強するのだろう」「生きていることにはどんな意味があるのか」などの問いに、親として、返事に詰まることもあるかも知れません。そんな時、親もともに改めて考えてみる必要があります。子どもが正面から、疑問を投げかけてきたら、うろたえることなく、土俵上で四つに組んで、問題に取り組むことが大切です。

　時として、経済的には親に頼らざるを得ないことは十分承知しているはずなのに、親に対して尊大にふるまうことがあります。親とは別の存在であることを意識するあ

用語解説　【セカンド・オピニオン】

診断や治療方針について主治医とは異なった医師の意見を求めることです。治療を受ける前に、判断する材料にすることができます。主治医との間の十分なインフォームド・コンセントとセカンド・オピニオンは、患者本人や家族が納得のいく治療を受けるための重要な要素といえます。元来は身体症状が中心でしたが、最近は精神科領域でも珍しくありません。

まり、親をおとしめることによって、辛うじて自分の存在価値を保つようなケースもあります。あまりにぞんざいなことばを使ったり、家の中で暴力を振るったり、脅すようなことばで親を操るようなことが顕著な場合には、専門家に相談してください。

　現代は子どもが個室や携帯電話を持つことが当然といった風潮です。無条件に与えたり、子どもがどのように使ってもよいということがないように各家庭でよく話し合う必要があります。必ずルールをつくり、「もしも守れなかった時はどうするか」を含めて、その家庭での約束ごとを明確にした方がよいと思います。そのルールが守られない場合は、親として毅然とした態度をとるべきです。子どもに"自由"と"奔放"の違いを認識させるいい機会ともいえます。親としての踏ん張りどころともいえます。

　また、こんな症状が思春期に出ることがあります。

- 手を何回も洗わないと気が済まない、入浴時間が何時間もかかるなどの強迫症状。
- 「自分が醜いのではないか」という醜形恐怖。
- 「周りから見られている」という注察念慮、注察妄想。
- 「悪口を言われている」という幻聴。
- 自室あるいは、自宅内でのひきこもり。
- 生活リズムの昼夜逆転。
- 長期にわたる不登校。
- 「やる気が出ない」といった意欲低下、抑うつ気分など。
- 手首などのからだの一部をカッターナイフで傷つけるといった自傷行為。

▶精神疾患の初期症状

　これらは、なんらかの精神疾患の初期症状であることがあり、保健所の精神保健相談や、専門医療機関の相談窓口、および精神科・神経科の受診をお勧めします。高校生の年代なら、成人のメンタルクリニックであっても、多くは対応可能です。中学生でも、近くに小児精神科がない場合は、まずは成人精神科を受診してもよいでしょう。大切なのは、受診のタイミングです。親がなんらかの症状に気がつき、それが3ヵ月以上続く時は、速やかに受診する必要があります。

　本人が医療機関にかかることを拒否することも少なくないのですが、親のみでも相談は十分可能です。親だけが相談に通う過程で、本人がこころを開くことも多くみられます。親だけが、問題を抱え込まないことが肝心です。是非、専門家のアドバイスを受けましょう。

　そして受診の結果、投薬がされた場合はコンプライアンス（服薬遵守）が大切であり、親として服薬管理をしなければなりません。まず、きちんと内服したかの確認が必要です。親には「飲んだ」と言って薬をため込み、不安定な時に大量服薬をする場合があります。薬の管理には細心の注意を払う必要があります。

●●●おわりに

　以上、各発達段階における子どもへの親としての対応を述べました。子どもがいるから、親であり得るのです。当たりまえのことのようですが、親が親業を楽しみ、毎日の生活をいきいきと過ごすことが、最も子どもに対してよい影響を及ぼします。どうか、親も子も健やかに日々を送って頂きたいと切に願います。

（尾崎純子）

【参考文献】

1) Winnicott DW：The Child, the Family, and the Outside World. Penguin Books Ltd, Harmondsworth, Middlesex, England, 1964 [猪股丈二(訳)：赤ちゃんはなぜなくの. 星和書店, 東京, 1985].

2) Stern DN:The interpersonal world of the infant, a view from psychoanalysis and developmental psychology [小比木啓吾, 丸田俊彦(訳)：乳児の対人世界. 岩崎学術出版社, 東京, 1989].

3) Bowlby J：The Making & Breaking of Affectional Bonds. Tavistock Publications Limited, 1979 [作田　勉(訳)：ボウルビィ母子関係入門. 星和書店, 東京, 1981].

4) Mahler MS：The Psychological Birth of the Hetman Infant. Basic Books Inc, New York through Tattle man Agency Inc,Tokyo, 1975 [高橋雅士, ほか(訳)：乳幼児の心理的誕生. 母子共生と個体化, 黎明書店, 東京, 1981].

5) Havighurst RJ：Human Development and Education [荘司雅子(訳)：人間の発達課題と教育. 牧書店, 東京, 1958].

●●●はじめに

　「現代の子どもをめぐる社会現象」として、最近のマスコミを賑わせた問題からみてみると、不登校や学級崩壊といった学校の問題、虐待や池田小学校事件のような子どもの被害事件の増加、そして、青少年の犯罪などを挙げることができるでしょう。それと併行して、子どもの精神的問題を扱う外来を受診する子どもも変化してきました。以前は、神経症的不登校、心身症など、心理的葛藤が強くて内にこもる傾向が強い、いわゆる内在化問題が主でした。しかし、この10年間ほどで、暴力、爆発性、多動などの行動の問題を中心とする外在化問題が主になってきました。これも社会の変化を映し出しているものと考えられます。

▶内在化問題
▶外在化問題

　このような社会的変化が起きてきた背景として、家族機能の問題や社会構造の問題など、さまざま議論されています。また果たして新しい問題なのか、見えるようになってきただけなのかも議論となっています。しかし、時計をもとに戻すことはできません。「昔はよかった」という後ろ向きの判断ではなく、新しい時代をよりよくするためのステップと考えて、対応していく必要があるでしょう。

　学校の問題や行為の問題に関しては、ほかの章で取りあげられているので、本稿では、子どもの被害を中心にこころのケアについて考えてみましょう。

1　子どもの権利

▶子どもの権利

　子どもの被害を考える時、子どもの権利という視点を欠かすことはできません。子どもは次世代を担う宝といわれますが、現実には、子どもは弱者であり、その権利に目が向けられるようになったのはごく最近のことです。少数民族の権利、女性の権利などは、弱者である当人がその権利を主張できることばをもった大人であったのですが、子どもは自分の権利を自分で主張できないことも、その権利を守ることが最も遅れた理由であると考えられます。今でも世界中で多くの子どもたちが、労働搾取や性的搾取を受けたり、誘拐されて戦士にされたり、とさまざまな構造的虐待を受けています。日本は1990年に子どもの権利条約を批准しましたが、WHOからはまだまだ問題があると指摘されています。先進国としてはもっと子どもの権利の保障に取り組まなければなりません。少なくとも子どものメンタルヘルスにかかわる人々は「子どもの権利」という問題を意識している必要があります。

▶構造的虐待

2 不適切な養育(子ども虐待)

子どもは環境に依存する存在であり、1人では生きていけない存在です。したがって、適切な養育を受けることは子どもの権利です。しかしながら、実際には大人からの重大な権利侵害としての不適切な養育(マルトリートメント)が子どもを脅かしています。社会的には子ども虐待ということばが使われてきています。しかしながら、「虐待」ということばは、なんらかの積極的な行為を指すイメージが強く、ネグレクトやドメスティック・バイオレンス(以下：DV)のなどの暴力への曝露が見逃されがちです。また、「虐待」とは虐待者の行為を指すことばとして考えられがちであり、その子どもにとっての不適切な養育という認識がもちにくくなります。これらの理由で、メンタルヘルスの分野では、不適切な養育(マルトリートメント)ということばが使われるようになってきています。

▶不適切な養育(マルトリートメント)
▶子ども虐待

1 不適切な養育の種類

不適切な養育には、身体的虐待、ネグレクト、性的虐待、心理的虐待、DVの目撃などが含まれます。身体的虐待は身体・生命の安全が守られる権利が侵害されることで身体に対する暴力であり、殴る、蹴る、火傷を負わせるなどが含まれます。ネグレクトは子どもとして必要なケアを受ける権利が侵害されていることで、**表4**のようなものが含まれます。性的虐待は性的な安全と選択に関する権利が侵害されていることで、**表5**のような行為が含まれると考えられます。心理的虐待は心理的な安全と発達が保障される権利の侵害です。例として**表6**を参照してください。DVの目撃は安全で安定した"巣"が与えられる権利が侵害されることです。

▶身体的虐待
▶ネグレクト
▶性的虐待
▶心理的虐待
▶DVの目撃

用語解説　【子どもの権利条約】 子どもを放置・搾取・虐待から守るための世界基準で、18歳未満のすべての子どもに適用されます。1989年11月、国連総会で満場一致で採択されました。子どもを、保護を受ける客体と同時に権利行使の主体とする児童観や、国や大人の義務を示しました。子どもに保障されるべき教育を受ける権利のほか、思想・表現の自由などを規定し、障害児・難民の保護、搾取・薬物使用からの保護も定めています。

7・現代の子どもをめぐる社会現象

表4．ネグレクトの種類

栄養ネグレクト	子どもにとって必要な栄養を与えない
衣服ネグレクト	温度に適した衣服を与えない
衛生ネグレクト	入浴させない、おむつを替えない、不潔な環境にする、など
環境ネグレクト	子どもを危険な環境におくことで、火傷の危険がある状態をそのままにすること、口に入れては危険な物を子どもの手に届く所に置くこと、家の構造や家具の配置などが子どもにとって危険な状態を放置すること、など
保健ネグレクト	必要な予防接種を受けさせない、必要な健診を受けさせない、など
医療ネグレクト	必要な医療を受けさせない、必要な療育を受けさせない、など
監督ネグレクト	子どもを安全から守るための必要な監督を怠ること、年少の子どもだけを家においたまま外出すること、など
情緒ネグレクト	子どもにとって必要な情緒的かかわりをしないこと
教育ネグレクト	子どもを学校に行かせないこと、など
遺棄	子どもを遺棄すること

表5．性的虐待とされる行為の例

性的虐待の種類	内容
近親姦	家族内の性行為
ペドフィリア	思春期前の子どもたちを性の対象としたがる大人たちの行為
露出	子どもに自分の性的な部分を強制的に見せること
性交以外の性的接触	性器を触る、愛撫、キス、虐待者の自慰介助の強制
性交	口－性器・肛門－性器・性器－性器　の接触
レイプ	暴力を用いて性交を強要する
性的サディズム	性的興奮を得るために与えられるからだへの損傷
売春・ポルノへの関与	小児売春への関与、小児のポルノ写真やビデオを撮る
自慰強要	虐待者の前での自慰の強要
強制的な巻き込み	無理やり実際の性的交渉場面やビデオやポルノ写真を見せる
その他	覗き、卑猥なことばを投げる、など

用語解説　【マルトリートメント】　大人の子どもに対する不適切なかかわりを意味しており、「虐待」よりも広い概念です。大人、あるいは行為の適否に関する判断の可能な年齢の子ども（おおよそ15歳以上）による、身体的暴力、不当な扱い、明らかに不適切な養育、事故防止への配慮の欠如、ことばによる脅かし、性的行為の強要などがあり、明らかに危険が予測されたり、子どもが苦痛を受けたり、明らかな心身の問題が生じているような状態をいいます。対象は家庭内にとどまらず、家庭外での不当な行為もマルトリートメントと考えられます。

表6．心理的虐待に含まれる行為

行為名	行為の内容	例
無視	子どもにとって必要な心理的な刺激や反応を与えないこと	子どもをほとんど1つの部屋に閉じ込めて関係をもたない、子どもが話しかけても一切反応しない、など
拒否	子どもを心理的に拒否し、その価値を否定すること	「おまえなんか生まれてこなければよかった」「おまえさえいなければ」「こんな馬鹿はいない」といったことばをしょっちゅう投げかける、子どもが行ったことやつくったものを「汚い」などと否定する、など
孤立させる	家族の内外で子どもと他者との関係を断ち切ること	家族で外出する時はいつも1人だけ部屋に監禁しておいていく、友だちとの遊びを許さず手紙なども捨てる、など
差別する	きょうだいなどと明らかな差別をすること	常にその子のせいにする、出かける時にその子だけおいていく、など
恐怖を与える	子どもを脅すなどして恐怖を与えること	「落とすぞ」と脅しながら3階の窓の外へ掲げる、包丁を突きつける、など
腐敗させる	反社会的行為の強要などで子どもを腐敗させること	万引きやすりを強要する、当たり屋をさせる、など
ことばの暴力	子どものこころを傷つけることばの暴力	常に大きな声で怒鳴って怯えさせる、子どものこころが傷つくことばで笑い者にする、など
見世物にする	子どもを見世物にすることで金銭を取る	子どもの奇形を利用して見世物にする、など
過度の圧迫	子どもに過度の発達を押しつけること	幼児期の子どもを新体操の選手にしようと極度の食事制限や運動をさせる、など

❷ 不適切な養育による子どもの危険

▶危険

不適切な養育を受けた子どもには、以下のような危険があります。

①生命の危険や身体的障害を受ける危険：身体的虐待のみならず、ネグレクトによってもこのような危険があります。

②精神的障害に至る危険：不適切な養育は多くの精神障害の最も重要なリスク因子です。したがって、不適切な養育を早期に発見して介入することが精神障害の予防につながります。

③被害を繰り返す危険：不適切な養育を受けた子どもはそれを呼ぶような行動をとり、繰り返し被害を受ける傾向があります。それによってこころの傷はさらに重層化し、精神的な危険も大きくなります。

④加害者になる危険：不適切な養育を受けた人は、自分が受けた対応を弱者に対してする傾向があります。不適切な養育から子どもを守ることは加害者になる危険から守ることにもなるのです。

❸ 不適切な養育への介入

▶介入

　不適切な養育への介入の最大の目的は上記のような危険から子どもを守ることにあります。虐待者を罰することではありません。社会的な制裁を与えるには、その人の権利が侵害されないように慎重でなければなりませんので、「疑わしきは罰せず」という原則が適応されます。しかし、子どもを守るためには、「疑わしきは行動を起こす」ことが必要になります。なぜなら、不適切な養育は隠されるものであり、疑って行動を起こさない限り子どもを守ることができないからです。子どもを守ることはひいては親や家族のためでもあります。人を疑うことに罪悪感をもつことも多々ありますが、罪悪感で子どもを救うことはできません。疑いをもつことが大切です。

❹ 不適切な養育の予防

▶予防

　不適切な養育から子どもを守るためには、予防が最も重要です。現在の家族機能の変化を考えると、介護の社会化が行われてきたように、育児の社会化が必要になってきています。育児中の親や家族のネットワークの形成、家族へのサポートシステムの整備などがなされ、その中で、親の不安やうつへの対応、家族の問題への対応、育てにくい子どもを抱えた親や家族への支援などの、不適切な養育を予防するための支援が行われていくことが望まれています。子どもは社会が守るべき対象という認識が不可欠です。

❺ 不適切な養育を受けた子どもと親へのケア

(1) 総合的支援計画

▶子ども・親・家族へのケア

　不適切な養育の場合は、子ども・親・家族へのケアに関して、福祉、保健、教育、医療が連携して、総合的に行われることが必要です。全体を把握せずに子どもの治療をしても、却ってさまざまな問題が起きてくることもあります。かかわっている機関がすべて連携して、それぞれの的確なアセスメントのもとに、総合的な支援計画を立て、その一部としてケアがなされなければなりません。そのうえで、一定期間ごとに支援計画の達成度に関しての評価が必要です。支援がうまくいっていない時には支援計画の変更もなされなければなりません。

(2) 不適切な養育を受けた子どもへのケアの特徴

　不適切な養育を受けた子どもは愛着に問題があり、他者を信じないため、かかわりをとることが難しいことも多いのですが、それこそが子どもにとってのSOSであり、裏切られた分だけ裏切る子どもの行動に耐えて、愛着を与え続けることが必要となります。行動の問題が著明な時には、周囲の対応も困難で、その対応によっては悪循環になることもあるので、専門家への相談が必要です。

▶外傷後ストレス障害

　不適切な養育は守ってくれるべき親から、日常生活の中で繰り返し起きるトラウマ（こころの傷）体験です。そのため、1回の大きな恐怖体験によるトラウマ反応としての外傷後ストレス障害の症状より、否認や解離といったもっと重症で人格にも問題をもたらす危険の強いこころのメカニズムが起きます。できるだけ早く専門家に相談することが必要です。しかし、現在はそのような子どもへの治療を行う専門家が不足しており、その育成が急務になっています。

(3) 親や家族へのケア

　親や家族へのケアも重要です。ただ、不適切な養育をしている親は治療意欲がないことが多く、自分が変わらなければいけないという意識をもつことが第一の治療目標です。また、親や家族を的確にアセスメントし、必要なケアを見い出していくことが求められます。例えば、育児能力に問題のある親には具体的な育児教育のみならず、家事の負担を減らす相談が必要になることもあります。過去に不適切な養育を受けている親の中には、子どもと自分を分離することができず、不適切な養育を繰り返してしまうこともあります。そのような時には、SOSを出す勇気をもたせ、保育園や乳児院などを利用しながら、育児を進めていくことを支援していくこともよい方法です。そのほか、その親や家族に合った支援をオーダーメイドで行うことが求められています。

3　子どもの犯罪被害

▶犯罪被害

　犯罪被害児のメンタルヘルスは、最近になって注目されてきた問題です。子どもが被害者になることは多いのですが、これまであまり理解されませんでした。大人にとって些細なことと考えられることが子どもにとって非常に強い恐怖になることもあります。例えば、目撃体験でも非常に強いこころの傷になることもあるのです。

1　トラウマ（こころの傷）というストレス

▶外傷後ストレス障害

　トラウマによる適応の障害は外傷後ストレス障害と呼ばれています。以下のような症状からなります。

▶再体験

(1) 再体験

　恐怖を伴う記憶は、これまでの自分の歴史としての記憶とは分離され、統合されない記憶として残ります。そのために思い出そうとしなくても、恐怖体験の記憶が浮かんでしまうのです。その際、強い感情も同時に湧き起こります。それが強いと自分自身もその時に戻った状態になり、フラッシュバックと呼ばれます。再体験は悪夢や夜驚が現れることも多く、低年齢の場合には、漠然とした悪夢が多いといわれています。また、子どもの場合には、再体験が遊びの中に現れる傾向があります。

7・現代の子どもをめぐる社会現象

▶回避
▶感情や感覚の麻痺
▶離人感
▶分離不安
▶退行
▶身体化

(2) 回避、感情や感覚の麻痺、離人感、分離不安、退行、身体化

　非常に怖い体験をしたために、安全感が崩されます。そのため、自分の精神がこれ以上傷つかないように無意識のうちに守ろうとする働きが起きます。これを防衛規制と呼びます。恐怖体験に関係あるものを回避したり、自分自身の感情や感覚を麻痺させることにより自分を守ろうとします。強烈な記憶とそれから守ろうとする働きの中で、被害に遭った後の自分は以前の自分ではないと感じられることもあります。そのために今までの友だちと同じようには遊べないと感じてしまう子どももいます。

　子どもの場合には、守られていた状況に戻ろうとする無意識の心理的働きから赤ちゃん返り（退行）したり、不安で親や家から離れられなくなる分離不安を示すことが多くなります。親と一緒でないと眠れなくなったり、幼稚園や学校に行けなくなることも多くあります。さらに、学童期から思春期にかけてはこころの不安を表現することに耐えられず、からだの症状として表すことも多い時期です。これを身体化といいます。「頭が痛い」「気持ち悪い」といった不定愁訴が多くなったりします。

　これらの防衛規制を一生懸命使っても自分を全体として統合できなくなってしまうことがあります。子どもたちは突然人が変わったように行動したり、統合しきれない自分に混乱してしまうこともあります。朗らかに笑っていたと思ったら急に落ち込んだり、急に攻撃的になったりすることが多いのです。周囲の子どもたちにとっては予想ができずにつきあいづらい状態です。大人たちが配慮しないと、二次的な問題につながりかねません。また、無力感も強くなり、うつ状態になることもあります。

▶過覚醒

(3) 過覚醒

　恐怖の体験の後は安全感が損なわれ、自分の身を守る方向にからだが働きます。夜のジャングルの中に1人取り残された状況を想像してみるとわかりやすいでしょう。身を硬くして、攻撃に備え、眠ることができずに、ちょっとした物音にもキョロキョロし、ちょっと危ないと思うと素早く逃げたり、こちらから攻撃を仕掛けられる状態になります。それと同じ状態になるのです。本来は自分の身を守る行動でも、今の環境の中では、不眠、易興奮性などによって社会生活に不適応となってしまうのです。

2 被害者という自覚とレッテル

　被害に遭う前と後では大きな違いが生じます。恥ずかしいという思いや被害を避けられなかった自分に対する自責の念が起きがちです。また、被害を防げなかったことが強い無力感につながります。その結果、うつ状態になることも稀ではありません。さらに、被害に遭ったことが知られるとみんなから注目されるのではないかと不安になります。多くの子どもたちは被害に遭ったことを秘密にします。子どもたちにとって秘密をもつということ自体、心理的な負担になります。また、周囲が知っている時には被害者というイメージに合わせなくてはならないと思い込み、元気で遊んでい

はいけないと思うことも稀ではありません。

3 犯罪被害児へのこころのケア

　被害を受けることは恥ずかしいことではないですし、被害者が悪いわけではありません。普段から、自分は安全に守られる権利があることを子どもたちが確認するような教育が必要です。その中で、被害に遭ったり嫌なことをされた時には大人に話すことが大切であることを伝えておく必要があります。

　被害直後は不安が強いにもかかわらず、どうしてよいかわからず、打ち明けずにそれまでの生活を保とうとしがちです。いつもと違う様子があった時には優しく声をかけることが望まれます。被害を打ち明けるのが遅くなっても決して「なんでもっと早く言ってくれなかったの」と言ったり、根掘り葉掘り聞いたりせず、まずは打ち明けることができた勇気を誉めることです。「怖かったね。よくお話ししてくれたね」などという対応が大切です。そのうえで、焦らずに子どもの話を聞くようにしましょう。もちろん、「なぜ暗い道を1人で歩いていたの？」「知らない人と話してはいけないと言ったでしょう」など、本人に責任があるような言い方は避けるべきです。犯罪はあくまで加害者が悪いのです。守れなかった被害者にも責任があるという考え方はそれ自体子どもを傷つけます。

　被害を打ち明けてから急に外傷後ストレス障害の症状が強くなることも稀ではありません。症状があまりに強い時には専門家に相談することが必要です。投薬も有効な時があります。セロトニンという神経伝達物質に作用する薬剤である、セロトニン再取込み阻害薬やクロミプラミンという薬が外傷後ストレス障害の症状、特に過覚醒症状に効果があります。再体験が続いたり過覚醒症状としての不眠があることによる苦痛や、回避症状による分離不安や不登校への罪悪感などが強いと、二次的にうつ状態になることもあります。初期に投薬を行って自分を苦しめる症状を軽減させてあげることで、二次的な症状につながらない予防的な効果を期待することもできます。しかし、薬には当然副作用がありますので、専門家の判断とそれに基づく本人と家族の納得が必要です。

　また、被害に遭った後、学校へ行けなくなることもよくあります。その時期には無理に学校への出席を強いず、ゆっくり時間をかけることが必要です。おおむね1〜2ヵ月はそのような状態が続くことがあります。あまり症状が強過ぎる時や2ヵ月以上経ってもまったく家から出られないような時には専門家への相談が必要と考えられます。

　また、子どもの場合には生理的防衛が最も強く働き、興奮状態になったり、攻撃的になったりすることもあるため、弱くて怯えている被害者という社会から求められたイメージに合わないことが多いものです。初めから周囲に知られている時には、その

ために、周囲とうまくいかなくなってしまうことがあります。被害者がもつ無力感を改善するためには、能動的にできることを探すことも意味があります。

警察の事情聴取が二次的なこころの傷になることはよく指摘されています。十分なサポートのもとになされる必要があります。怖いことをした人を捕まえてもらうことは自分のためだけではなく、ほかの人を救うことになるという達成感も重要です。低年齢の子どもの場合には、事情聴取の部屋や警察官の対応などの工夫が必要です。

4 家族へのこころのケア

子どもが被害を受けた時には、家族もこころの傷を負います。そのような家族の状況を理解し、家族を支えることが子どもへのケアにもつながります。特に、子どもの反応として、睡眠障害や退行や分離不安が強くなると、親の不安が強くなることがあります。子どもの反応としては当然のことであり、安全であることを子どもに伝えて守っていくことで症状は改善していくものであることを理解してもらうことが大切です。親が安心して対応することで子どもが改善していきます。その意味では、犯罪被害へのケアは、親へのケアが最も重要であるといっても過言ではありません。

●●●おわりに

現代の子どもをめぐる社会現象として子どもの被害を取りあげてきました。そのほかにもさまざまな問題があります。子どものこころのケアを考える時、社会の影響を最も鋭敏に受けるのは子どもであることを忘れてはなりません。子どもは弱い存在であり、社会に依存して生きています。私たちには、弱者としての子どもを認め、よい環境を提供することが求められています。未来を託す子どものこころを大切にするために。

(奥山眞紀子)

【参考文献】
1) 日本子ども家庭総合研究所(編):子ども虐待対応の手引き. 有斐閣, 東京, 2001.
2) 奥山眞紀子:日本小児精神神経学会トピックス;子ども虐待 Child Abuse. 日本小児科学会雑誌 106:1131-1141, 2002.

QUESTION & ANSWER

1 発達の遅れがあるのではないか？

●●●はじめに

　発達とは、大きく分けて身体面、運動面、精神面の3つで考えることができます。身体発達は母子手帳の記録を参考に観察していきます。親が小柄だと子どもも小柄という個人差や、成長曲線にも個人差がありますので、小さい＝成長障害と即断はしません。個人差以外に内臓の問題があると（心疾患、消化器疾患など）成長は遅れます。明らかな原因がなく身体発達が遅れる時は虐待も疑います。

▶マイルストーン

　運動発達は、3、4ヵ月で首がすわり、5、6ヵ月で寝返りができて、と一つひとつの発達段階を追って成長していきます［こういう発達の節目をマイルストーン（一里塚）と呼びます］。歩き始めは、早い子では10ヵ月からですが、遅い子では1歳半近くになる子どももいます。これらが期待される月齢に通過していないと「遅れ」を疑うことになります。但し、運動発達の問題が、脳性麻痺などの運動そのものの障害の場合もありますが、精神遅滞の子どもでも乳児期、幼児期早期は運動発達が遅れ、精神運動発達遅滞の状態であることが珍しくありません。そのような場合は学童期まで成長すると、運動遅滞は目立たなくなり、精神遅滞が前景に出てくるようになります。

▶精神遅滞

1 精神発達

　精神面の発達は、視力、聴力などの感覚器、運動機能など身体面の発達に支えられ、またさまざまな環境からの影響も受けながら発達していきます。そのため「遅れ」を考えるには、多方面からの検討が必要です。精神面の発達の指標となることばに関しては、初語で10ヵ月から2歳と、ほかのマイルストーンよりも正常幅がより大きいのが特徴です。

　精神発達に遅れのある場合は、単純に精神発達のみが遅れていることもありますが、身体的問題が伴うこともしばしばあります。また精神遅滞児における視力障害、聴力障害などは発見がしにくいので入念に確かめましょう。

▶発達健診

2 発達健診（表7）

　現在我が国では、乳幼児の健全育成のために、乳幼児発達健診の制度が設けられています。その大要を以下に簡単に示しました。個々の子どもに関しては、まさにケー

表7. 発達健診でのチェック項目

1. 身体計測：身長、体重、頭囲
2. 精神運動発達の評価
   ①運動発達：粗大運動発達／微細運動発達
   ②精神発達の評価（言語、生活習慣、社会性、情緒面など）
3. 視覚・聴覚
4. 内科的診察
5. 養育環境など

スバイケースです。心配な場合は、まずはかかりつけの小児科医や地域の育児相談（役所の保健課など）を利用されることをお勧めします。

生後3〜4ヵ月健診、6ヵ月、9ヵ月、1歳6ヵ月、3歳健診と節目節目に健診を行っています。これ以外の時期にもそれぞれの市町村で気になる子どもを必要に応じてフォローしています。

3 発達健診での総合判定と事後措置

「正常」「疑い」「異常」の三段階で結果を評価します。普通二次健診の段階で事後措置を決定します。「疑い」は経過観察、あるいは診断のために専門機関に紹介をします。「異常」は適切な機関に紹介し、確定診断と治療を行います。

・注 意 点・ 身体、運動、精神面の発達はどれも個人差があるものです。もし、子どもの成長がゆっくりな場合、きちんと原因の検索をしましょう。そのうえで、その子の小さな変化や成長に気づくまなざし、成長を見守る温かなまなざしをもちつつ育児が行えるよう、保護者自身も工夫をしてみましょう。

（高柳みずほ、川崎葉子）

2 ことばの遅れがあるのではないか？

●●●はじめに

ことば、つまり言語はコミュニケーションの手段の中で重要な位置を占め、言語発達が子どもの精神発達の目安にもなります。一般に1歳頃に単語、2歳前に2語文が出現するといわれますが、始歩とは異なり初語の出現には幅があるのが特徴です。「ことば」には、話し言葉（表出言語）以外に、理解（受容）言語もあります。ことばの遅れ（コミュニケーションの遅れ）をみるには、「表出言語」「理解受容言語」と「言語以外における状況理解」「社会性」「対人関係のとり方」などについての検討が必要で

す。医療の現場では、発達歴、診察時の所見、発達テストなどによって評価していきます。

1 原因

▶精神遅滞

(1) 精神遅滞

全般的な遅れのために、ことばの発達も遅れます。標準化された知能検査でのIQ（知能指数）またはDQ（発達指数）が目安となり、田中ビネー式検査ではIQ 69以下が、ウェクスラー式検査ではIQ 70以下が基準となります。ことばの遅れ以外にも、その年齢で身についていると期待される生活能力の獲得にも遅れがみられます。

▶広汎性発達障害

(2) 広汎性発達障害

1〜3歳の幼児期早期では、ことばの遅れで気づかれることは少なくありません。それらことばの遅れをはじめとした「コミュニケーションの苦手さ」に加え、人見知りをしない、友だちと遊べないなどの「社会性の苦手さ」、遊びのレパートリーが極端に少ない、了解できにくいほどの生活上の「こだわり（家のすべてのドアを閉めていないと気が済まない、物の置き場所を変更するのが嫌、など）」などがみられます。代表格が自閉症です。この障害の中でも、コミュニケーションの障害が目立たないアスペルガー症候群では、明らかな言語面での遅れは認めません。

▶難聴

(3) 難聴

初語が遅れるとともに声かけに対する反応が鈍いのが特徴です。眼前にあるものを手がかりとした状況判断はむしろ鋭く、身振りなど非言語的コミュニケーションの発達には通常問題を認めません。検査としては、乳幼児聴力検査や聴性脳幹反応が参考になります。難聴は、伝音性難聴と感音性難聴の2種類に分類されます。前者は中耳や外耳の疾患のため（中耳炎、外耳道閉鎖など）、あるいは耳垢が詰まっているために聴こえにくいなど末梢の聴こえを司る器官に問題がある場合、後者は内耳に問題がある場合です。それによって、対応が異なります。

▶コミュニケーション障害

(4) コミュニケーション障害

言語発達に特異的な遅れを認めます。このうち表出性言語障害は、言語理解の発達には遅れがみられず、表出のみに遅れが認められます。受容－表出混合性言語障害では、受容言語の発達に遅れがあり、それに伴い表出性言語にも遅れを認めます。

上記(1)〜(3)の診断基準を満たす場合には、それが優先されるため、この診断名がつくことはあまり多くありません。

(5) その他

口蓋裂、舌小帯短縮など構音の問題があって、ことばが遅れる場合もあります。また、適切な外界からの刺激を剥奪された被剥奪児でも、ことばを含めた発達のいろいろな領域に遅れを生じることがあります。

> **・対応の工夫**　医療機関で的確な診断と適切な方針を得ましょう。原因がはっきりしたら、それに沿った対応を考えます。各論はケースバイケースです。専門機関を利用し、アドバイスを受けながら育てていきましょう。
> 　ことばが遅れていると、まず思いつくのがことばを出させるように促すことですが、これでうまくいくことはあまりありません。「ことばの遅れはことば以外のところを育てていく」と思ってください。

> **・注　意　点**　難聴に加えて精神発達の遅れ、あるいは広汎性発達障害があるなど、複数の問題が重なっていることも時にありますので注意が必要です。

（高柳みずほ、川崎葉子）

3　視線が合わない、呼んでも振り向かないが？

●●●はじめに

　一般に、乳児では1ヵ月半頃よりものを見つめ、2ヵ月頃より追視をし、反応性笑い(ソーシャルスマイル)がみられます。5ヵ月頃には音のする方向を振り向き、6ヵ月頃には名前を呼ばれて振り向いたり、音のする方を探したり、といった行動がみられます。

1　原因

(1) 末梢感覚器の問題

　視線が合わない、呼ばれても振り向かない子どもでは、視覚、視力、聴力の問題をまず考えましょう。

▶広汎性発達障害

(2) 広汎性発達障害

　視力、聴力に問題がなければ、次にその子どもの周囲や人への興味、関心がどうであるかを考える必要があります。視線を合わせることは、それによって相手の表情を読んだり、微妙なこころの動きを伝えたり、といった大事なコミュニケーションの手段です。ですから、視線が合いにくいということは、そのようなコミュニケーションをうまく利用できないということです。視線が合いにくかったり、呼んでも振り向かないような場合で視力・聴力には問題がない場合には、広汎性発達障害(自閉症など)

1・症 状 編

などの社会性やコミュニケーションの障害が考えられます。広汎性発達障害の子どもも成長するにつれ、視線の合いにくさは軽減していきます。また中には、視線は合わせるけれど、必要以上に見つめてしまい適切な他人との距離がとれない子どももいます。

▶統合失調症

▶うつ病

(3) 気分障害、統合失調症

学童期、思春期になってから、それまでは視線の合っていた子どもが、人目を避けたり、おどおどして目を合わせられなくなるような場合、気分障害(うつ病など)や統合失調症などの精神障害の可能性があります。

・対応の工夫・　医療機関で的確な診断と適切な方針を得ましょう。それぞれ原因に応じての対応策が必要です。広汎性発達障害は地域の育児相談などを利用することも一法です。精神障害が疑われるような場合は、早めの医療機関受診による診断と治療(薬物など)が必要です。

視線を合わすということは、コミュニケーションの手段の1つに過ぎません。つまり、それだけを取りあげて、視線を合わせるようにすることが最終目標と考えるのは不適切です。どうしたら、コミュニケーションがとりやすくなるか、意思が伝え合えるかというのが目標です。また広汎性発達障害の子どもは、コミュニケーションの問題のみではなく、視覚の過敏さから視線を回避している場合もあります。無理に視線を合わせることが子どもにとって不快体験となる場合もあるのです。子どもがどうしても嫌がったり、視線を合わせるのを避けるような場合には無理強いはいけません。

(高柳みずほ、川崎葉子)

4　音や光、匂いなどに敏感だが？

●●●●はじめに

音や匂い、または味などの多少の「好き嫌い」は、個人の好みとしてよくみられることです。ただ、子どもたちの中で、日常生活でありふれて生じる音を嫌がり耳を塞いだり、光の点滅に強い興味をもっていつまでも眺めていたり、なんでも匂いを嗅いだり、といった強い"感覚の偏り"のために、子どもや周囲が困ってしまうような場合は「好き嫌い」というよりも"偏っている"といった方がよいでしょう。

▶感覚の偏り

■ 感覚の偏り——過敏さ・鈍感さ

感覚は、聴覚、視覚、嗅覚、触覚、味覚、温度覚、深部感覚、痛覚に分けて考える

ことができます。

　聴覚としてはサイレン、花火などの突然の音、ドライヤー、掃除機などの機械音、人込みの雑音、赤ちゃんの泣き声などが苦手で、耳を塞いだりその場を逃げ出したりする子がいます。

　視覚では、蛍光灯のちらつき、特定のマーク・色などに強く反応する子がいます。

　嗅覚では、食べ物、洗剤、香水などの匂いに敏感だったり、なんでも匂いを嗅ぎたがる子がいます。

　触覚では、粘土や泥に触われなかったり、衣服の肌触りに敏感な子がいます。

　味覚の偏りは、白飯しか食べない、緑の野菜を嫌がるなどいわゆる偏食としてみることができます。

　温度覚では、お風呂や味噌汁の温度に過敏に反応する子や、逆に暑さ寒さに鈍感で1年中同じ服装をしているなど鈍感さが目立つ子もいます。

　深部感覚では、クッションなどによる圧迫感を非常に好む子がいます。

　痛覚では、過敏で些細な傷を大袈裟に痛がる子と、鈍感でまったく痛みを感じていないかのようにみえる子がいます。

　これらの感覚の偏りは、一般の子どもでもみられないわけではありません。ただ、その程度がほかの子どもと比べて極度に強いような場合には以下のことが考えられます。

2　原因

▶広汎性発達障害

(1) 広汎性発達障害

　この場合は敏感だけでなく、鈍感な場合もあります。一般的に敏感なのは、聴覚、視覚、嗅覚、触覚、味覚で、鈍感なのは、温度覚、痛覚です。年齢が上がるにつれ偏りは軽減していきます。しかし、大人になっても、肩を叩かれたり、握手をされたりするのが苦手という人はいます。またストレスの多い状況下では、過敏さが増強することがあり、そのような場合はストレス因への対応が必要になります。

(2) 気分障害、統合失調症

　思春期以降にこのような感覚の偏りが生じてきた場合には、気分障害（うつ病など）や統合失調症などの精神障害を考える必要があります。

■注意点■　難聴と広汎性発達障害が合併しているなど、複数の問題がある場合がありますので注意してください。疑わしい場合は、聴力検査に加え、コミュニケーションや社会性の発達を含め多面的な評価が必要になります。

■対応の工夫■　苦手なものに対し、2通りのやり方が考えられます。①それを避けること、②それに慣らすこと、です。過敏のある子どもをもつ母親からはよく、「二者択一でどうしたらよいか」という質問を受けます。感覚過敏の場合は二者択一にはなりません。不快を強く感じている場合は「慣らす」と称してわざわざ嫌な刺激に近づけさせる、いわゆるスパルタ的対応をしている専門家もいますが、そのストレスで怯えている子どもをみると、情緒的にはトラウマが残ることが大いに心配されます。逆に、すべてその子に添ってしまうと、「やれば、意外と大丈夫」という成功感を体験できずに、適応力がつかないことになります。多くの場合は両方をうまく使うということになります。日常生活の中でさまざまな感覚の経験を積むことで、子ども自身の受け入れ幅が広がるような工夫がよいでしょう。但し、統合失調症や気分障害が疑われる場合は医療機関受診が最優先です。

(高柳みずほ、川崎葉子)

5　同じことを何度も繰り返しているが(こだわり)？

●●●はじめに

　同じことを何度も繰り返す場合、ある一定の範囲までは「好きな遊び」「趣味」と呼ぶことができます。それを仕事としている人たちもいます。しかし、ある限度を超え周囲が了解できないような場合には「こだわり」「固執」などと呼ばれます。この中で、本人自身が不合理で苦痛と感じているような場合には「強迫」と表現されます。

1 原因

(1) 広汎性発達障害

▶広汎性発達障害

　「こだわり」は自閉症やアスペルガー症候群などの広汎性発達障害では診断基準の1つともなっている基本的な性質です。幼児期によくみられる「こだわり」としては、ミニカーを一列に並べる、タイヤをくるくる回すことを繰り返す、商標やマークに強い興味をもつ、道順がいつもと同じことを好む、同じ服ばかりを着たがる、などといった行動が挙げられます。男の子では特に交通機関(電車、バス、車など)への強い興味がよくみられます。

　学校に上がるようになると、生活にある一定の順番、決まりごとをつくりパターン化することを好んだり、友だちの誕生日、血液型などに強い興味をもって聞きまわるなどの「こだわり」がみられます。中には特定の分野への興味から「鉄道博士」「昆虫博士」と呼ばれるほどの知識をもつ子どももいます。高機能(知的遅れのない)の広

汎性発達障害の子どもでは、小学校高学年になるとファンタジー（本人独特の空想の世界、好きなテレビ番組の一人芝居であったり、何かのごっこ遊びであったり）への没頭からほかのことが手につかなくなることがあり、これも「こだわり」の1つです。

(2) 強迫性障害、気分障害、統合失調症

▶強迫性障害

思春期になってから新たに「こだわり」が生じるような場合は、強迫性障害（強迫神経症）や、気分障害、統合失調症などの精神障害の可能性が考えられます。強迫性障害では、何度も手を洗わないと気が済まない「手洗い強迫」や、周囲の人への質問、確認を何度も繰り返す「確認強迫」などが、学童期後半から出現してきます。

・対応の工夫・

医療機関で的確な診断と適切な方針を得ましょう。学童期以降では、統合失調症の前駆期に強迫症状がみられる場合もあります。このような場合には、強烈な不安感を伴っていることが多く、早めに医療機関を受診し治療を開始することが必要です。

広汎性発達障害における「こだわり」は、診断基準の1つでもあるように基本的性質のため、なくすことは目標となりません。周囲が容認しやすい「こだわり」に移るのを待つ、というのが基本姿勢となります。そのため「無害なこだわり」はプラスに評価、「有害なこだわり（他者を巻き込む、本人に有害）」は断固として止める、もしくは別のこだわりに置き換える方向で対処します。例えば、鉄道など特定のものへの強い興味は、本人の楽しみ、趣味として認め、興味の種類によっては、就職や社会参加への基礎としてプラスに評価します。また、日常生活の中でなんらかの課題が終わった後にご褒美としてとっておくなど動機づけとして利用するのもよいかも知れません。あまりに長く没頭し日常生活に支障をきたすような場合には、時間や場所など枠を決め大人の監督下におくのも一法です。

・注意点・

「こだわり」は、ストレスによって増悪します。「こだわり」が強まるような場合には、何かストレス因がないか確認しましょう。特に年少児や言語表現力が十分でない子どもでは、心理的ストレスのみでなく体調不良のサインの場合もあり、注意が必要です。

（高柳みずほ、川崎葉子）

6 落ち着きがなく集中力に欠けるが？

●●●はじめに

　１～２歳頃の子どもは、次から次へとおもちゃに気をとられ、勝手に動き回ることも多く、落ち着いて遊ぶというのは難しいのが通常です。成長するに伴い段々と落ち着きが出てくるようになり、幼稚園の年中、年長にもなると集中して１つの遊びを楽しむことができるようになります。「落ち着きのなさ」が正常範囲を超えているかどうかは、兄弟との比較、幼稚園などでの同年代のほかの子どもとの比較などで気づくこともありますが、個人差があります。学童期には、授業中の立ち歩きやおしゃべり、整理整頓が苦手、忘れ物が多いなどの問題がみられます。そのため、本来の力を発揮できず学業不振に陥ることもあります。

1 原因

▶注意欠陥/多動性障害

(1) 注意欠陥/多動性障害(AD/HD)

　AD/HDの子どもでは多動、不注意、抑制の悪さ(衝動性)がみられます。幼児期、学童期前半に症状が目立ち、高学年になると、多動は軽減していきます。不注意は続きますが、本人がメモをとるなど対策を立てるようになります。衝動性はさまざまで、目立たなくなる場合も増悪する場合もあります。

▶精神遅滞

(2) 精神遅滞

　精神遅滞の場合、年齢から期待されるよりも、社会性や、課題をこなす能力が幼いため、同じ暦年齢(生活年齢)の子どもたちと比べると、課題や遊びに集中できず、集団の中で目立つことがあります。

▶広汎性発達障害

(3) 広汎性発達障害

　広汎性発達障害は社会性の未熟さから、集中しなければならない場面でもそれが認識できないために集団場面では落ち着きがなく映ります。また(1)の「注意欠陥/多動性障害」を合併している場合もあります。

(4) 養育環境に起因するもの

　養育環境が不良なために、情緒的に安定しない子どもにも落ち着きのない言動がみられます。

(5) 薬物療法の影響

　薬物療法を受けている子どもの中で、ある種の薬(フェノバルビタールなど)によって落ち着きをなくすことがあります。

(6) 適応障害、気分障害、統合失調症

　思春期になってから、落ち着きがなくなったり集中力が低下してくるような場合に

は、(1)〜(3)のような発達障害などよりも、適応障害や気分障害(躁うつ病など)、統合失調症などの精神障害の可能性について考える必要があります。

・対応の工夫・

医療機関で的確な診断と適切な方針を得ましょう。薬物による場合、他剤に変更可能な場合もありますので、医師に情報提供をしていく必要があります。注意欠陥／多動性障害では、薬物療法が有効な子どももいます。

幼児期は、まずのびのびと過ごせる環境を用意してあげましょう。また、興味のある遊びであれば集中して続けられることも多いので、その子どもの特性に合わせた課題、遊びをみつけてあげることも有効です。めりはりをつけた保育園、幼稚園などの集団生活が落ち着くのに有効です。

学童期には、学校などで周囲からの刺激に反応して気が散ってしまうのを防ぐため、座席を前の方にする、本人の気をそらすような掲示物は見えにくい場所に貼る、などの工夫で集中力を高められることがあります。

・注意点・

このような子どもでは、安全面への注意が十分でないことが多く、飛び出しによる事故や怪我が少なくありません。遠足や校外学習の際には、引率者の近くに並ばせるなどの配慮が必要です。

・重要事項・

このような子どもたちはどうしても"しかられ体験"が多く、自己不全感が高まりがちです。注意する際には、本人の情緒面にも配慮し、具体的に注意、指導することが望まれます。また、その子どもなりのよい点に目を向け、誉めることも大切です。

(高柳みずほ、川崎葉子)

7 集団行動がうまくとれないが？

●●●はじめに

一口に「集団行動がうまくとれない」といっても、その内容にはさまざまな種類があります。その集団が友だちとの集団での遊びの場面なのか、学校などでの授業や行事の場面なのかにもよります。原因としては、他人とのコミュニケーションがうまくとれない、今何をしなければいけないのかがわからない、ほかの子に乱暴やちょっか

い出しをしてしまう、ゲームやスポーツのルールがわかりにくい、自分勝手な行動をしてしまう、著しい多動、などが挙げられます。そのため、まず何故「集団行動がうまくとれない」のかを評価する必要があります。自閉症やアスペルガー症候群、注意欠陥/多動性障害（Attention-Deficit/Hyperactivity Disorder；AD/HD）、学習障害、精神遅滞、反応性愛着障害、行為障害、選択性緘黙などの精神疾患が根底にある場合もありますが、単に社会的スキルを学んでいない場合、ほかの子からのいじめに起因する場合もあります。

▶社会的スキル

1 自閉症とAD/HD

　自閉症やアスペルガー症候群のためにコミュニケーションや社会性に障害がある場合には、親や教師、保育士などの周囲の大人は、本人のコミュニケーション能力を補助するようにほかの子どもとの間を取りもつことができます。初めは集団に入れない子も、練習や慣れのおかげでほかの子の援助を受けながら少しずつ集団に入れるようになります。

　自閉症はコミュニケーション能力のために、AD/HDはその不注意のために、「今何をしなければいけないのか」をすぐに理解できないことがよくあります。そのため「今何をしなければならないか」を個別的に指示する必要があります。自閉症は耳からより、目からの方が情報が入りやすいため、「今（次に）何をしなければならないか」を紙に書くなどして目で見えるような形で示してあげることも有効です。AD/HDの子も音声の指示だけだと「忘れやすい」ため、頻回なことばの指示だけでなく目で見て継続して確認できる紙に書いた指示を使うことで「忘れにくく」なります。

2 乱暴やちょっかいがみられたら

　ほかの子に乱暴やちょっかい出しが多く、友だちから仲間はずれにされてしまう場合には、まずその子がほかの子の気持ちをどれだけ感じ取れているかを確認する必要があります。場合によっては乱暴されたり、ちょっかいを出されたほかの子どもが嫌がっていることを理解していない場合があるからです。逆に相手が嫌がっていることを本人が冷静な時は理解できても、その場になると、「ついやってしまう」場合には、実は本人も困っていることが多いのです。道徳観の欠如や過剰な攻撃性のために、乱暴や嫌がらせをする場合もあります。いずれにしてもそのような時大人は、子どもに対してはただ叱るだけでなく、なぜ乱暴やちょっかい出しがいけないのかを説明し、どうしたらほかの子と上手に遊べるかを助言してあげなければなりません。

3 ゲームやスポーツなどのルールがわかりにくかったら

　学習障害や精神遅滞などの能力的な問題が根底にあることがあります。ルールにつ

いて具体的に繰り返し教えることはもちろんですが、周囲の大人がゲームやスポーツの最中に適宜助言や介入をすることで未然にトラブルを減らすこともできるでしょう。

4 自分勝手な行動をしてしまったら

衝動性と我慢の問題、道徳性の問題があります。人間は年齢とともに衝動性をコントロールし、我慢ができるようになります。我慢を訓練することも必要ですが、大人が我慢のお手本を示すことも重要です。道徳性に関しては、家庭、学校、社会の中で学びますが、子どもの道徳観の発達に合わせた指導が必要です。周囲の迷惑や決まりなどについて子どもと話をします。

▶道徳観の発達

5 介入と予防

多動の原因は、AD/HDだけでなく家庭内が不安定な時やほかの精神疾患が隠れていることもあるため、専門医の診察が必要です。原因疾患がある場合、その対応に準じます。

人間は1人では生きられません。そのため子どもは徐々に同年代の集団に入り、大人になった時社会に出て行くための社会的スキルを学ぶことを要求されます。また集団での適応状況は、自分自身に対する価値やアイデンティティの確立とも大きく関連しています。子どもの集団不適応については、早めに察知、介入、対処することが、子どもの成長を促し、その後の精神的問題への予防にもつながります。

子どもが集団行動をうまくとれないことで心配がある時には、児童相談所・教育相談所や保健所、その他の相談機関に相談してみてください。治療や詳しい検査などが必要な場合には専門の医療機関の受診が必要となります。

(新井慎一)

8　友だちとうまく遊べないのだが？

●●●はじめに

1歳頃から同年代の子どもとの交流が始まります。その後その交流の仕方は年齢とともに複雑で高度になります。それに伴い友だちとの関係は単なる遊び相手だけではなくなり、仲間集団の中での地位やその経験がアイデンティティの確立にも影響を与えるようになります。

▶アイデンティティ

幼児期は友だちとうまく遊べていたが、小学校に入ってから友だちとうまく遊べない、また同年代の子とはうまく遊べないが、年上か年下の子となら遊べるという子も

います。クラスや学校が変わってから友だちができないこともあります。つまり友だちとうまく遊べるかは、子どもの知能を含む発達の問題、社会的スキルの習熟度、性格傾向、本人が所属するその集団の要因などさまざまな要因が影響を与えています。

1 自閉症と精神遅滞

幼児期からことばの遅れやコミュニケーション全体の能力的な遅れがある場合、自閉症や精神遅滞(いわゆる知的障害)、言語発達遅滞などを考えなければなりません。自閉症といってもさまざまなタイプがあり、ほかの子から完全に孤立している場合、ほかの子にかかわろうとしてもかかわり方が一方的なためにうまくいかない場合、一見友だちと遊んでいるようにみえても、ただ一緒にいるだけで相互的な交流ができていない場合などがあります。精神遅滞や言語発達遅滞は遅れが重度でなければ、ある程度感情的な交流が可能なため、それなりに同年代の子どもと遊ぶことは可能です。自閉症であってもコミュニケーション能力は遅れながらも少しずつ成長します。孤立していたものが、集団の中で過ごせるようになり、「お兄さん的またはお姉さん的」同級生に世話してもらいながら、他児と交流をするようになります。

2 AD/HD

AD/HD(注意欠陥/多動性障害)や行為障害などでは、社会的なスキルの習得の遅れや攻撃性、暴力のために友だちとうまくつきあえないことがあります。社会的スキルの獲得のためには、個別的で繰り返しの指導が日常生活においても必要です。最近はAD/HDを対象としたSocial Skills Training(SST)を行っている機関もあります。攻撃性や暴力が著明な場合、治療の対象となることもあるので専門の医療機関の受診が必要となる場合があります。

▶ Social Skills Training(SST)

3 子どもの性格

集団場面などで不安・緊張が強く同級生の前ではおとなしくなり、友だちが多くできないことがあります。性格的なものは周囲の人が変えることはなかなかできませんが、友だちができないことを悩んでいる場合、子どもが孤立して抑うつ的にならないか周囲の大人は注意して見守る必要があります。

4 選択性緘黙

▶選択性緘黙

特定の場面では話をしない選択性緘黙では、学校や幼稚園などの集団場面でまったく話をしないために友だちができないことがあります。選択性緘黙は家庭では普通に話すことが多いため家族も気づかず、学校ではおとなしい子どもというだけで見過ごされる場合があります。多くは自然に改善しますが、緘黙だけでなく自発的な行動も

しなくなってしまう場合などは専門の医療機関の受診が必要です。

5 いじめ・孤立

▶いじめ

　いじめを機に学校で孤立する場合があります。いじめる側の問題もあるため、問題の解決は容易ではありません。最近は集団での無視や犯罪に近いいじめもあるため、心的外傷になる場合もあります。

　いじめまではいかなくとも友だちができずにクラスで孤立してしまう場合があります。学校での孤立は不登校、身体症状、抑うつ、不安などを招くことがあり、また時にはさまざまな精神疾患のきっかけとなり得ます。学校での孤立に対して周囲の大人の直接の介入は効を奏するとは限りません。現在は学校以外でも地域においてキャンプやスポーツなどの活動を行っている団体があります。そういったところでなら友人ができ、失った自信を回復することもあります。

6 対応について

　人間関係の悩みは大人にとっても大きな問題です。子どもの場合は大人よりも精神的に傷つきやすく、また子ども時代の友だち関係はこころの発達に大きな影響を与えます。子どもの人間関係は大人からはみえにくいものですが、注意してみていく必要があります。

　友だちとうまく遊べない場合、以上のようにさまざまな要因が考えられます。心配がある時は児童相談所・教育相談所や保健所、その他の相談機関に相談してみてください。治療や詳しい検査などが必要な場合には専門の医療機関の受診が必要となります。

(新井慎一)

9　カッとして暴力を振るいやすいようだが？

●●●はじめに

　人間は誰でも怒ることはありますが、普通は余程のことがない限り人を殴るなど暴力を振るったりはしません。しかし、些細なことでカッと怒る、怒るとすぐに暴力を振るう子どもが時にみられます。大人でもそういった人が時にみられ、最近はドメスティック・バイオレンス(DV)ということばもあります。

▶ドメスティック・
　バイオレンス

　まず「カッとして暴力を振るいやすくなる」原因ですが、子ども本人が生まれもった気質、発達障害の症状として、養育環境や精神的ストレスによる心理的な問題、精

神病などの精神疾患の症状としてのものなどが挙げられます。そのためまずなぜカッとなりやすいのか、なぜ暴力を振るいやすいのかを評価しなければなりません。

■1 かんしゃくをめぐって

▶かんしゃく

　いわゆる「かんしゃくもち」のために、怒りやすいことがあります。しかしもって生まれた気質の場合、その程度は正常集団の中ではそれほど逸脱しているわけではありません。程度の強い「かんしゃくもち」は発達障害が根底に隠れている可能性があります。例えばAD/HD（注意欠陥/多動性障害）や自閉症、アスペルガー症候群などです。特にかんしゃくを起こしやすく、かんしゃく時の反抗、暴言などが強く出るタイプの子は、反抗挑戦性障害などともいわれます。自閉症やアスペルガー症候群の子の中には、要求が通らなかったり、こだわりのとおりにできなかったりした時にかんしゃくを起こす子がいます。かんしゃくをお湯の沸騰に例えると、普通100度で沸騰するものが50度や60度で沸騰してしまうと考えるとわかりやすいと思います。そのためそういった子どもがかんしゃくを起こした場合「冷ます」しかないので、静かな場所でしばらくそっとしておくと治まることが多いようです。これは「タイムアウト法」ともいわれています。本人もかんしゃくの時は感情のコントロールが効かず、とても不快な気持ちを感じています。かんしゃくが頻回な場合、かんしゃく時に暴力が出る場合は専門の医療機関にかかることを勧めます。

▶タイムアウト法

■2 暴力行為をめぐって

　養育環境や精神的ストレスによる影響で怒りやすくなり、暴力が出やすくなる場合があります。親の暴力による身体的虐待を受けている場合だけでなく、ドメスティック・バイオレンスとして父親が母親に暴力を振るうのを見て育っている場合など、家庭の中で暴力が悪いこととされていない場合には、子どもがほかの弱い子などに暴力を振るうことがあります。そして子どもになぜ暴力がいけないかを説明しても理解されにくいことがあります。家庭内が不安定であったり、自分がほかの子からいじめを受けていたり、子どものこころの中に不安や不満、過剰な攻撃性がある場合、暴力だけでなく、万引きやほかの子どもに対するいじめをすることもあります。また暴力や

> **用語解説　【タイムアウト】**　問題行動が起こったらその場所から子どもを一定時間引き離します。問題行動を強化している要素をすべて除去して、しばらくして落ち着いてからもとの場所に戻します。

犯罪行為、規範を逸脱する行為（家出など）が継続的にみられる場合には行為障害という診断がつくこともあります。

　子ども本人にはなぜ暴力がいけないのかをわかりやすく説明し、道徳観を育てるように対応します。親などの養育者が子どもの対応に困難を抱えている場合は、学校、幼稚園、保育園と児童相談所、医療機関などが連携して養育者を支えることもあります。行為障害のほかにAD/HDやチック障害などを合併している場合には、治療が必要な場合もあります。

3 精神疾患と暴力

　統合失調症や躁うつ病、強迫性障害、解離性障害などの精神疾患がある時に、怒りやすくなったり暴力的になったりすることがあります。その場合は精神疾患が改善されれば子どもはもとのように落ち着き、怒りっぽさや暴力的なところは消失します。そのため原因の精神疾患の治療が優先されます。早く専門の医療機関を受診することが、早く本人を楽にすることになります。怒りっぽさ以外にいつもはみられないこころの不安定さがみられる場合には、保健所の保健師に相談して必要があれば専門の医療機関を紹介してもらってください。

●●●おわりに

　暴力はほかの子を怪我させてしまうこともあり、その場合家族を含む大きな問題に発展することがあります。そのため問題が大きくなる前に周囲の大人が介入し、対応することが望まれます。時には暴力を振るう本人だけの問題でないこともあるため、困難なケースは多職種の人が連携して本人や家族をサポートする必要があります。

（新井慎一）

用語解説【DV（ドメスティック・バイオレンス）】

　特に、夫、パートナーなどによる女性への暴力のことです。他人を殴ったりして怪我をさせた場合、暴行や傷害として犯罪として扱われますが、妻や恋人への暴力は深刻な被害を与えてもこれまでは社会的に放置、容認されやすいものでした。しかし女性への暴力は私事ではなく人権問題であるという世界的な認識に併せて、日本でも2001年からDV防止法（配偶者からの暴力の防止及び被害者の保護に関する法律）が施行され、またDVは配偶者だけにとどまらず、子どもへの連鎖的影響も考えられることから、その保護対象を拡大する動きもみられます。日本では、子どもから保護者（主に母親）への暴力を「家庭内暴力」と呼ぶことがあります。

10　ルールを守れないが？

●●●はじめに

　幼児期からかくれんぼなどルールのある遊びをするようになります。小学校に上がれば、サッカーやドッジボールなどのスポーツを行うようになります。そういった時にルールが理解できない、ルールを理解していても守れない、ルールを無視してしまう子どもがいます。また交通ルールや家庭や学校での決まりごとを守らない子どももいます。ルールが理解できていない場合、道徳観が育っていない場合の両方があります。ルールを守れるということは、「ルールを守る」という動機づけがあり、その時の状況を理解して自分が何をしたらいいのか、何をしてはいけないのかを判断できることです。

１　自閉症とアスペルガー症候群

　人間はいつもルールブックを持ち歩いて生活しているわけではありません。ルールは目に見えるものではなく、集団の中で周囲の大人や子どもから教わり、自然に身についていくものです。そのためルールを学ぶためにはまずルールがあるという事実を認識できる認知の力がなければなりません。自閉症やアスペルガー症候群では目に見えないルールというものを認知する力が弱く、そのためにルールを守れないことがあります。対策としてはなるべくルールを目に見える形にして説明することが必要です。どんな状況で何をしなければならないのかを絵や写真などで図解してあげるとよいでしょう。またある程度ルールが理解できても、いわゆる基礎問題は解けるようになっても、特殊な状況の応用問題が解けるようになるには時間がかかるかも知れません。それは状況の判断が苦手だからです。目に見える状況はわかりますが、人の気持ちや見通しなどの目に見えないものは判断しにくいからです。苦手な部分は周囲の大人が繰り返し、具体的に説明するようにします。

２　AD/HD

　AD/HD（注意欠陥/多動性障害）の子どももルールを守ることが苦手です。ルールはわかっていても、つい自分のやりたいようにやってしまう、ルールをうっかり忘れてしまう、我慢できない、待てないなどのためです。ルールを完全に忘れてしまっているわけではないので、周囲の大人は子どもがルールを忘れていそうな場合には、注意を喚起するようにことばかけをしてあげましょう。ルールが守れず、叱られることが多くなりやすいので、子どもが劣等感を強くもち過ぎないように、注意は簡潔にそのたびごとに行い、ルールをうまく守れた時には誉めるなどの正の評価をしてあげま

しょう。AD/HDの子の中には学習障害を合併することがあり、ルールを理解するのが困難という場合もあります。その場合は時間をかけて少しずつ教えてあげましょう。

❸ 行為障害

ルールは理解していても道徳観が欠如しているために、ルールを守らない場合があります。その子どもの家族や周囲の大人がルールを守らない生活をしている場合、家庭内でもルールがほとんど存在していない場合には、その子どもがルールを守ろうとする動機をもたないのは当然のことです。ルールを守るということは、家庭と学校、幼稚園、保育園などの両方で教えていくべきことです。

重大な規則違反を繰り返す子どもの中には行為障害という診断基準を満たす人がいます。行為障害の原因はその子その子で違い、かつさまざまな要因が複雑に絡んでいます。そのためその対応も簡単ではありません。親などの養育者が子どもの対応に困難を感じている場合には、学校、幼稚園、保育園と児童相談所、医療機関などが連携して養育者を支えることもあります。

❹ 対応

▶思春期相談

本人に情緒的な問題、AD/HDやチック障害など精神疾患の合併がある場合は、専門の医療機関に紹介することも必要です。子どもがルールを守れないことで、親が心配な時は教育相談所や保健所の思春期相談、その他の相談機関に相談してみてください。治療や詳しい検査などが必要な場合には専門の医療機関の受診が必要となります。

●●●おわりに

ルールを守るということは、社会で生きていく人間にとっては最低限身につけなければならないものです。子どもの時からルールを守る習慣が身につけば、大人になってからも継続し、次の世代へもいいお手本となります。それからとても重要なことは、ルールを守ることを子どもに要求するならば、まずは周囲の大人がよい見本を示すことだと思います。

(新井慎一)

11 母親と離れたがらないのだが？

●●●はじめに

▶愛着

　人間の人格形成や心理的発達においては、養育者特に母親との「愛着」形成が重要です。「愛着」とは子どもと特定の養育者との間の愛情を伴ったこころの結びつきのことです。きちんとした「愛着」が形成されている場合、子どもは母親のことを、安心感を与えてくれる、全面的に信頼できる対象として認知しています。このような母親のイメージがこころの中にしっかりと形成されていれば、目の前に母親がいなくても安心感や信頼感が急になくなることはありません。そのため母親というベースキャンプを離れ、子どもは不安を呼び起こす危険な外の世界を「探検」することが可能になるのです。しかしなんらかの原因で「愛着」の形成が不十分な場合にはこころの中の母親像が不安定になるために、目の前から母親がいなくなると不安や孤独感が一気に強くなるのです。

1 分離不安

　乳幼児期に母親など愛着の対象から別れなければならない時に、不安が強くなり、泣いて母親にしがみついて離れないことは正常な行動としてみられます。保育園や幼稚園に通い始めた時期にみられるこういった母子分離不安の行動は自然になくなるので、ほとんどは心配いりません。

　しかしその別離に伴う不安が著しく強く、非現実的な心配をしたり、小学校入学後も引き続き強くみられたりする時には、「分離不安障害」と診断されることがあります。愛着の対象である母親が死んだり、突然いなくなってしまうということや、自分が迷子になったり、誘拐されたりして母親と会えなくなってしまうというあり得ないことを心配することがあります。母親と別れなければならない時間が迫ると、気持ちが悪くなったり頭痛がしたりとからだの症状が出ることもあります。このような症状がみられると母親も余計に不安になったりイライラしたりします。そうすると子どもは母親の不安やイライラに影響され、さらに不安が強まり悪循環にはまってしまいます。そのため、早めにほかの家族や子ども家庭支援センターや児童相談所、保健所の保健師などに相談しましょう。場合によっては小児科や子どもの精神科などの医療機関への受診が必要になります。母親自身が精神的なゆとりをもって子どもに接することができない場合には、母親自身の気持ちの安定のために前述のような相談機関を利用することが有効です。

▶子ども家庭支援センター

2 不登校とひきこもり

「分離不安障害」は基本的に幼児期から持続してみられるのが特徴です。それとは別に小学生以降でも母親と離れられなくなることがあります。その多くは不登校やひきこもりに伴い、母親への依存が強くなり「退行」と呼ばれる子ども返りがみられる場合です。その場合、「分離不安障害」と似たような心性になります。人間は不安や気持ちの落ち込みが強い時にはこの「退行」が起こりやすくなります。「退行」は「攻撃性」を伴うことが時にあり、「甘える」反面、暴言や反抗、暴力がみられる場合もあります。不登校やひきこもりの原因はさまざまです。学校での友だち関係や勉強での悩み、いじめ、家族との葛藤、本人の精神疾患などが挙げられます。このような場合には教育相談所や保健所の思春期相談、ほかの相談機関や医療機関に相談してみてください。

●●●おわりに

子どもが母親と離れられないことで、母親自身が「自分の養育の仕方が悪かったのではないか？」と悩む場合があると思います。親の態度としては、過度の放任、過保護、過干渉、過度の支配などの極端な態度はよくないといわれています。しかし特に子育てが初めての場合、どの程度がちょうどよいのか試行錯誤の毎日だと思います。迷った時はほかの家族や前述のような相談機関などに相談し、１人で抱え込まないことがコツだと思います。

(新井慎一)

12 外で話をしないが？

●●●はじめに

新しく幼稚園や保育園、小学校に入った当初におとなしい子がいますが、その場合多くは慣れるのに従い普通に話せるようになります。それとは別に、家にいる時や家族とは普通に話すのですが、幼稚園や保育園、学校、病院など家族以外の人の前ではまったく話さない子がいます。正常の言語能力があるのに場面によってまったく話さない場合、これを「選択性緘黙」または「場面緘黙」といいます。

1 選択性緘黙

一口に選択性緘黙といっても個人差があります。家族がいれば学校でも話せる場合、

母親以外の家族とも話をしない場合、学校では話さないだけでなく自発的な行動もしない場合もあります。家族とは普通に話すために、外で話をしないことを家族が気づかずにいる場合もあります。話をしない代わりに、うなずいたり、首を振ったりして意思表示をする子や筆談であればコミュニケーションがとれる子、相手の耳元でなら囁き声で話せる子もいます。その緘黙の程度は、その子どものコミュニケーションに対する姿勢が以下の3つのどれに当てはまるかによってその強弱が影響されます。①沈黙自体をコミュニケーションの手段としている場合、②自分をさらけ出すことを避けるために沈黙している場合、③人とのコミュニケーションをまったく拒否している場合、です。

選択性緘黙の子どもに多い性格傾向としては、敏感、緊張しやすい、頑固などがあります。その頑固さ故に黙っていられるともいえます。またもともとことばの遅れがある場合もありますが、そうでない場合もあります。

話をしなくなるきっかけとして、人との会話や集団の中で恥ずかしい思いをしたことやいじめなどがあることもありますが、きっかけがはっきりしない場合もあります。自ら「家族以外とは話をしない」と決心したケースもあります。心理的には緊張して話せない部分と社会とのコミュニケーションの拒否という部分があります。

2 対応と治療

一般に多くの場合は大人になるまでには外でも話せるようになります。しかし長期にわたって緘黙の症状がある場合や学校などで自発的な行動もしなくなった場合、情緒不安定な場合には、教育相談所や保健所の思春期相談などの相談機関や、小児科や子どもの精神科などの医療機関に相談してみてください。治療としては、カウンセリングなどの会話が必要な治療は困難であるため、ことばを使わなくてもコミュニケーションがとれるプレイセラピーが有効な場合があります。緊張や気持ちの落ち込みを和らげる薬物療法を行うこともあります。治療の目標としては無理に話をさせることではなく、人とのコミュニケーションを楽しめるようになることです。時間をかけて少しずつ話ができる相手が増えることや話ができる場面が増えるのを待ちます。家族との葛藤状況や学校でのいじめなどが原因になっていることがありますが、医療機関

▶プレイセラピー

> **用語解説** 【プレイセラピー(遊戯療法)】
> 言語によって自分の考えや気持ちを十分に表現できない子どもを対象に、遊びを主なコミュニケーション手段として実施される心理療法です。その対象は個人の場合と集団の場合があるが、限られた時間と空間で、自由な遊び体験を通して子どもの内なる自己治癒力を引き出す方法です。

を受診しても本人が話さないため、そのことが判明するのに時間がかかることもあります。

　家族から子どもに「なぜ外で話さないのか？」と問い詰めても、あまりはっきりした答えがないことが多く、逆にあまり責め過ぎると家族とも話をしなくなることがあります。緘黙の子は学年や学校が変わるのをきっかけに学校で話をするようになることもあります。治療を行っていてもすぐに話をするようになるわけではありません。外でも話をするようになるまで周囲の大人は根気よく待たなければなりません。本来他人とのコミュニケーションは楽しいものです。他人とのコミュニケーションが子どもにとって苦痛でなく、楽しいものになるように周囲の大人は援助し続けなければなりません。

（新井慎一）

13　人見知りが強いが？

1　人見知りはどうしてみられるのだろうか？

　子どもは生まれて1〜2年の間に主な養育者（多くは母親）との間に安定した人間関係を築いていきます。お腹がすいたり眠い時にタイミングよくケアしてもらう、温かく見つめ返されたり声をかけてもらう、といった日々のやりとりを通して赤ちゃんは安心して大人に依存し、しっかりとした絆（愛着関係）をつくるわけです。これはその後、人間を信じるこころの基礎となります。

▶愛着関係

　8〜9ヵ月頃になると、安心できる相手とそうでない相手とを区別し、見知らぬ人に声をかけられると、泣いたり母親にしがみつくようになります。人見知り現象です。これにはまず安心できる相手がいることが前提となりますから、人見知りが出てきたことは、特定の人と安定した関係を築けている証でもあります。

用語解説　【母子愛着障害】　保護者との関係がうまくつくれず、他者との関係に問題をもつことです。乳児の時に母子相互作用が十分に機能せず、両者の愛着（アタッチメント）が形成されなかったことが原因とも考えられます。感情の表出がなく、他者との関係がもてない抑制型と、誰にでもべたべたする無差別の希求がある脱抑制型に分けられますが、いずれも他者に保護されている感覚がなく、信頼感が育たず、さらには自己肯定感の発達にも問題をもってきます。

❷ 強い人見知りの背景

(1) 環境要因、気質の差

　1歳半から2～3歳頃、人見知りはピークに達します。1歳半健診の会場はいつも大声で泣く赤ちゃんの声で騒然としています。人見知りの程度には個人差があって、中にはかなり激しい場合もあります。頻繁に人の出入りがある環境に育つ赤ちゃんと、終日母親と2人で過ごす赤ちゃんとでは見知らぬ人への警戒心や不安は異なって当然でしょう。また気質の差もあると思われます。気質とは、生まれた時からの個性、環境に対する反応の特性です。difficult child(手のかかる子ども)、slow-to-warm up child(時間のかかる子ども)といわれるタイプの子どもは、初めてのことに消極的で環境の変化に慣れにくく、人見知りも強いようです。

▶気質

(2) 分離不安

　4～5歳を過ぎても母親から離れられず、このため友だちと遊べなかったり幼稚園や学校に行けないなど、日常生活に支障が生じることがあります。分離不安が強過ぎる子どもといえます。この場合、先に述べた愛着関係が不安定である可能性も考えられます。

▶分離不安

　母親と安定した愛着関係が築けた子どもは、3歳過ぎには母親のイメージをこころに浮かべることができるようになります。すると、実際には母親がいなくてもイメージを頼りに1人でいる不安を乗り越えられるのです。一方、愛着関係が不安定だといつまでも生身の母親から離れられないことになります。この背景には、母親と子どもの相性の問題や、養育者の頻回の交代で一貫した依存対象との関係が築けなかったことなどが想定されます。時に、子ども側の適応力の不足や母親の子離れできない対応の関与もあるようです。

　多くは自然に軽減します。愛着関係が不安定な場合は、もう一度しっかり絆をつくり直すことが必要でしょう。過度のストレスを減らすなどの環境調整や母親の対応の工夫が有効かも知れません。

(3) 選択性緘黙

▶選択性緘黙

　就学前から小学校年齢くらいに気づかれることの多い「人見知り」に選択性緘黙があります。家族とは普通に話せるのに、ほかの人とは口をきかない状態をいいます。「学校で一度も○○ちゃんの声を聞いたことがありません」と担任に言われて初めて家族が状況を知る場合もあります。みんなの前で恥ずかしい思いをしたり緊張して口がきけなかったことがきっかけとなることもあります。デリケートな感受性のため緊張が強くなってしまうようです。ほかに社会とのコミュニケーション拒否や、秘めた攻撃性や怒りの表現手段となっている場合もあるとされています。

　いずれにしても、しゃべらせようと性急にアプローチするのは逆効果です。子ども

のこころに無神経に立ち入ることなく、ことば以外の手段（遊びや運動など）を通してリラックスできる時間を共有することを考えましょう。しゃべることそのものより、子どもが誰かとコミュニケーションを楽しめるようになることを目標に、じっくり時間をかけてつきあう姿勢が望ましいと思います。

(4) 精神遅滞、自閉症

　知的制限がある場合、環境に適応する力や状況の意味理解が不十分なために、不安が強く著しい母親へのしがみつきや強い人見知り行動がみられることがあります。(2)の「分離不安」のメカニズムを想定できます。

▶変化への抵抗

　また自閉症の特徴として変化への抵抗があり、いつもと違う人に対して強い人見知りを示すことがあります。感覚情報の認知に問題がある場合もあり、感覚刺激の要素（例えば相手の人の声、容姿の一部の特徴など）に対して不快感や不安を抱くことが要因のこともあるようです。

（有薗祐子）

14　誰にでもなれなれしくするが？

●●●はじめに

　誰とでもすぐに仲よくなれる人は、社会生活をするうえで、多くの友人を得たり仕事を円滑に進められるなど、大きなメリットをもちます。人見知りをしない子どもも「愛嬌がある子」「物怖じしないかわいい子」として歓迎されることが多いようです。ところが、そういう子どもと対面した際、時に少し違和感を覚えることがあります。具体的には、「なれなれしい」「無神経」といった印象です。特に年長児ほどその印象がはっきりします。それではこの違和感はなぜ起こるのでしょうか。

　通常、生後8ヵ月頃になると子どもは人見知り行動を示すようになります。初めは泣いたり親にしがみついたりしていますが、2〜3歳になると親の後ろに隠れてチラッと覗くとか、下を向いて恥ずかしそうにモジモジする、はにかむ、という態度に変わります。私たちは、初対面の子どもに対して、このような警戒心やはにかみの態度を予想するので、いきなり抱きついてこられたり、次々にプライベートな質問をされたり、状況に関係なく一方的に甘えてこられたりすると、とまどって違和感をもつのでしょう。これには次のような場合が考えられます。

1　反応性愛着障害

　無差別に一見社交的にふるまう子どもの中には、乳児期を通して獲得される特定の

▶愛着関係　大人(多くは両親のどちらか)との愛着関係が不安定な場合があります。なんらかの事情で乳児期に主な養育者が短期間で交代し一貫して依存できる相手がいなかったとか、その子と主な養育者(多くは母親)との感性がかみ合わずすれ違ってしまう、などの理由で安定した人間関係を築く力が育っておらず、基本的に人を信じることができない状態と思われます。このような子どもはちょっとしたことで人が変わったようにカーッとしたり攻撃的になったりします。母親が十分サポートされたうえで子どもの気持ちに寄り添った応答ができるようになることが大切です。

2 AD/HD

　AD/HD(注意欠陥/多動性障害)と呼ばれるグループの中にも、同じように過度になれなれしい態度をとる子どもがいます。AD/HDは、脳の機能障害で起こる発達障害です。小さな刺激にいちいち反応したり衝動的に行動に移してしまったりします。入ってくる刺激を適切に調節して入力したり行動をコントロールする部分の脳の働きが十分でなく、幼児期から落ち着きがない、注意が散りやすい、遊びが続かない、ちょっとした物音や人の気配で気がそれて動作が中断してしまう、考えるより前に動いてしまう、などの行動特徴がみられます。

▶脳の機能障害

　対人関係においても、思いついたこと、疑問に思ったことを、それが今ふさわしいかどうか考える前に行動に移して話しかけたり質問したりするので、相手は「なれなれしい子」「無遠慮で失礼な子」という印象をもってしまうことになります。これは、「反応性愛着障害」の場合と違って脳の働きの特性からくるもので、対応も当然異なります。叱るのではなく簡潔に具体的にわかるように教えることが大切です。脳の成熟によって衝動的な行動は少しずつコントロールされるようになっていきます。

3 自閉症、アスペルガー症候群

　社会性、コミュニケーション、想像力(柔軟な適応力)の3つの領域に問題をもつ発達障害です。社会性の障害というのは場面や状況の意味、相手の気持ちや表情を理解することの困難さ、心情的な交流を図ることの苦手さなどを指しています。そのため、悪気はないのだけれど、思ったことをストレートに口に出したり行動に移したりするので、相手が驚いたり不快な思いをしたりすることになります。AD/HDの場合は、振り返ってよく考えれば不適切な行動だったと理解できるのに対して、自閉症やアスペルガー症候群の場合、行動の意味や相手に及ぼす影響を考えることそのものが苦手だとされています。社会的な規範や適切なふるまい方を一つひとつ具体的に教えていくことが大切です。

▶社会性の障害

(有薗祐子)

15 瞬きをし、肩をすくめたりするが？

●●●はじめに

▶くせ

「くせ」は誰にでもあり、その多くは本人にも周りの人にも害がなく、問題となりません。しかし中には本人や家族がその「くせ」を気にして悩む場合もあります。症状が起こるメカニズムを知ることは、子どものこころの葛藤や親子関係の在り方に焦点を当てて考えるきっかけとなるでしょう。環境調整や対応の工夫の可能性が生まれ、場合によっては薬物治療も考えられます。

1 局所疾患の症状

結膜炎、睫毛内反（逆さ睫毛）などの眼疾患のためにしょっちゅう瞬きをすることがあります。アレルギー鼻炎で鼻がむずがゆくてしばしば鼻を鳴らしたり手でこすったりして変な「くせ」にみえることもあります。これらの疾患は治療で「くせ」にみえる症状も消えますが、中にはこれがきっかけとなりチック症状として持続することもあります。

2 チック

自分の意思とは関係なく（不随意的）突発的に繰り返し起こってくる急速な運動または発声です。症状により運動性と音声に、さらに複雑さの度合で単純性と複雑性に、また持続期間により一過性と慢性に分けられます。原因として、心因を重視する立場と生物学的な病態を主とする立場とがあり、昔は前者が主でした。今では、神経伝達物質の関与（基底核という脳の部分を中心にした神経回路があり、この回路内で神経間の情報伝達を担うドパミン系やノルアドレナリン系に異常がみられる）や、遺伝的要因（特にトウレット症候群や慢性チックに関して）などの生物学的基盤がわかってきました。現段階では、こういった素地に心因や環境因が加わり症状が出現すると考えられています。

▶生物学的基盤

▶一過性チック

小児で多いのは、一過性の運動性または音声チックです。幼児期に多くみられます。一過性チックの症状は比較的軽度でなんらかのストレス負荷（入園やきょうだい誕生などの環境変化、両親の不和、叱責や注意が多い対応など）が症状出現のきっかけとなることが多いようです。大人からみると些細なことでも、子どもは一人ひとり素地やストレス耐性（感受性）が異なります。子どもが何を負担に感じているのかをくみ取ろうとする視点をもつことがまず第一歩と思われます。とはいっても、子どもを理解することと、心因論に傾き過ぎて無差別に受容することとは区別する必要があるでしょう。環境調整および本人の長所に注目して評価する対応が基本となります。なお、

本人は気づいていないことが多く、無理に意識させると症状を悪化させます。

❸ てんかん

▶異常な放電

てんかん発作とは、脳のある部分または全体に異常な放電が何度も繰り返して起こり、この部位が支配するからだの部分に異常（筋肉のけいれん、脱力、意識障害、感覚異常など）がみられるものです。例えば、「食事中にフッと意識がなくなり呼んでも反応がなく、目をパチパチしており、数十秒したらもとに戻る」ことを繰り返しているので脳波をとってみると、てんかん発作だったとわかった子どもがいます。この子は、食事中にぼんやりして行儀が悪いとよく注意されていたそうですが、薬物治療によりボーッとして瞬きをする行為はみられなくなりました。意識障害や手足の硬直など、ほかの症状を伴っている場合には小児科で相談されるとよいでしょう。

❹ 常同行為

▶自己刺激

精神遅滞や自閉症の子どもが示す常同的な反復行動の1つとしても肩すくめや瞬きはみられます。自己刺激、得られる感覚への没頭、同じ行動へのこだわり、治まりがつくやり方を求めてのやり直しの反復、などの要素が考えられます。多くは随意的に行っており、本人にとっての苦痛は伴わないようです。

❺ 強迫行為

▶違和感

その行為がばかばかしいと承知しており、止めたいと思っているにもかかわらず、そうしないではいられずに繰り返してしまうことです。例えば、"瞬きを10回してからご飯を食べ始める"と決めていてそうしないと食べられない、などがあります。原則的には自分の意思で行っている点でチック（不随意）とは異なり、行為に違和感や抵抗感をもっている点で常同行為（苦痛を伴わないことが多い）とも異なります。もっとも実際には区別しにくいことも多くあります。

❻ 神経疾患など

舞踏病、アテトーゼなどの運動障害や神経疾患でも瞬きやからだをピクピクさせる動きがみられることがあります。ほかの神経症状の合併、進行性の経過、検査（CT、MRI、脳波など）上の異常などで鑑別が可能ですが、経過をみないとわからないこともあります。

（有薗祐子）

16　声が勝手に出てしまうようだが？

1 チック

　チックについては、15「瞬きをし、肩をすくめたりするが？」の項(90頁)をご参照ください。単純性音声チックには、咳払いや鼻をクンクン鳴らす症状、複雑性音声チックには、ことばやフレーズの反復、反響言語(聞いたことばの最後の語を反復する)、汚言(みだらな語句を口にする)などの症状があります。

　もちろん、喉に炎症や異物があると咳や咳払いをしますし、鼻炎や口内の異常(口内炎やう歯など)で鼻鳴らしや舌打ちのような音を出すこともあるでしょう。チックの診断はこれらの身体疾患によるものを除外したうえで、ということになります。

(1) 一過性音声チック

▶自然消失

　一過性運動性チックと同様、大半は自然に消失しますが、子どもが症状を通して何かを訴えているのかも知れないという視点をもってみることは大切です。年齢相応の負荷と思われても、子どもによっては予想以上に深刻に悩んでいるかも知れません。症状に注意を払わない、叱らない、ほかの適応行動をみつけて誉める、などが基本的な対応ですが、声が大きくて教室や公共の乗り物の中で目立って支障をきたす場合や、本人がとても気にして幼稚園や学校に行きたがらない、友だちと遊びたがらない、という場合は薬物治療の適応になります。

(2) トウレット障害

　いろいろな種類の運動性チックと音声チックの両方がみられる重症チックです。初めに単純性チック(瞬きをする、頭を振る、など)が現れ、何年かして複雑性運動性チック(身繕い動作、物に触る、など)や音声チックが現れます。汚言は約1/3にみられるとされ、「バカ」「ツルッパゲ」などの下品なことばです。ほかのチックに比して器質的な要因が大きいことがわかっています。心理的な問題は症状によって引き起こされた二次的なものととらえる方が適当でしょう。

▶衝動性

　トウレット障害の音声チック特に汚言は、思ったことをつい口にしてしまう、抑えようとするほど却って声が出てしまう、というように、不随意というより行動のコントロール不全、衝動性に支配された状態ということができるかも知れません。症状に対する違和感や不合理性の自覚もあり、強迫症状との区別が難しい場合もあります。実際トウレット障害にはかなり高率に強迫性障害が合併するとされ、共通の生物学的基盤が想定されています。

2 自閉症

　自閉症の子どもはよく独り言を言います。通常の発達をしている子どもでも就学前後頃に人形やミニカーを持って1人で話していることがありますが、そばに人がいるのに気づくと、照れて途中で止めたり「ウソっこなんだよ」などと釈明しようとします。1人でしゃべっている姿が他人の目に不思議に映るのを知っているようです。一方自閉症の子どもは、自分の関心事を誰にともなく羅列するように話したり、ビデオや本のセリフを言い続けたりすることがあります。公の場所だったり近くで人が不思議そうに眺めても、それには気づかないようにみえます。自分の姿を他者の視点から眺めたり場の雰囲気を察知することが苦手なので、結果としてマイペースな行動になりがちなのです。また、自閉症にチックが合併することがあり、この症状として声が出ることもあります。

▶他者の視点

3 その他

(1) 神経疾患

　15「瞬きをし、肩をすくめたりするが？」の項(90頁)で挙げた神経疾患の中にも、ハンチントン病のように不随意な音声を伴うものがあります。ほかの随伴症状と併せて鑑別します。

(2) 精神遅滞

　精神遅滞や、盲目、聾などの感覚障害のある子どもには、常同的な繰り返し運動がよくみられ、自己刺激の意味が想定されます。同じ理由でこれらの子どもたちが声を出す(単なる発声だったり、「ラララララー」のようなフレーズだったり、時に奇声になったりする)ことがあります。

▶自己刺激

(3) 幻聴との会話

　頻度はとても低いのですが、統合失調症(以前は精神分裂病と呼ばれていた)の場合、幻聴に答える、声と会話する形での独り言がみられることがあります。学童期後半以降では一応可能性を考えておく必要もあるでしょう。

〈有薗祐子〉

17　おねしょ、おもらしをしているが？

■1 排尿の仕組み

膀胱に尿が溜まると、刺激が脊髄の排尿中枢に伝わり、排尿筋の収縮と尿道括約筋の弛緩で排尿が起こります。この排尿反射は、脳（高位中枢）からの調節を受けています。

■2 排尿の仕組みは成長とともにどう変化するか

1. 新生児期は、膀胱に尿が溜まるとその都度脊髄を介した反射で排尿が起こります。「溜まったらジャーッと出る」のを1日に20回くらい繰り返します。尿意はまだありません。
2. 1～2歳になると、膀胱に尿が溜まった刺激が大脳皮質まで届けられ、尿意として感じられるようになります。
3. 3歳頃には、排尿を随意的に行う（高位中枢による排尿反射の調節）ことができるようになります。
4. 4～5歳になると、排尿途中で随意的に中断することができ、5歳以上では、自分の意思で自由に排尿が可能となります。

■3 おねしょ、おもらし

医学的には、5歳かそれと同じ発達レベルの子どもが週に2回以上、3ヵ月以上にわたって尿を漏らす場合に、遺尿と診断します。夜間に起こる夜尿（おねしょ）と、昼間遺尿（日中のおもらし）があります。生まれてからずっと続いているのを一次性、いったん自立した後再び漏らすようになったものを二次性とする分類もあります。

▶夜尿
▶昼間遺尿

遺尿は、頻尿になる（排尿反射や尿意が頻回に起こる）か、高位中枢による調節が不十分で適切でないタイミングで排尿反射が起こることで生じます。頻尿は、尿量が増えるか、機能的膀胱容量が小さくなる（解剖学的な膀胱容量は正常でも）かで起こります。

▶尿量増加

1. 尿量増加は、多飲、冷え症（末梢血管が収縮し腎血流が増える）、ADH（抗利尿ホルモン）分泌不足や日内リズムの異常などが原因です。ADHは腎臓で水を再吸収して尿の濃さを調節し体内の水分を一定に保つ働きをしています。夜間に多く分泌される日内リズムがあり、この仕組みが未熟だと夜間多尿となります。

▶機能的膀胱容量の低下

2. 機能的膀胱容量の低下は、尿意の閾値低下（少ししか溜まっていないのに尿意を感じる）や尿道括約筋の機能低下（尿をせき止められない）などで生じます。尿意の

閾値低下は、膀胱炎で知覚過敏になったり、緊張や精神的ストレスがある場合などにみられます。
3．高位中枢による調節が不十分になるのは、遊びに夢中で尿意を感じない、深い睡眠のため覚醒できないなどの場合です。
4．一次性か二次性かでみると、一次性の場合は排尿の仕組みの未熟なことや解剖学的な問題が原因と考えられ、二次性の場合は精神的ストレスがきっかけとなることが多いようです。

4 対応

(1) 低年齢では様子をみましょう

▶個人差

排尿を随意的に調節できるようになるのは3歳頃とされていますが、成熟のスピードには個人差があるので、焦ってしつけようとせずゆっくり構えた方がよいでしょう。叱ったり夜起こすことがストレスとなり、却って夜尿を促進することがあります。

(2) 多尿に対して

就寝前2～3時間の飲水を控えるのは効果的でしょう。冷え性対策には、寝る前の入浴や布団を暖めておくなどがあります。また、夜間のADH分泌を促す一番の刺激は熟睡です。昼間に十分活動させ、夜は起こさずしっかり寝かせましょう。

(3) 機能的膀胱容量の低下に対して

頻回の尿意や排尿痛がある場合は、膀胱炎などの感染症の有無の検査が必要です。常に尿がタラタラ漏れるなどの症状があれば、尿路の異常も考えられるため泌尿器科を受診してみてください。また、昼間尿意を感じた時にしばらく排尿を我慢したり排尿の途中で止める練習は、機能的膀胱容量を増す訓練となります。しかし、あまり無理のない範囲で行ってください。ストレスが尿意の閾値を下げる場合があります。「焦らず怒らず起こさず」という原則を踏まえ、本人を追い込まない対応が大切です。

(有薗祐子)

18 （ミルクの飲みが悪く）吐くことがあるが？

1 ミルクの飲みが悪い

赤ちゃんのミルクの飲みが一時的に悪くなることはいろいろな原因で起こりますが、全体の機嫌も元気もよい場合は、ほどなくもとに戻ると思われます。

(1) 育児上のちょっとした問題

▶自律授乳

1. 「時間授乳」では空腹感がないために哺乳量が少ないことがあります。ほしがったら与える「自律授乳」にしてみるのも一法です。
2. 哺乳瓶の乳首の穴のサイズが合わないと、出過ぎてむせ返ったり、吸うのに力を要し疲れてしまったりします。
3. 反り返った格好で飲ませると、顎が上がり嚥下に必要な前頸筋がよく働かずうまく飲めないようです。頸の後ろをまっすぐに顎を引いた姿勢がよいと思います。
4. 母親のストレス、疲労、喫煙、飲酒などで母乳の成分が変化したことが理由のこともあります。

(2) 赤ちゃん側の要因

▶哺乳反射

哺乳運動の未熟さ(早産児など)、口唇口蓋裂などの構造の問題、吸う力の弱さ(筋肉疾患や染色体異常など)、便秘などがあります。また稀に、脳性麻痺のリスクのある赤ちゃんでは、哺乳反射[*1]の消える4〜6ヵ月頃急に飲まなくなることがあります。反射では飲めるけれど随意的な哺乳は麻痺のために難しいと考えられます。健康な赤ちゃんでもこの時期、自分で哺乳量を調節し始め、飲む量が少し減る場合があります。

(3) 母親と赤ちゃんの相互作用の問題

母親が何か悩みを抱えていたり産後抑うつ状態に陥っている場合、授乳をはじめ赤ちゃんの世話に気持ちが向かず、これに反応して赤ちゃんの飲みが悪くなる場合があります。また、飲み方にむらがあったり、育児書どおりにいかないことで母親が不安になり授乳のたびに緊張してしまうと、赤ちゃんはこれを敏感に感じ取って飲まなくなるようです。経験豊かな先輩や保健師、小児科医や精神科医に早めに相談されるとよいでしょう。

2 吐く

図13をみてください。赤ちゃんは、食道下部括約筋などによる逆流防止の働きが未熟で、かつ哺乳後に寝かせると、噴門(胃の入口)が幽門(胃の出口)よりも低い位置にきます。もともと解剖学的に大人よりも吐きやすい条件が揃っているのです。

(1) 育児上のちょっとした問題

▶飲み過ぎ

1. 飲み過ぎは赤ちゃんの嘔吐の原因として多いものです。生後数ヵ月は原始反射によって哺乳しており、自分で量を調節できるのは3〜4ヵ月以降です。「飲ませれば飲むから」という理由で与え過ぎていることがあります。

[*1]：新生児期から乳児期全般にかけて、口唇およびその周囲に触れることで引き起こされる一連の動き。触れられた方に顔を向けて口唇でくわえチューチュー吸い込みます。反射であり自分の意思とは無関係。入ってくるものが乳首でなく指でも同じように起こります。

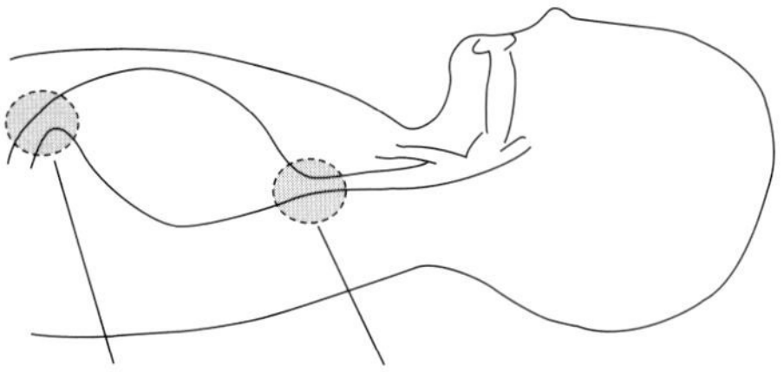

1・症状編

幽門部　　噴門部

図13. 赤ちゃんを寝かせた時の胃と噴門の位置

2. 哺乳瓶の乳首の穴のサイズや授乳時の姿勢が不適当だと一緒に空気を飲み込んでお腹が膨れ、逆流や嘔吐が起こりやすくなります。

▶逆流

3. 飲んだ後すぐに寝かせると、**図13**のように噴門の位置が低くなり逆流しやすくなります。授乳後しばらくは上体を起こした姿勢に保ち、げっぷを十分出すなどの工夫で改善します。

(2) 赤ちゃんの身体疾患

消化管の異常として肥厚性幽門狭窄[*2]、腸回転異常症[*3]、などがあります。また、胃食道逆流の存在も注目されてきました。これは胃の内容物が食道に逆流する現象ですが、胃酸の逆流による食道炎の症状と、逆流したものが気管に流入して起こる喘鳴や肺炎（時に無呼吸発作、チアノーゼ）などの症状があります。ほかに、代謝疾患、神経疾患、感染症などが原因のこともあります。嘔吐が頻回で持続が長いとか、体重増加不良や呼吸器症状がある場合は速やかに小児科を受診してください。

(3) 反芻

一度飲み込んだものを口まで吐き出してまた飲み込むことを繰り返す状態です。生後3ヵ月から1歳くらいの乳児には正常でもみられることがありますが、中には吐き戻したミルクや食物を吸引しモグモグすることに際限なく没頭したり、幼児期まで持続することもあります。精神遅滞児や大人からかかわられることの極端に少ない児に多くみられ、刺激の不足が考えられます。外から満足を得られないので、赤ちゃん自らこころの安定をもたらす動作をつくり出しているのかも知れません。母親が子どもからの働きかけに適切に応じたり、一緒に遊んだりすることで症状が改善します。このための母親への援助が必要でしょう。

(有薗祐子)

[*2]：幽門部にある輪状の筋肉が厚くなり幽門部の狭窄をきたす病気です。ミルクを吐く症状が次第に強くなり、やがて鼻から吹き出すような噴水状の嘔吐がみられるようになるのが特徴です。生後2～3週の赤ちゃんに起こりやすいとされています。

[*3]：赤ちゃんは胎生8～10週頃、子宮の中で一時的に腸がお腹の外（臍帯の中）に出ています。その後一定の回転を行いながら腹腔内に納まって固定されますが、その過程がうまくいかずいろいろな走行異常（ねじれたり垂れ下がったり）が生じるとされています。

19　食べ物でないものを口にしてしまうのだが？

❶ 知能障害で説明される場合

　定型発達(一般的な発達パターン)の乳児では手にしたものをしゃぶったり吸ったりすることはごく一般的な行為です。1歳代前半までの乳幼児の場合は食べ物でないものを口にしても発達年齢相応の行為と理解されます。

　実際の年齢が2歳を超えていても、知能障害のある子どもでは食べ物でないものを口にするという行為がよくみられます。知能水準が0～1歳代の場合はこうした行為は知能年齢相応と理解されます。重度～最重度の知能障害の子どもでは遊びの種類が限られている場合も多いものです。舐めたり噛んだりすることも一人遊びの大切なレパートリーと考えて、口に入れても安全なものを用意して対応することが現実的な場合もあります。

　但し、知能障害のある子どもでも❷に述べるような理由で物を口にしていることもあり、❷に述べる理解と対応を必要としている場合もあります。

❷ 知能障害と関連しない／知能障害だけでは説明されない場合

(1) 異食症(Pica、ピカ)

▶異食症

　非栄養物を繰り返し(1ヵ月間以上)摂取しそれが発達水準からも文化的な風習からも説明されない時、異食症と診断されます。摂取されるものは、砂、土・粘土(土食症)、絵の具、紙、毛髪(特に抜毛後の毛髪摂取：毛食症)などの非食物の場合も、大量の氷をかじる氷食症のような場合もあります。自閉症でも砂や粘土を食べたりコーヒー豆をかじったりする非栄養物の摂取はよくみられる症状ですし、統合失調症の妄想や幻聴の結果として起きる場合もあります。広汎性発達障害(自閉症)、精神遅滞、統合失調症などでは程度が著しく、臨床上の大きな問題となっている場合に限り、異食症の診断が追加されます。

　異食症にはさまざまな要因が関連していると考えられています。

　　●a．鉄欠乏など特定のミネラルの欠乏や過剰

　鉄欠乏性の異食症はよく知られていますが頻度としては少ないものです。この場合は鉄剤の投与など原因への対処で異食が消失します。土食により鉄吸収が阻害されるなど、異食症の結果としてミネラル成分の過不足を生じることもあります。

　　●b．感覚異常との関連

　異食が口腔内・口部周囲の触・圧覚や味覚の異常と関連していると考える立場もあります。つまり触・圧覚刺激や味覚刺激を認識することの鈍麻や偏りがある子どもで

は、その刺激が強く(反復して)与えられることが快(安堵)につながるため特定の非栄養物を口にするのです。似た口触り(味)を与える安全な食品に置き換えるという発想も大切です。

●c．強迫性障害との近縁性

異食症を強迫性障害とひと続きの行為としてとらえる立場もあり[1]、次項(2)に述べる対応方針が有効な場合もあります。

(2) 強迫行為・常同行為

おもちゃ、鉛筆、タオルなどさまざまな品物を、小刻みに口元に当てる、噛む、吸うといった行為は、知能障害のない子どもでもしばしば認められます。強迫行為と常同行為はいずれも特定の行為を反復する行為ですが、その行為は無意味だと自覚していて、止めようと思っているのに止められない(葛藤が存在する)のが強迫行為で、そうした認識や葛藤がないのが常同行為と区別されます。但し重症の強迫行為では葛藤は感じられなくなるともいわれていますし、自分の内面を語れない子どもの場合は明確に判別し難い場合も多々あります。

●a．強迫行為

▶強迫行為

強迫行為は本人の特性に不安やストレスが関係して発症・増悪すると考えられます。不安を儀式的行為に没頭することで立て直しているわけですから、根本的な不安に対処せずに口に物を持っていくという行為だけを禁じるのは不適切です。強迫行為ではSSRI(選択的セロトニン再取込み阻害薬)をはじめとする薬物療法の効果も期待できます。「強迫神経症」の項(227頁)を参照してください。

●b．常同行為

▶常同行為

常同行為も強迫行為と同様に不安や混乱に対して馴染みの行為で気持ちの立て直しを図っていると考えられる場合が少なくありません。新学期には袖口を噛むことが増えるといったことです。この場合は強迫行為に準じた対応が必要です。

常同行為の中には自己刺激的な感覚遊びや注意集中を助ける自己調整的行為として理解できるものもあります。手持ち無沙汰の時に唇を鉛筆で小刻みに叩いたり、髪の毛の先をしゃぶりながら練習問題を解くといった行為です。落ち着きのない子どもの鉛筆噛みなどの行為も同様の機能として理解できます。こうした反復行為は本来取り組むべき課題の進行に支障がなければ注意して止めさせる必要はないでしょう。

常同行為も感覚異常と関連していると思われる場合があります。特定の品物を口にすることを禁じると似た口触りの別のものを口にするようになることはよく経験されます。

強迫行為や常同行為を示す子どもの中にはAD/HDや広汎性発達障害などの発達特性の偏りを基盤にもつこともあります。口に物を持っていくという行為以外に発達の偏りを示唆する行動がないかどうかの評価も大切です。

> **■重要事項■** 治療のポイント
>
> ①単純に禁止するだけでは、別の不適切な行為に置き換わる可能性が高い。
> ②問題とされている行為のもつ機能(気持ちの立て直し・安堵、注意集中などの自己調節、感覚遊び)に注目し対応する。
> ③子どもの特性や環境調整の進み具合によっては、禁止しない方がよい場合もある。
> ④知能障害・AD/HD・広汎性発達障害などの発達特性が隠れていないかを評価する。

(吉田友子)

【文　献】

1) Rose EA, Porcerelli JH, Neale AV : Pica ; Common but Commonly Missed. The Journal of the American Broard of Family Practice 13(5) : 353-358, 2000.

20　爪噛み・指しゃぶりがみられるが？

■1 どのくらいの子どもにみられる行為か

　指しゃぶりは乳幼児期早期には一般的な行為で、年齢が大きくなるにつれてみられにくくなっていきます。1～6歳(就学)までの6,875人を対象とした平成12年度幼児健康度調査[1]によれば、指しゃぶりを心配されている子どもの割合は2歳未満では18.5％ですが、年齢とともに次第に減少し5～6歳では10.6％と報告されています。
　逆に爪噛みは乳幼児期早期には稀で、就園年齢頃から増え就学後も問題になることが多い行為です。先の調査では2歳未満では1％、3歳で6.2％、5～6歳で10.8％となっています。学童期には11～30％と報告され、中学生の双生児832組(1,664人)の調査では「しばしば」男子5.6％、女子6.1％、「時々」男子20.7％、女子21.8％という割合が報告されています[2]。

■2 爪噛みや指しゃぶりの原因

▶遺伝的要因

　爪噛みに関しては遺伝的要因を示唆する報告がいくつかなされています。前述の石川ら[2]は爪噛みの出現は一卵性双生児の方が二卵性双生児よりも一致率が高いことを示し、遺伝的要因が強い病態であると結論づけています。
　爪噛みや指しゃぶりは、従来は抜毛症などとともに「神経性習癖(nervous habit)」

1・症 状 編

としてまとめられ神経症的な発症メカニズムが注目されてきました。しかし、反復的行為の始まりやすさや無限にある症状の中で爪噛みという形がとられた理由は、力動精神医学的に解釈するよりも生来性の生物学的特性によると考えた方が理解しやすい場合が多く、こうした理解は遺伝研究の結果とも矛盾しません。例えば、感覚異常のために口部の触・圧覚刺激への偏った嗜好性を生じ、反復的に爪を噛む症状が選択されるという理解です。

▶環境要因

もちろん遺伝的要因だけで爪噛みをする/しないが確定するわけではありません。環境要因も大きな役割を担っており、多くの臨床研究が症状の消長には環境要因が関係することを示しています。爪噛みには不安・ストレスが強い影響を及ぼしている場合も多く、ことばで自分自身を語ることのしにくい子どもたちの内面を推測する重要な手がかりとなります。

指しゃぶりに関しても生物学的な素因と環境要因の両者を考慮することが重要です。特に年長児童の指しゃぶりでは、環境の評価だけでなく発達の偏りや遅れなどの生物学的要因の検討が重要です。

❸ 爪噛みや指しゃぶりへの対応

▶その行為のもつ機能

生物学的特性を基盤にもつということと、環境調整をはじめとする支援(医学心理学的治療)が重要であることは矛盾しません。まずはその行為のもつ機能(気持ちの立て直し・安堵、注意集中などの自己調節、感覚遊び・手持ち無沙汰への対処など)に注目しましょう。

もし気持ちの立て直しのために行われているなら、その原因である不安や混乱を軽減することが重要です。この際に注意しなくてはいけないのは子どもが何にストレスを感じるかは非常に個別性が高いという点です。例えば、天気がよいから読書の時間をドッジボールに変更するといった「通常の」学級運営も、気持ちの切り替えが不得手な子どもにとってはストレスとなり得ることを認識することです。予定外のことで混乱を生じやすいが行動は指示どおりに行う子どもや、集団場面に不安は高いが相手に懸命に合わせるというタイプの子どもは、担任にもストレスの存在自体を気づかれていないことがよくあります。

爪噛みや指しゃぶりは口腔内・口唇周辺に刺激を与える反復的行為です。そのほかの対応上の留意点に関しては19「食べ物でないものを口にしてしまうのだが?」(98頁)を参照ください。

爪噛み・指しゃぶりを減らす目的で行動療法的なアプローチを推奨する専門家もいますが、原因への対処(これらの行為が担っている機能の代替)が検討されなければ別の精神医学的症状が出現する可能性が高くあります。

(吉田友子)

【文　献】
1) 日本小児保健協会：平成12年度幼児健康度調査．http://plaza.umin.ac.jp/~jschild/tyousa_houkoku/deg_health.html，2001．
2) 石川サト子，大木秀一，山縣然太朗　ほか：小児期各種行動特徴の遺伝学的解析．山梨医大誌 14(2)：51-58, 1999．

21　髪の毛を抜いたり、からだの同じ部位に何度も触ったりするが？

1　疾患概念

　体毛を抜く行為（抜毛症）は、身体玩弄癖（いじり癖）とともに、従来は神経性習癖（nervous habit）と総称され力動精神医学的発症メカニズムが重視されてきました。

(1) 抜毛症

▶抜毛症

　抜毛症はDSM-Ⅳ（アメリカ精神医学会による診断基準）では「ほかのどこにも分類されない衝動制御の障害」に分類され「強迫性障害の強迫とは区別されなければならない」と記述されています。しかし「体毛を抜く際やその行動に抵抗している時に緊張感の高まりがあること」も抜毛症の必要項目に挙げられており、現実的には強迫性障害と極めて近い病態を規定する診断基準となっています*。

　しかし実際には抜毛症の初期には毛を抜いていることを自覚していない場合も多くありますし、睡眠中に髪を抜く子どもも珍しくありません。抜毛症の中には神経症的な理解よりも感覚異常との関連を検討したり、葛藤を伴わない常同行為（常同的な反復行為）と考えた方が適している場合もあります。

(2) 身体玩弄癖

▶身体玩弄癖

　身体玩弄癖（いじり癖）はからだの部位に何度も触る行為のことで、指しゃぶりや爪噛みもこれに含まれます。特定の身体部位に繰り返し触る行為は、DSM-Ⅳではそれが著しい生活上の困難や身体的治療を必要とするような自傷の原因となる場合に限り「常同運動障害」と診断されます。この病態は「通常、幼児期、小児期、または青年期に初めて診断される障害」の中に位置づけられています。もちろん実際にはDSM-Ⅳの診断基準に合致しない程度のいじり癖も多く存在します。いじり癖にも葛藤を伴わない場合（気がつくと触っている、触っていることを不都合に思わない）と葛藤を伴う場合（止めたいと思っているのに止められない）があります。

*：同じことを度を超えて繰り返す行為（常同的な反復行為）のうち、本人もその行為が無意味であると自覚し（不合理性の認識）、止めたいと願っているのに止められない（葛藤の存在）場合には強迫行為（強迫性障害）と診断されます。

(3) 出現部位・身体状況

　抜毛症は毛髪以外にも睫毛・眉毛などで多くみられます。爪噛み・指しゃぶり以外の身体玩弄癖としては頭・鼻・耳・性器(幼児の性器いじり)などがよく知られています。こうした病態にはアトピー性皮膚炎や眼疾患、吹き出ものなどの身体状況が誘因となっている場合もあります。また毛を抜いているという自覚がない抜毛症では脱毛症(円形脱毛症や毛囊炎などの皮膚疾患)との皮膚科的鑑別が必要です。

(4) 抜毛症や身体玩弄癖は症状名と考えることが現実的

　抜毛症や身体玩弄癖は障害概念として検討を要する状況にあります。現時点では抜毛症や身体玩弄癖は単一のメカニズムをもつ障害と考えるよりも、症状名として取り扱うことが現実的です。

2 治療

(1) その行為の担っている機能を認識することから始める

　抜毛やからだをいじる行為はさまざまな機能をもち得ます。
- 不安を軽減する、あるいはより積極的に安堵を手に入れる。
- 気持ちの立て直しを図る(衝動の制御、混乱の収束)。
- 注意集中などの自己調節機能。
- 感覚遊び(自己刺激的常同行為)・手持ち無沙汰への対応、特に幼児の性器いじり。

　子どもによって異なる症状の意味を検討することが対応の第一段階です。

(2) 不安・混乱を引き起こす原因の除去、生じた不安・混乱への対処

　症状出現に不安や混乱が関与しているのであれば、環境調整と本人への精神療法的アプローチによってこれを軽減・除去する必要があります。この際(4)に述べる個体の素因を十分に考慮することが重要です。

(3) 必要に応じてその行為の機能を代替するものを提供する

　不安や混乱への対応の機能が症状になる場合、症状に代わる対処方法の指導も大切です。不安を言語化したり拒否を明確にしたりするようなコーピングスキルの指導から、動揺を治める間1人で過ごせるリフレッシュスペースの確保とその活用技術、リラックスグッズなどの利用(感覚異常を考慮して類似の代替物を用意する)などさまざまなレベルの対処方法があります。難し過ぎる対処方法の獲得を目標にしてしまうとそれは新たなストレスを子どもに与える結果になります。(4)の要因を十分に検討し子どもが手に入れられる範囲の対処方法を指導することが重要です。

　注意集中のための手いたずら(耳をいじる、指先を擦り合わせるなど)などは皮膚損傷を起こすほど過剰でなければ特に別の行為に置き換える必要はないでしょう。幼児の性器いじりも過剰に反応する必要はありませんが、ほかの遊びに誘導することで一人遊びのレパートリーを広げてあげることは意味があります。

(4) 背景にある発達特性やパーソナリティを評価し対応することが重要

(1)に述べたような機能を担うために常同行為が出現し、特定の症状が選択された要因としては個体の生物学的要因も考慮される必要があります。特に容貌に明らかな変化を生じているのに本人は気に病んでいない抜毛症例などでは社会的認知の不良が強く疑われ、背景に広汎性発達障害や知能障害が存在する場合があります。AD/HDでもいじり癖がみられることは稀ではありません。抜毛症と境界性人格障害や回避性人格障害との関連を指摘する報告もあります[1]。AD/HDと境界性人格障害の関連が深いことはDSM-Ⅳにも記載されているとおりですし、高機能広汎性発達障害の成人が人格障害の診断を受けていることは稀ではありません。人格障害が疑われる場合にも、発達里程標通過年齢の確認だけではない詳細な発達歴の聴取や症状発現前の適応状況などの確認が重要です。

(5) 薬物療法が有効な場合もある

強迫性障害への有効性が知られているクロミプラミン(三環系抗うつ剤)やフルボキサミン・パロキセチン(SSRI)などの薬物療法が抜毛症に有効であったとする報告もなされています[2)3)]。

(6) 二次的病態への対応

抜毛症では容貌の変化から二次的に不安や葛藤が生じる場合も多くあります。こうした二次的病態を回避・改善するためには、行動療法的アプローチにより抜毛を軽減することも有効です。ミトン型手袋や帽子によって毛を抜きにくくしたり、抜いた数を毎日カウントさせ抜かない行為を強化するといったことです(後者の対応は葛藤を強める危険性もあります)。

また特殊な病態として抜いた毛を食べてしまい(毛食症)、胃石を生じて外科治療を必要とする場合もあります。

(吉田友子)

【文　献】

1) 生地　新, 森岡由起子：抜毛症. 精神科治療学 16(増)：379-383, 2001.
2) 高田美和子, 舘農幸恵, 金井　剛, ほか：学童期抜毛症3例の治療経過. 小児内科 33(10)：1463-1467, 2001.
3) 和久津里行, 中山和彦, 牛島定信：Fluvoxamineが著効した抜毛症(trichotillomania)の1例. 精神医学 43(6)：677-678, 2001.

22 どもる（吃音）のだが？

1 吃音とは

　吃音とは、音や音節を繰り返す、ことばの最初の音が出ない、音が伸びる、語が途中で途切れるといった言語症状により話しことばの流暢さを欠く状態をいいます。吃音では話し方そのものによる伝わりにくさが問題になりますが、吃音を自覚するために発話状況にさらに緊張してしまったり、自己評価が下がったり対人緊張が強まったりするような二次的な情緒反応も臨床上問題になります。また吃音ではチック症状が同時にみられることもあります。

　DSM-Ⅳによれば発症年齢は2～7歳でピークは5歳とされていますが、本邦では2～5歳の発症が多くピークは3歳頃という報告が多くなされています。いずれにしろ話しことばの発達の著しい年齢での発症の多い病態です。

　有病率は人口の1％程度とする報告が多い一方で、2～5％の報告も散見されます。男女比では男児に女児の3倍程度みられるとする報告が多くなされています。

2 吃音の原因

▶遺伝的要因

　吃音に遺伝的要因が関与することは多くの研究により支持されています。本邦でも石川らが832組の中学生双生児を調査し、一卵性では発端者一致率が0.24であったのに対し二卵性では一致例はなかったことを報告しています[1]。DSM-Ⅳでは吃音の既往のある男性の娘の10％、息子の20％が吃音となるとしています。

▶環境要因

　吃音は遺伝的に規定される生物学的素因を基盤にしてはいますが、発症後の症状の消長には環境要因が大きく関与します。叱責や言い直しの強要、同胞や同年代児からのからかいなどにより発話状況への負荷が高まると症状は悪化します。但し成人後も持続する難治例では生物学的基盤を強く感じさせる場合が多く、成人後も吃音が持続していることの責任を親の対応に求めるような言動は不適切です。

3 予後

　吃音のうち8割は自然にあるいは簡単な指導で改善すると考えられていますが、年齢が大きくなるにつれ完全回復が困難になります。小澤は吃音治療の終結状況を調査し、幼児32名では「良好（吃音特有の言語症状は稀～たまに）」56.3％、「ほぼ良好（言語症状は時々）」18.8％だったのに対して、成人11名では「良好」なし、「ほぼ良好」18.2％と報告しています[2]。

4 吃音の治療

　叱責や言い直しの強要は吃音を悪化させるということを周囲が理解することが最も大切です。そしてゆったりとした気持ちで子どもの伝えたい内容に関心を向ける姿勢を示し、子どもの発話状況への緊張を緩和させましょう。就園年齢以降では親が吃音を非難しなくても子ども自身の認識により自信喪失が起きることも珍しくありません。日頃から子どものよい点を誉め二次的な情緒反応の予防に努めることも重要です。幼児期には家庭の対応を変えるだけで改善する場合もよく経験されます。

　吃音への直接的指導としては、発話状況での緊張緩和法や発話速度やリズムの自己調整法などを指導します。また二次的な情緒反応が起きている場合には、遊戯療法をはじめとする精神療法的アプローチを行う場合もあります。

　難治成人例による言友会[3]という自助グループが各地で活動しています。吃音を治す対象ではなくつきあう対象としてとらえ直すとともに、治せなかったことへの自責感から解放されるための努力を行っています。こうした会の活動趣旨は幼児期・学童期の子どもを担当する治療者も認識しておく必要があります。

（吉田友子）

【文　献】

1) 石川サト子，大木秀一，山縣然太朗，ほか：小児期各種行動特徴の遺伝学的解析．山梨医大誌 14(2)：51-58, 1999.
2) 小澤恵美：吃音治療の終了時期の実際．聴能言語学研究 14(3)：203-205, 1997.
3) 言友会：http://www2m.biglobe.ne.jp/~genyukai/

23 登校を渋ったり、学校に行かなかったりするが？

●●●はじめに

　不登校は文部科学省の定義では、「年間30日以上欠席した者のうち、病気や経済的理由によるものを除いたもの」とされ小中学校全児童生徒数の1.2%に及びます（「今後の不登校への対応の在り方について」2003.4.11）。30日に満たない欠席者や登校渋りまで考え合わせれば、かなりの数になると思われます。

1 不登校・登校渋りの原因

　不登校の研究が始まった当初は、この状況は小児における神経症の1つでその根底には分離不安があると考えられました。つまり学校に行けないのではなく母親から離れられないと理解したのです。その後、不登校は分離不安のより強いはずの低年齢層

よりも小学校高学年～中学校で多いことなどが明らかになり、より年齢の高い不登校では分離不安は主要な原因ではないと考えられるようになっていきました。

(1) 本人の要因

▶精神科疾患

●a．精神科疾患

　小学校高学年以上では、うつ病や統合失調症の初期症状が学校欠席の要因である場合もあります。頻度の多いものではありませんが、有効な薬物療法がある疾患を見逃すことの不利益は大きいので確実に診断する必要があります。

▶発達特性

●b．発達特性

　不登校の形で初めて顕在化する自閉症スペクトラム（広汎性発達障害）やAD/HD（注意欠陥/多動性障害）は決して珍しくありません[1,2]。また知能障害やLD（学習障害）による学業不振も登校渋り・不登校の誘因となり得ます。これらの発達特性を把握することは支援の方針を立てるうえで重要です。

▶学校環境

(2) 学校環境の要因

　いじめや学級運営の破綻に関連した不登校の場合は、その主因が学校環境にあることは明白です。常識的な学校環境だとしても、子どもの特性との組み合わせによってはその「常識的な」学校環境が不登校の主因となる場合があります。次のような視点から学級を見直してみましょう。

　教科学習に関しては、子どもは一人ひとり得手・不得手があり、目指すべきゴールもそこに到る教育方法も個別のものであると認識されています。通常学級の授業にもさまざまな工夫が検討されています。しかし現在の教育現場では学力（知能）以外の能力障害に関しては、個別的対応の必要性の認識が乏しくその体制も整っていないように感じられます。

　友だちとかかわる能力や臨機応変の力（＝予定どおりに進行しないことに耐える能力）などもそれぞれが知能とは別の発達領域ですから、当然、子どもによって得手・不得手があり一人ひとりゴールも教育方法も異なっているはずです。しかしこうした不全は能力の不足とは認識されにくく、一律のゴールや教育方法を強要されがちです。「どの子にとっても友だちの数は多いに越したことはないのか」「パターン的な記憶力を頼りに知識や技術を身につける方法は価値が低いのか」など、考え直す点はありそうです。学校は道徳やホームルームその他の集団活動を通して社会性や柔軟性・応用力などの教育にも積極的にかかわっているだけに、実力を見誤り無理なゴール設定をされた場合、子どもの当惑は小さくありません。教育的配慮が欠けているためにこうした領域の能力的な不得手が強調され、学級内で居場所を失ったり友人関係にトラブルを生じたり自信を喪失することもあります。

　親も教師も知能以外の子どもの発達の偏りにもっと敏感であることが望まれます。診断名がつかない程度の発達の偏りでも自閉症スペクトラムやAD/HDとの類似点が

あれば、これらへの対応を応用することは子どもの適応を向上させ自己肯定感に寄与することができます。

(3) 家庭環境の要因

▶家庭環境

虐待や生活の破綻などの家庭環境による学校欠席は不登校の定義には当てはまりませんが、現実にはこれらの要因を考慮することも大切です。家庭環境に問題があった場合も非難するだけでは解消は困難で、虐待を止められない、あるいは一般的な暮らしを維持できないことに関する親への支援が必要です。当然こうした支援は学校だけでできることではなく児童相談所や医療機関などの関与が必要です。また不登校は親子に新たなストレスを加えますから、二次的に親子関係に歪みが生じていることも多くその修正のために親への支援が必要な場合もあります。

❷ 対策のポイント

▶暴力的な登校強制

(1) 暴力的な登校強制はしない

登校渋りや不登校は子どもがどうにも立ち行かなくなっていることの表明です。その困難への手当てなしに登校を強制されれば、子どもは登校できないこと自体への苦しさに加え、強制されたことへの恐怖や不信、自分のつらさがわかってもらえないことへの絶望を味わいます。「無理やりにでも登校させてしまえば楽しそうに過ごしているから」と聞くこともよくあります。しかし仮に今年の不登校が暴力的強制で解消できたとしても、それは親が味方ではないという認識を子どもにもたせたうえで問題を先送りにしたに過ぎないと考えるべきです。担任が迎えに来る、仲がいいわけでもない優等生が誘いに来るといった対応も、子どもにとっては暴力的に感じられる場合もあります。

(2) 登校を強制しないことは無策のまま待つことを意味しない

登校強制は不適切だという認識はかなり浸透してきましたが、そのことの弊害も生じています。つまり登校を強制しないということが、何もせずに待つことだと誤解されたり再登校に向けて支援すること自体に意味がないと誤解されたりすることです。登校渋りの段階から必ず何かの対策が必要です。1日休めば回復できるような学校生活への疲労であれば、疲れたらまた休めると子どもに保証してあげたり、計画的にリフレッシュ休暇をとる相談を親子でするのもよいかも知れません。見通しがないと不安な子どもや、教室のざわめきが苦しい子ども、グループ学習でとるべき役割のみつけられない子どもなどは、そのことへの配慮が必要です。子どもの特性に合った配慮

▶特性に合った配慮

を（できれば他児の目にも自然な形で）用意することが再登校に向けての準備となります。具体的な配慮の方法は個別に専門家と検討する必要があります。

▶再登校への手立て

(3) 中間的段階、再登校への手立てには、大人によるプランニングが必要

例えば、教室では学べなくても個別的な状況なら安心して登校できる場合には中間

的段階を設定することも有効です。しかし、活用されることの多い保健室や図書室はほかの子どもたちも出入りする落ち着かない場所ですし、誰がカリキュラムを提供し誰が実際に対応するのかも不明確です。学区の学校に限定せずに子どもが意味のある活動をして過ごせる場所を確保することが重要です。地域の状況によっては家庭以外には居場所がみつけられないこともあるでしょう。毎日を家庭で過ごす場合、家族だけで不安を抱え込まないような相談体制をもつことが大切です。

　再登校に向けての具体的手順を子ども自身がプランニングすることは困難です。大人が選択肢を用意し提示していきましょう。その際、子どもの特性に合わせた環境が整い子どもの疲労が回復していることが必要です。日中をどこで過ごすか（登校するかしないか）ということよりも、子どもが親を信頼し安定した気持ちで意味のある時間を送れることが目標だということを忘れずに支援していきましょう。

（吉田友子）

【文　献】

1) 近藤直司，河西文子，小林真里子，ほか：思春期不適応の予防を目的とした母子支援の試み．思春期青年期精神医学 12 (2)：109-118, 2002.
2) 田中康夫：軽度発達障害のある子どもたちへの早期介入．ひきこもりケースの家族援助；相談・治療・予防，近藤直司（編著），pp173-181, 金剛出版, 東京, 2001.

24　学習の遅れがあるようだが？

●●●はじめに

　学業不振はさまざまな要因で生じます。まずその原因を見極め、それに応じた支援を行うことが重要です。

■1 学習に遅れを生じる原因

(1) 全般的知能には遅れがない場合

●a．学習障害(LD)による学業不振

▶LD

　児童精神医学でいうLDとは読むこと・書くこと・計算することのいずれか（または、いくつか）が知能（指数）に見合わないほど不得手な場合になされる診断です。読み書きなら国語、計算なら算数といった特定の教科だけの不成績が示される場合もありますが、計算障害から理科などの不成績が、読み書き障害から教科全般の不成績が示される場合もあります。LDの子どもが能力不全を示している領域に関しては通常の指導方法では習得が困難で、認知特性に合わせた指導方法の工夫が必要になります。

●b．ケアレスミスや集中困難などAD/HD症状に起因する学業不振

▶AD/HD

注意欠陥/多動性障害(AD/HD、多動性症候群)では前述のLDをしばしば合併しますが、LDを合併していない子どもでもAD/HD症状そのもののために学業不振を起こしている場合があります。つまり授業や宿題に注意を集中・持続できないために生じる学習の遅れです。この場合は、気が散りにくい環境設定の下で指導を受ければ理解が進みやすく、この点がLDの合併とは異なります。またAD/HDでは獲得されている学習内容でもテストではケアレスミスのために成績不良となることがあります。

●c．自閉症スペクトラム(広汎性発達障害)

▶自閉症スペクトラム

知能障害を伴わない自閉症スペクトラム(高機能自閉症・アスペルガー症候群)の子どもでも基本症状である「三つ組」の障害のために学業不振を起こすことがあります。すなわち、授業中は立ち歩いてはいけない、勉強に励まなくてはいけないという認識が乏しいために学習の遅れを生じたり(社会性の障害)、授業の口頭説明が理解できなかったり読解で文意の読み取りが苦手だったり(コミュニケーション障害)、抽象的思考や推論が苦手(イマジネーション障害)なために生じる学習の困難です。誤答のみならず正答の仕方に「三つ組」の特性が反映されていないか、行動面には「三つ組」が示されていないかを検討することが必要です。学習指導には自閉症特性への配慮が必要です。

▶気分障害
▶統合失調症
▶不安障害

●d．うつ病(気分障害)、統合失調症、不安障害、環境変化などへの適応障害など精神科的状況

これらの精神科的状況のために集中力や理解力の低下が起こり、学習の遅れを生じることもあります。学業不振がみられなかった子どもにある時点から行動面の変化とともに成績不良が生じた場合は精神科疾患を検討する必要があります。薬物療法などで病状が回復すればうつ病、不安障害や心因反応では確実に、児童期の統合失調症でも大抵は集中力や理解力が回復します。但し罹患期間に生じた学習の遅れには支援が必要です。

(2) 全般的知能に遅れがある場合

▶知能障害

●a．知能障害および境界域知能

知能検査で測定されるような知能(IQ)が平均に達していない場合には当然のことながら学業不振が起きます。一般的にはIQ70(または75)未満が知能障害があると診断する基準とされますが、明らかな遅れはないとされる境界域知能(おおむねIQ70〜85程度)の子どもたちも40人学級での学習では大抵は小学校中学年以降に学習に困難を生じます。

軽度の知能障害は就学時には認識されていないこともあります。知能障害に起因する学業不振は、当然、教科全般に及び、社会性や生活技能にも知能年齢相応の未熟さが感じられます。軽度の知能障害と自閉症スペクトラムの両方をもっている子どもで

は、機械的暗記や単純な計算など特定の課題だけ年齢相応のテスト結果が示される場合があります。こういう子どもたちは保護者や担任から知能障害を認識されにくく、「知能検査で実力が出せなかっただけ」と思われてしまうこともあります。

(3) その他

このほかにも反抗挑戦性障害や怠学などの学習拒否による不振もあります。また養育放棄や家庭不和などのために安定した生活が送れない場合も学業不振を生じ得ます。

2 原因を見極めるためには

このように学習の遅れといっても原因はさまざまで、その原因によって支援方法は大きく異なります。学業不振がいつから、どんな教科にあるのかを確認するだけではなく、どんな誤り方か・どんな正解の仕方かといったことを詳細に評価すること、また知能検査でもIQの数値だけでなく認知特性を評価することが必要です。原因の検討はその後の方針を決定する最も重要な支援ですから、担任だけが責任を担うと考えずに必要に応じてほかのスタッフと意見交換することも大切です。各々の原因に対する具体的な支援方法に関しては各状態に関する項目を参照してください。

(吉田友子)

25 友だちから浮いていたり、いじめられたりするようだが？

●●●はじめに

学校などの集団の場において、目立つこと、浮くことを恐れ、息を潜めて生活する必要はもちろんありません。個性を発揮すれば、多少周囲との齟齬が生じることもあるでしょう。しかし、客観的にみて同年齢の友だちと明らかに対等なやりとりができていないと思われるような場合は、その子どもが年齢相応の社会性をもっていない可能性があります。単に個人の性格や環境に起因する問題ではなく、発達課題という視点から整理して考える必要があるでしょう。

用語解説 【IQ（知能指数）】 知能検査の結果、示された知能の水準を表す概念であり、心理学用語です。IQは、精神年齢を生活年齢で割って、100を乗じた数です。子どもの知能の発達を評価するための指数となります。

◼ 幼児期(就学以前)のケース

▶年齢相応の社会性

　幼児期の子どもは多かれ少なかれみんな自分中心に動き回り、いってみればどの子も集団からはみ出している状態です。但し、親や保育士といった身近な大人が集団を意識させるべく働きかければ、子どもは喜んでこれに参加するでしょう。この年代相応の集団とのかかわりとは、『大人に先導された集団活動に興味を示し楽しむこと』です。したがって、この時期の『浮いている』状態とは「誘われてもいつも輪から外れる」「興味を示さない」などの行動を指します。こういった様子が観察された場合には、その子どもの生活全般において、知的発達に問題はないかどうか、対人的なかかわりが十分に相互的かどうか、など見直す必要があるでしょう。精神遅滞や自閉症ス

▶精神遅滞
▶発達障害(自閉症スペクトラム、AD/HD)

ペクトラムを有する可能性がありますから、児童精神科などで専門家の評価を受けるべきです。また、注意欠陥/多動性障害(AD/HD)も同様に集団の輪から外れがちです。AD/HDでは「つい動いてしまう」「ブレーキが効かない」といった行動特性が現れます。こうした行動特性が複数の場面で同じように認められることがAD/HDの診断基準の1つなので、家庭での様子、保育の場での様子など、よく情報を集め、そのうえで児童精神科に相談するとよいでしょう。先述の自閉症スペクトラムにAD/HD症状が認められる場合もありますので、これらの評価は必ず専門家に相談するべきです。

▶不適切な養育環境

　なお、虐待を含めた不適切な養育環境が対人的なかかわりを歪め、幼少期より極めて深刻な集団不適応を招くこともあります。

◼ 学童期以降のケース

▶学童期を迎えた発達障害(自閉症スペクトラム、AD/HD)

　小学校へ入ると、さらに多くの場面で集団活動が課題とされ、周囲からの適応要請が一段と高まると同時に、子ども同士の結びつきも強くなっていきます。先に述べた自閉症スペクトラムやAD/HDの子どもの中でも、特に多動が前景に立つ子どもは、入学後比較的早い時期から目立つ存在になるでしょう。知的水準が比較的高く、言語性コミュニケーションが一見流暢なためにそのハンディキャップに気づかれにくいタイプの自閉症スペクトラム(アスペルガー症候群など)では、特異的な興味や関心の偏りが注目されるかも知れません。しかしいずれも、低学年のうちは楽観的に見過ごされることがしばしばです。高学年になり、子ども同士集団の凝集性が一段と高まる時期に至って初めて、「友だちができない」「浮いている」と問題視され始めるのです。いじめの問題もこの時期から深刻化します。子ども自身、他者からの評価を気にし始

▶二次性障害

める時期だけに、自尊心が傷ついて抑うつや神経症症状といった二次性障害をきたす場合もあります。発達障害やAD/HDが疑われたならば、なるべく早く専門家による正確な発達の評価を行い、これに基づく教育現場での対処(個別指導への導入など)が必要になります。対症的な薬物療法も選択肢に入れて、児童精神科で相談してください。

1・症状編

・重要事項・ AD/HDの多動症状は学童期後半には消退あるいは軽快する者が多く、『集団を乱す』『浮く』といった行動は少なくなります。しかし、それまでに暴れん坊のレッテルを貼られてしまっているため、なかなか友だちができないケースも多いようです。また、教育的な介入が行われずに学童期を過ごしてしまった自閉症スペクトラムでは、二次的に獲得した不適切な行動が定着してしまう傾向が強く見受けられます。こうした子どもは、早い時期にその特性に気づき、速やかに専門的な知識に基づいた教育的な介入を行うことが、何よりも大切です。

・注意点・ 集団の中にあって、ハンディキャップを疑う視点をもってみなければ目立たない発達障害およびAD/HDも少なくありません。きめ細かく行動を評価し、アスペルガー症候群や、多動傾向がなく不注意症状が優位のAD/HDを見逃さないよう、注意が必要です。

（井上亮子）

26 特定のことにばかり没頭するが？

●●●はじめに

　子どもはみんな遊びに夢中になるものですが、これが度を超している、あるいは没頭する内容が奇異である場合があります。例えば流れる水や回るものを飽きずに眺め続ける、繰り返し同じ絵ばかり描く、電車の車種・型番号・製造年代といった膨大な知識を収集する、などがしばしば聞かれます。ゲームに熱中する子どもはたくさんいますが、特定のキャラクターに異常に執着したり、同年代の子どもたちがもうそのゲームを卒業していても、一向に熱が冷めなかったりといった場合もあります。

1 没頭とイマジネーション障害

　このような極端な没頭がみられる子どもには、同時に、ままごとやごっこ遊びなど筋書きのない遊びを好まない、意外な展開やスリルを好まないなど、思考を柔軟に働かせワクワクドキドキするような状況を嫌う傾向をもつ場合が少なくありません。また、日課はいつも同じ手順で行わないと落ち着かない、予定の変更を嫌うあるいは不確定な予定を嫌うなど、臨機応変な対処が苦手な傾向を示すこともあります。英国の児童精神科医Wingは、これらの行動特性は、物事への極端な没頭を示す特性と本質

▶イマジネーション障害

▶Wingの三つ組

▶自閉症スペクトラム

▶教育的な介入

が共通しており、その本質とは想像力をめぐらせることの苦手さであるとして、これをイマジネーション障害と呼んでいます。想像力を必要としないパターン的な行動の固定と記憶に優れ、そのために物事に没頭すると考えられているのです。

イマジネーション障害は、社会性の障害(対人相互性の異常)、コミュニケーションの障害(言語性・非言語性コミュニケーションの質的な異常)と合わせて、「Wingの三つ組」といわれる自閉症の基本症状です。したがって、子どもの没頭する特性を心配する場合には、それがイマジネーション障害に当たるかどうか子どもの生活全般を見直し、かつほかの三つ組症状を併せ持っていないかどうか(自閉症スペクトラムであるかどうか)を専門的に判断する必要があります。

自閉症スペクトラムに該当しないケースでも、特定の遊びに熱中したり、記憶力に優れ「○○博士」の異名をとる子どもはたくさんいるでしょう。これらは大切な個性であり、才能です。また、自閉症スペクトラムとしても没頭し過ぎて生活の支障にならないものであれば、この性質は本人の余暇を豊かにする大切な趣味になります。没頭することそれ自体を強引に止めさせようとするのは、短絡的であり、よい結果を生むとは思われません。専門家と教育的な介入(没頭する時と場所を決めたり、ほかの活動も含めたスケジュールを組むなどの緻密な構造化)を十分に相談してください。

・注意点・
ここでは、本人が積極的に興味・関心をもって、楽しんで物事に取り組む様子に対して「没頭」という表現を用いるものと解釈しました。本人も抵抗し難い観念に支配され、止むに止まれず同じ行動を繰り返すのは強迫症状であり、27「手洗いを繰り返したり、おまじないのような行動を繰り返すが?」(次項)を参照してください。

(井上亮子)

27 手洗いを繰り返したり、おまじないのような行動を繰り返すが?

●●●はじめに

幼児期、学童期の子どもは元来被暗示性が高く、また、「いつも同じタオルを持って寝る」など決まった行動パターンをとることもあります。これらは年齢相応の不安の解消法であり、通常年齢が上がるとともに自然に消えていくでしょう。しかし、時に不安が解消困難となり、その不安を解消するための行為を繰り返して止められなくなることがあります。これは強迫といい、子どもから成人まで幅広く出現するとても

一般的な精神症状です。生活に支障をきたすようになれば、医療的な介入を必要とします。

1 強迫の構造

　強迫は、心理的にいくつかの特徴的な構成要素をもって成り立っています。手洗いを繰り返してしまう例を挙げましょう。まず「手に付いている雑菌が口に入ると死んでしまう」といった極端な発想が浮かび強い不安が引き起こされ、これを打ち消すために手を洗う、しかし雑菌は目に見えず、洗っても洗っても雑菌が付いているかも知れないという不安が消えない、これではきりがなく馬鹿げた心配であるとはわかっていても延々と手を洗い続けてしまう。この場合の「手に付いている雑菌が……」といった不安は汚染恐怖と呼ばれ、強迫を引き起こす不安の中でも最も一般的なものです。このような極端な発想を強迫観念といい、結果として手を洗う行為を強迫行為といいます。そして、強迫観念をもつと同時に、それが過剰な心配であると自覚しているのが強迫の特徴的な構造であり、これを対抗感情といいます。

▶強迫観念
▶強迫行為
▶対抗感情

2 子どもの強迫

▶心的事象を言語化する能力の限界

　子どもの場合、年齢的に心的事象を言語化する能力に限界があり、強迫に陥っても、上記のような心理状況を語ることは極めて困難です。強迫観念はより漠然としており、それだけに不安は一層大きなものとなります。圧倒的な不安に対抗感情が保てず、強迫行為も続けられずただ泣くばかりとなってしまう子どもも少なくありません。"手洗いを繰り返したり、おまじないのような行動を繰り返す"ような明らかな強迫行為はなくても、恐怖が前景に立ち混乱している場合、根底に強迫の構造がないかどうか、注意して観察することが必要です。

▶恐怖による混乱

3 強迫の治療

▶曝露反応妨害法

　成人の強迫の一般的な治療は、行動療法的アプローチと薬物療法[クロミプラミン、SSRI（選択的セロトニン再取込み阻害薬）など]です。行動療法的アプローチとは、曝露反応妨害法と呼ばれ、敢えて強迫観念に支配された不安の起きる状況に身をおいて強迫行為を行わずに耐え続けると、次第に不安が減弱するというものです。精神科の外来で医師の指導の下に行われますが、患者自身の治療に対する強い意志と積極的な参加がなければ成功しません。この方法だといったんは不安が増大することが避けられず、その時点で治療を中断してしまうケースが少なくありません。まして子どもではより困難です。子どもの強迫の治療は、薬物療法を主体として、支持的に対応する方が現実的でしょう。薬物はクロミプラミンあるいはSSRIを初回投与量から体重に応じて徐々に増量します。また、不安に対して対症的に抗不安薬をしばしば併用しま

▶薬物療法

す。それでも対処困難な不安や切迫した強迫行為には鎮静目的に抗精神病薬を用いることもあります。

4 強迫と統合失調症

統合失調症の症状(殊に発症初期の症状)として強迫が出現する場合があります。その場合、臨床的には通常の強迫より不安が生活全般に広がりやすい、対抗感情が薄い、などの違いが認められますが、子どもの強迫はそもそも非定型であるため、両者の見極めは専門の臨床家に委ねられます。また、一般的に強迫に用いられるクロミプラミンやSSRIは、統合失調症に投与されると、症状を不安定にする可能性があります。学童期、思春期の切迫した不安を伴った強迫においては、統合失調症の可能性も考えて、速やかに児童精神科を受診してください。

(井上亮子)

28 試験を受けることができないのだが？

●●●はじめに

現代の社会では大人になるまで、いや大人になっても数多くの試験を経験しなくてはなりません。お受験から大学入試、学校以外でも自動車免許などさまざまな資格試験、就職したら昇進試験と、生活から試験を取り除くことは不可能です。そもそも、試験が好きでたまらないという子どもはごく稀であり、私たちがそうであるように、嫌々もしくは仕方なく試験を受けている子どもが大半でしょう。しかし、単に試験が嫌だから受けないという子どもはほとんどいません。むしろ、試験を受けなければならない、成功しなければならない、頑張らなければいけないと、真面目に受け止めている子どもほど、そのストレスに耐えられなくなってしまうのです。医療的な介入が必要なさまざまな症状を呈することもあります。

1 学童期

小学生になると、授業の中に『テスト』が出現します。この時期は学習能力が飛躍的に伸びる一方で、早生まれの子と遅生まれの子、男の子と女の子、など成長の速度に個体差が大きいため、単純にほかの子と点数を比較することはできません。試験を受けたがらない理由として、「クラスメイトの前で点数を発表された」「○○くんはもっといい点でしょと言われた」などの体験が関係していることが多くみられます。子どもの勉強に対する意欲を削いだり、劣等感をあおるようなかかわり方をしていな

いかどうか、再点検しましょう。周りがほかの子どもと比べなくなることだけで、プレッシャーが減り試験を受けられるようになることもあります。また仮に試験が受けられない状態が続いても、学校や授業への参加は勧めていきましょう。時間をかけて、勉強した事柄の確認作業であるという試験本来の目的を説明し、達成感と自信をもたせるために、その子の成長に合わせた目標設定をすることが試験へのハードルを下げることになります。

▶個別的な目標設定と評価

▶身体化症状

　子どもの場合、精神的な不安が容易に身体化され、頭痛、腹痛、発熱、時に激しい嘔吐や下痢など、さまざまな症状をきたします。そして、医者へ行っても原因がわからず、服薬ばかり多くなり、親は苛立ち、子どもはさらに不安を募らせ、但し根底にあるストレスからはひとまず遠ざかっている状況になるため、症状は固定されてしまうといった悪循環となる場合が少なくありません。身体的な症状に対しては、まず小児科の診察を受け、問題がなければこれを子どもに伝えて安心させ、ゆっくりと回復を待つ姿勢をもって接してあげるのがよいでしょう。また、抗不安薬など精神科的な投薬も有効ですので、児童精神科で相談してください。

2 思春期

　この頃になると、進路の問題なども関係して、周りもまた子ども自身もより試験の結果を求めるようになり、おのずと試験に対するプレッシャーは大きくなっています。ここで試験が受けられなくなる子どもは、大きく3つに分けられるように思います。

▶バーンアウト
第一に、周囲の過度の期待に応えなければならないと奮闘して、バーンアウト(燃え尽き)してしまうケース。第二は、思春期特有の理想の自己像を抱え、「いい点が取れないくらいなら、受けない方がいい」というような極端な考えに陥ってしまうケース。「やればできる、できないのはやらないから」と自らに言いわけをして、思ったとおり

▶回避
にならない現実から回避してしまいます。彼らは大変プライドが高く、非常に傷つきやすいのが特徴です。第三には恐怖症に基づくものです。試験場面で、パニック発

▶恐怖症
作や自律神経症状(頻眠、発汗、ふるえなど)を経験したケース。彼らは「再び症状が出現したら」という恐怖のもとに試験を受けられなくなることがあります。

用語解説　【身体化障害】　身体的要因が発見できない、多彩で変動しやすい身体的愁訴を呈するものです。DSM-Ⅳの診断基準では条件項目が多く、厳密にこの障害と診断されることはそう多くないのですが、症状は呈しても基準を満たさないものは、鑑別不能型身体表現性障害に分類されます。女児に多いといわれます。

いずれにしてもこの年代の子どもの場合、「試験を受けなければいけないことは十分にわかっているけれど受けられない」という葛藤状況におかれており、このような葛藤状況を理解したうえで、彼らの自己肯定感を引き出すような短いアドバイスを送るのがいいでしょう。ともかく、本人も周囲も1つの試験がその後の人生を決定するなどと思い込まず、人生の1つの通過点として考える余裕をもつことが必要になります。親や担任のほか、スクールカウンセラーや、精神科でのカウンセリングおよび、時には専門療法が有効でしょう。

　なお、生活全般における活動性の低下、意欲の低下、そして対人関係の変化（友だちと遊ばなくなった）などが持続的にみられた時は、うつ病や統合失調症の可能性もありますので児童精神科を受診してください。

▶うつ病や統合失調症の可能性

（井上雅人）

29　突然ドキドキして、不安になることがあるが？

●●●はじめに

　ドキドキして心拍数が上昇する、手に汗をかく、呼吸が荒く苦しくなる、からだが震える、気持ち悪くなる、めまいがするなど、主に自律神経症状を伴い突発的に数分〜数十分持続する強い不安ないしは恐怖を、一般に「パニック発作」といいます。パニック発作は通常は青年期以降に発症することが多いのですが、学童期や思春期にもみられることがあります。最近はメディアでも取りあげられることが多いパニック発作ですが、子どものパニック発作は大人のそれと違いがあるので、その特徴について以下に述べます。

■1　子どものパニック発作

　子どものパニック発作では、発作が起こる前になんらかのきっかけがあることが多いのが特徴です。以前に目の前で自動車事故を目撃した子どもが、バスに乗る時にパニック発作を起こしたり、押し入れに閉じ込められたことのある子どもが、エレベーターの中でパニック発作を起こしたりします。学童期の子どもでは、以前の不快な体験との因果関係を自ら説明することはできないので、パニック発作を起こす対象や状況をよく観察して周囲が判断する必要があります。パニック発作自体は数分〜数十分で治まるのが普通です。こうした子どもには安全感を与えることが最良の方法ですので、特に発作中には症状はすぐに治まること、命に別状はないことを説明しましょう。当分の間はパニック発作を起こす対象や状況を避けるようにしてください。パニック

発作を起こさないようになったら、少しずつ状況に慣らしていくことがよいと思われます。決して無理にパニック発作を起こす状況に曝露させて治そうなどとはしないでください。子どものパニック発作には先行する不安や恐怖を取り除く作業を重点に対処するようにしましょう。

▶先行する不安や恐怖

▶赤面恐怖
▶対人恐怖

思春期のパニック発作は、しばしば赤面恐怖（人前に出ると赤面してしまうあるいは赤面してしまうのではと不安になる）や対人恐怖を伴います。このため人込みや外出を嫌い、ひきこもりの原因となることがあります。

▶薬物治療

一般にパニック発作には薬物治療（精神安定剤や抗うつ剤）が比較的よく効くとされています。ですから、どの年代であっても、パニック発作が頻発する時やパニック発作により日常生活に支障がある時には、児童精神科の受診をお勧めします。

重要事項　過呼吸（過換気）症候群

呼吸が苦しくなり（空気が吸えないと感じるようになり）、呼吸が荒くなり（過呼吸）、長時間続くと手足のしびれやけいれんを起こす症状を過呼吸症候群といいます。思春期〜20歳代の女性に多くみられます。過呼吸症状は呼吸数が増加することで血中の二酸化炭素濃度が低くなり、それに伴い手足のしびれを起こし、さらに不安が強くなって呼吸数が増えるという悪循環が起こっています。紙袋内で呼吸させる（ペーパーバッグ法）と、血中の二酸化炭素濃度が正常に戻り、落ち着きます。

重要事項

子どもの場合、大人が飲むドリンク剤や過剰なカフェイン、アルコールなどの摂取によって、時に動悸、呼吸が速くなる、吐き気、不安などの症状が出現することがあります。症状が出現した時には、念のためそのような物質の摂取がなかったかどうかを確かめる必要があります。

（井上雅人）

用語解説　【ペーパーバッグ】

過喚起発作を是正して症状を改善するために最も簡便な方法です。紙袋を口と鼻に当て、袋の中の空気をゆっくりと再呼吸させます。低下した血中のCO_2分圧が高くなり、発作は通常数分以内に治まります。

30　強いストレスを感じてから、体調や気分がすぐれないが？

●●●はじめに

　子どもでも大人でも、強いストレスを感じた後、一時的に体調や気分がすぐれないことは珍しくなく、正常な反応といえます。一般に時間の経過とともに改善してくるので、それほど心配はいりません。しかし、そのストレスが子どもにとって甚大であったり、またストレスが持続している時は注意が必要です。

1　乳幼児期

　この年代はストレスをことばで表すことができないため、何がストレスになったのか、子どもにとってどれほどストレスであったかなどを、大人が十分に理解してあげる必要があります。この頃の子どもの症状の特徴としては、物音などに過敏になる、ぐずる、今までできていたことができなくなる（例えばトイレ、一人遊び、昼寝など）、何度も同じことを聞いたり繰り返したりする、などがあります。いずれもストレスをきっかけに不安が大きくなった状態ですので、子どもにかかわる時間を増やして安全を保証してあげましょう。子どもの不安を取り去るための作業につきあってあげることが大切です。

▶過敏になる
▶ぐずる
▶できていたことができなくなる
▶何度も同じことを聞いたり繰り返したりする

2　学童期

　この年代でも子どもは、まだストレスの内容や自分の気持ちを十分に説明することができないので、しばしば頭痛、下痢、吐き気など体調不調や強迫症状、ひきこもりなど行動異常がみられることがあります。身体症状に関しては、症状に応じて小児科を受診させるなどきちんと対応してあげることが必要です。身体的に問題がないと診断されれば、からだの病気ではないので心配しないこと、ストレスの反応として体調不良になることもあることなどを、子どもに説明してあげるといいでしょう。

▶体調不調
▶強迫症状
▶ひきこもり

用語解説　【ストレス】

　物理化学的・精神的・社会的なものを含め、人体に対して間脳から脳下垂体、副腎と続くシステムを通じて影響を与えるもの（ストレッサー）により生体が影響を受けている状態です。

　適度にストレスを受けた時は、能力を十分に発揮したり、こころを引き締めたりしますが、適度に受ける状態が継続するとこころが病んだり、からだにも変調が起きることがあります。

3 思春期

▶仲間はずれやいじめ

▶不登校
▶非行
▶成績の低下

　思春期では対人関係のストレスが増大します。仲間はずれやいじめは、子どもの自尊心を大きく傷つける体験ですが、自立心の芽生え始めたこの年代の子どもには、「恥ずかしい」「ほかの人に迷惑をかけられない」などと認識され、これを隠そうとするため、周囲からわかりづらいこともあります。不登校、非行、成績の低下など生活の変化に注意することが必要です。無理に聞き出して失敗体験を掘り出すことは却って本人を追い詰める可能性があります。周りはいつでも子どもが相談できる準備を整えていくことが必要です。いじめなど対人関係の問題は、継続的なストレスとなり、家族だけでは対応できないことが多いので、早いうちに関係機関と相談することが重要です。

■重要事項■　PTSD（心的外傷後ストレス障害）

　死または重傷を負うような著しく侵襲的な心的外傷（トラウマ）を体験した後に、再体験（フラッシュバック）、回避、過覚醒という特徴的な症状が持続的にみられる障害をいいます。再体験とは、突如強い恐怖に襲われたり悪夢をみるなど、外傷体験に関する記憶が侵入的によみがえることです。子どもでは、外傷を再現する遊びをしたり出来事を繰り返し話題にしたり、毎晩怖い夢にうなされるといったことがあります。このため、外傷体験に関連する事柄から避けようとし（回避）、また起こるのではと常に緊張する状態（過覚醒）が続きます。PTSDは阪神淡路大震災後や地下鉄サリン事件以来メディアでも大きく取り扱われるようになりました。大人の場合、心的外傷は前述のとおり一般には「ほとんど誰にでも大きな苦痛を引き起こすような」脅威的な状況であるとされていますが、子どもの場合は、交通事故、家族の死、いじめなど、より身近な出来事であることも多いといわれています。重大な災害に遭遇した時はもちろんのこと、再体験を繰り返すような症状を認めた時は、早期に児童精神科を受診してください。

（井上雅人）

31　自分のしたことを覚えていないことがあるが？

●●●はじめに

　「自分のしたことを覚えている」という現象自体、自分が自分として同じ人間であり、周囲も周囲として変わることがないという確固とした信念に支えられています。また「自分がしたこと」を記憶として保持し、それをその時の周囲の状況と関連させ

て思い出させる手段をもっていることが前提となります。それには、ことばを自由に使用する能力、状況を判断する能力が必要になります。このような信念や能力は成長とともに育まれるので、乳児期、幼児期においては、「自分のしたことを覚えていない」ことがあっても不思議ではありません。また学童期、思春期においても、自分に興味のあることは覚えていますが、あまり興味のないことは忘れてしまうことも日常茶飯事です。

　ここでは、発達年齢を加味しても、極端に「自分のしたことを覚えていない」場合、通常なら覚えているはずの重要な出来事の記憶を失ってしまっている場合、ある期間の自分に起こったことをすべて忘れている場合、過去の自分と現在の自分のつながりがみえなくなってしまっている場合を述べます。但しこのような時は、まず身体疾患（脳腫瘍、頭部外傷）の除外のために、小児科、脳外科などを受診して検査を受けてください。それでも原因がみつからない場合にはこころや精神的な影響が強くみられると思われます。

1 幼児期・学童期

▶てんかん

　この時期の子どもで、「自分のしたことを覚えていない」場合、まずてんかんが疑われます。てんかんの中でも、精神運動発作（複雑部分発作）では、特にこのような症状がみられます。その診断には脳波の検査が有用です。次に、このような脳波異常もみられなかった場合、子どもにとって自分のこころの中からその記憶を消し去りたい願望が存在したことが疑われます。それでは、忘れ去りたい記憶とは、どのようなものなのでしょうか。周囲の者からもわかりやすいものとして、大切な人物の喪失、身の回りに生じた非常に怖い事件（火事や地震などの災害）などが挙げられます。この時期の子どもには一般的に、このようなストレスをうまく処理する能力が育っていません。そこでその記憶をこころの中から（すべて）消してしまうことで、自分のこころを守ろうとする傾向がみられます。これは診断的には解離性障害と呼ばれるものに当たるでしょう。

▶解離性障害

　但し子どもにとって、その記憶を消してしまいたいほどのストレスが周囲の者からはわからないことも少なくありません。この時期の子どもの場合、ストレスの原因となる怖さが（大人にとっては）些細なものであっても、困惑し「わけがわからなくなってしまう」ことがあります。このような時あたかもその出来事の記憶を失ってしまったかのようにみえることがあります。このような場合周囲の大人は、その原因を根掘り葉掘り聞かず、まず子どもに安心感を与えるよう努力し、発達年齢に沿ったわかりやすい質問をすることが大切です。またそのような環境の中で原因が判明した時には、それが大人にとって取るに足らないことでも、決して軽視しないことも重要です。

2 思春期

　子どもが抱えるこころの問題は、年齢とともに複雑さを増してきます。つまりこの年代になると、子どもは年齢相応の社会適応をしようと、自ら努めるようになります。適応のために不都合な体験や考えは、意識的にこころの奥底(無意識の層)に閉じ込められることも少なくありません。このような無理な状況が長く続き、かつこれ以上社会への適応が困難になった時、自分自身に関する記憶をすべて失うこともあります(全生活史健忘)。また社会に適応するために、過去のつらい体験のみを記憶から消し去ることもあります(解離性健忘)。時にはそれに加えて、本人がまったく違う人物になってしまうこともあります(解離性同一性障害)。いずれにしても精神科的治療の必要なことが少なくありません。詳しくは「解離性障害」の項(234頁)をご覧ください。

▶解離性同一性障害

（広沢郁子）

32　突然立ったり、歩いたりすることができなくなることがあるが？

●●●はじめに

　子どもの場合、このような症状はそれほど珍しくありません。子どもは温度や湿度の変化に対するからだの調整機能が成人ほど発達していません。例えば高温の環境に一定の期間身をおくと、脱水症状や自律神経系の失調をきたし、一過性に立ったり歩いたりすることができなくなることがあります。しかしそのような環境的な問題が関与していない場合には、注意が必要です。まずはこのような症状を引き起こすことのある身体疾患(脳や神経の障害、整形外科的な障害、耳鼻科的な障害、貧血や低血圧などの内科的な障害)を考え、適切な医療機関で検査を受けることを勧めます。しかしそこで異常がみつからなければ、精神的・心理的な要因が考えられます。ここでは、てんかんも含め、年代別にこのような症状をきたす障害を簡単に述べます。

1 幼児期

▶てんかん

　この時期で特に注意を要する障害はてんかんです。てんかんの中には、脱力を呈し立っていられなくなる型の発作もあるからです。時間は数秒から数分まで、発作中の意識は保たれている場合とそうでない場合があります。医療機関で脳波検査などを受け、医師のアドバイスに従ってください。そのほかこの時期では、上述の身体疾患の可能性を十分に考えて、慎重に対応してください。

2 学童期

▶自律神経系の調節の問題

　この年代で、最もよくみられるのが、例えば朝礼の時など長く立っていたり、急に立ち上がった時に倒れる現象で、いわゆる失神といわれるものです。多くは急に目の前が暗くなり、気が遠くなり、また周囲から見ると顔色が青く、冷や汗をかいています。基本的には、上述のように自律神経系の調節の問題であり、大きな心配はいりません。しかしこれが繰り返される場合には、規則正しい生活をして、普段から体調を整えることが大切となります。小学校中学年になると、ヒステリー発作もみられるようになります。これは心理的なストレスが原因となって、からだの運動や感覚の異常がみられるもので、現在の精神医学用語では転換性障害といわれています。子どもの場合、こころの悩みをことばで表現することができなかったり、うまく周囲の者に相談できずに1人で抱え込み、それが時にからだの症状（転換症状）となって出現することがあるのです。歴史的には、失立（立てない）、失歩（歩けない）、失声（声が出ない）、心因性視野狭窄（目が見えづらい）、難聴（耳が聴こえづらい）などの症状が有名で、現代でも特に子どもではこの種の症状がみられやすいといわれています。しばしば子どもは、このような劇的な症状にもかかわらず平然としていますが（これを「満ち足りた無関心」と呼びます）、それはこのような症状によって、大きなストレスや不安に直面しなくて済むようになるからと思われます。治療には、それとなく不安やストレスを取り除くような周囲の配慮が必要です。このほかに小学校高学年になると、次に述べる過換気症候群も比較的よくみられるようになります。

▶転換性障害

3 思春期

▶過換気（過呼吸）症候群

▶ペーパーバッグ法

　過換気（過呼吸）症候群は、中学校年代から高校年代の女性に多くみられます。倒れる前に息が詰まる感じがし、ハーハーと呼吸が激しくなり、手足がしびれて突っ張ってきて、意識を失うこともある現象です。この時本人は、息が止まってしまうのではないかという不安が強く、呼吸をし過ぎ、血液がアルカリ性に偏りこのような症状が出現します。したがって紙袋を口と鼻にかぶせて呼吸をさせる方法（ペーパーバッグ法）で治療します。根底にある精神的ストレスを見つけ出し、取り除くことも必要です。なおこの時期には、上述の転換性障害（ヒステリー発作）、さらには神経性食欲不振症による極端な体力の低下なども考えなければなりません。

（広沢郁子）

33　身体症状（頭痛、腹痛、吐き気、めまいなど）を訴えるが？

●●●はじめに

　子どもは、成人に比べて身体症状を訴えることが多いものです。特に腹痛は反復してみられる場合も多く、ある調査では10％前後の子どもにみられるともいわれています。子どもはこころのストレスや不安、緊張を適切なことばで表現できず、それらをこのような身体症状として訴えることも少なくありません。「緊張するとお腹が痛くなる子」は、現代の日本社会ではよくみかけられます。しかし大切なことは、本当に身体疾患がないのか、まず小児科などで調べることです。もし異常がみつからなければ、心理的・精神的な問題が示唆されます。

1 幼児期

▶子どもの発するSOS

　現代の日本では、この時期より子どものストレスはかなり高く（幼稚園受験、小学校受験、塾通い）、心理的・精神的なストレスが容易に身体症状となって出現することがあります。そのほか両親の不和、両親との信頼関係が希薄であったり、きょうだい間の葛藤が激しい場合なども同様です。症状としては腹痛が最も多く、次が頭痛です。ストレスが大きい場合は、これらの訴えが子どもの発するSOSですので、周囲の大人は十分に気をつけてください。子どもが安心できる環境づくり、その子に合った幼稚園（や塾）の選択などを、子どもの立場になって考え直すことが大切でしょう。なお特別なストレスと関係なく、突発的に腹痛・頭痛・吐き気などが出現した場合には、てんかんの1つである自律神経発作も考えられます。脳波の検査を受けてください。

2 学童期

▶こころのSOS

　小学校低学年の子どもの場合も、基本的には幼児期と同じです。但しこの時期の子どものこころのストレスとしては、学校の成績や学校の行事（運動会など）、友人関係がかなりの部分を占めてきます。時にこれらにまつわる悩みが子どもの世界のすべてを占めてしまうこともあります。このような時には、上述の身体症状が持続的に訴えられることも少なくありません。小学校中学年以降になりますと、子どもにも言語による表現能力が育ってきます。それに伴って、こころのSOSはことばで適切に出すこともできるようになります。しかし同時に両親にも語れないつらい出来事も増えてきます。例えば学校におけるいじめの問題などは、子どものプライドを著しく傷つけ、こころの中に密かにしまい込まれてしまうことも少なくありません。この時期になると、腹痛、頭痛に加えてめまいの訴えも目立ちます。このような身体的訴えは、不登

校などの現象にもつながり、周囲の対応が必要になります。子どもの悩みが素直に聞けるような大人の姿勢が必要です。また子どものプライドも傷つけぬよう注意することが肝要となります。

　なお小学校高学年になると、特に女性では急激に身体的な成長がみられ、その際に自律神経（交感神経と副交感神経）の均衡が崩れ、それに伴って、立ちくらみやめまい、動悸などがみられます。本人が過剰な不安を起こさぬよう、親（母親）は、適切な対応をしてください。さらにこの時期になるとストレスを自ら回避するために、意識的に身体症状を利用することもあり、これを詐病と呼びます。このような場合には、子どもの「嘘」を一方的に責めることはせず、子どもに合った環境を本人とともに考えるなど、親は子どもの「応援者」の役割を引き受けることも大切です。

▶詐病

3 思春期

　思春期になると、こころや精神の不安やストレスに対する対処も徐々にうまくなってきますので、幼児期や学童期のように多くはみられなくなります。但し上述の反復性の腹痛も、約1/3は思春期以降まで続き、その一部が過敏性大腸症候群になるといわれています。また思春期では、ほかの精神障害の症状の一部としてみられることも少なくありません。子どものうつ病（身体症状のみが目立つうつ病もあり、仮面うつ病と呼ばれます）、統合失調症（発病前の症状として頭痛やめまいへのとらわれがみられることがあります）などが考えられる場合は、専門科医へ相談してください。

▶過敏性大腸症候群

（広沢郁子）

用語解説　【過敏性大腸症候群】 炎症や腫瘍など器質的疾患が認められていないにもかかわらず、消化管の機能異常により腹痛や便通異常をきたす、心理社会的因子との関連の強い症候群です。小児領域では小学生の1～2％、中学生の2～5％、高校生の5～9％にみられると報告されており、小児では下痢が主体の場合が多いとされています。

34　周囲の様子がぴんとこない（自分が自分でない、現実感がない）のだが？

●●●はじめに

　「周囲の様子がぴんとこない」「自分が自分でないような感じ」「現実感がない」といった訴えが、子どもの方からなされることはめったにありません。成人の場合も、このような感覚自体を抱いたとしても（またそれによって大きな苦しみを覚えていたとしても）、日常会話の中で周囲の人に訴えることはあまりないでしょう。つまりこの種の感覚は、非日常的なものであり、それを他人に伝える「適切なことば」をもてないのが現状なのです。しかし中には、なんとかそれを周囲に伝えようとする人もいます。

　そこでまず、その具体的な表現を並べてみます。「何を見ても、それがそこにあるというだけで、こころにぴんと響いてこない」「何を聞いても、ことばだけが聞こえているだけで、こころに響いてこない」「何を見ても、何をしても、感動がなく、喜怒哀楽すべてがなくなってしまった」「何をしても自分がそれをしているという実感がない。まるで自分は機械になってしまったようだ」「自分が自分であるという実感がない」「自分のからだが自分のもののようでない」「雲の上を歩いているような感じがする」などです。このような感覚は、例えば徹夜明けの「ぼんやり」した状態、大切な人を失った後の状態（「まるで他人事のような」感覚）に近いものです。しかしこのような感覚が、理由もわからず突然訪れたらどうでしょう。普段私たちが当然もっている「（人間として）当たりまえな感覚」を根元から失ってしまった怖さを体験することになります。

❶ どのような病気が考えられるか

▶離人症

　上に述べたような不可思議な体験は、一般に離人症と呼ばれます。しかしこのような体験を1つの感覚として感じ、それを表現するには、かなりの抽象化能力が必要です。したがって離人症の多くは、10代の半ばから出現します。しかし精神医学の分野では、離人症という1つの「病気（障害）」が存在するわけではありません。一過性のものであれば、健康な若者にも比較的多くみられます。またうつ病の始まりや終わりの時期、統合失調症の始まりの時期、多重人格をはじめとする解離性障害の際にもしばしばみられます。したがって注意が必要なことは、このような症状がみられた場合、それが正常範囲のものなのか、ほかの精神障害に伴われたものであるのか、それとも以下に述べる離人神経症と呼ばれるものであるのかという見極めです。これには専門家の診察が必要です。

2 離人神経症とは

▶離人神経症

　長い間、離人症状のみが目立つ場合を、一般に離人神経症と呼びます。中には離人症状が何年にもわたることもあり、本人はかなりの苦痛を体験します。しかし多くはこのような症状をもちながらも日常生活や学校生活は送れるものです［但し勉強で覚えたことが実感としてこころ（頭）の中に残らないので、成績は低下しがちです］。離人神経症の場合、離人症状はある日突然生じることが少なくありません（中にはその場面を後々まで正確に語れる人がいます）。そして離人症状自体を、不快な体験としてとらえ、かつそれが生じる以前の自分に戻りたいと強く希望します[1]。もしこのような症状が揃っていなければ、ほかの精神障害に伴う離人症を疑った方がよいと思われます。なお離人神経症の場合、離人という症状には、あらゆる実感を麻痺させることにより、耐え切れないこころの苦痛への直面を避ける意味があるといわれています。また離人神経症は、内面では「意地っ張り、プライドの高さ」、対人的には「八方美人」といった生き方のギャップが存在する人に多いようです[2]。さらに現実の「実感の乏しさ」と反比例して、睡眠中の夢はありありとして迫力のあるものが多くみられます[3]。治療にはかなりの時間を要します。精神科医に相談してください。

（広沢郁子）

【文　献】
1) 清水雅之：離人症の疾病学的研究　精神経誌 67：1125 - 1141, 1965.
2) 広沢正孝：離人神経症の治療と離人症再考. 臨床精神病理 15：271 - 285, 1994.
3) 市橋秀夫：重症離人症の精神病理と治療；症例を通して. 精神科治療学 4：1529 - 1539, 1989.

35　食事をせず、極端にやせてきたが？

●●●はじめに

　子どもの食欲は、成人に比べてムラがあります。一般に規則的な食事の習慣は、乳幼児期を通してほぼ確立されますが、小学校年代以降も偏食や食事にムラのある子どもたちはいます。また誰しも、つらい時や悲しい時には、一過性に食欲がなくなるものです。したがって極端に体重が減少するほどに至らず、またからだの病気がなければ心配はいりません。ここでは、「食事を摂らず極端にやせる」背景に、こころの問題が存在し、かつ早急に対応しなければならない場合を中心に述べます。

1 乳幼児期

　乳児期や幼児期の子どもが、食欲がなく元気もない場合、多くは経過をみるのみで、2～3日で回復することが多いようです。しかし回復が遅い時は、以下に述べる慢性的な不適応状態に注意を要することがあります。この時期の子どもは、言語により自分の状態や気持ちを表現できないことが多いため、なかなかつかみにくいこともあります。

▶慢性的な不適応状態

　さて慢性的な不適応状態は、食欲も元気もない状態が長期間持続した場合に考えなければなりません。近年の子どもは、早期より保育園・幼稚園のみならず稽古ごとなどで多忙です。自分の意志よりも、親の願望や都合が優先されていることも多いでしょう。言語表出のまだ少ない子どもは、たとえそのような場が自分に合わず、つらくとも、そのつらさを表現できず、誰にもわかってもらえぬまま、1人で背負い込んでいることもあります。このような際には、子どもの個性を振り返り、いかなる生活形態が不適応の要因になっているのかを考えることが重要となります。近年、親の不適切な養育（養育放棄、虐待など）によって、長期間子どもが心的ストレス下に晒されることが問題になっています。その際にも極端な食欲の低下がみられる場合があります。

2 学童期

　上述のようにこの時期も、偏食や食事にムラのある子どもはおり、一過性の食欲低下は特に問題はありません。しかし学校給食の場面で教師より偏食を厳しく咎められたりすると、過度の不安や緊張が高まり、食事が摂れなくなることもあります。和気あいあいとした食事場面を工夫し、偏食を改善していくことの方が、健全な発育には効果的と思われます。また慢性的な心的ストレスは、この時期においても持続的な食欲の低下をもたらすことがあります。この時期には、言語表現も豊かになり始めますが、子どもなりの自尊心から、親や周囲の者に語らないか、「胃が痛くて食べられない」とのみ語ることも少なくありません。特に「いじめ」、仲間はずれなどの交友関係や学習に基づく悩みは、子ども自身からは語られないこともしばしばあります。親はこれらの問題に注意を向ける必要があるでしょう。また、嘔吐を繰り返す場合も心的ストレスを考慮しなければなりません。このような場合子どもは、「吐く」という行為で、むかつく思いを発散している可能性があります。むしろ子どもが、このような気持ちを素直に発散できるように手助けすることが大切です。

3 思春期

▶摂食障害

　この時期の女性は、摂食障害の好発年齢であり、「やせ願望」に基づいて極端なダイエットに走ることがあります。空腹を我慢して、ダイエットをしていると、当初は

達成感やからだが軽くなったことで、活動性が高まりますが、栄養状態が極端に低下すると生命にかかわることもあります。小学校年代や男性にも出現することがあります。摂食障害の詳細に関しては「疾患編」(239頁)をご参照ください。

　なお、この年代になると、統合失調症、うつ病、強迫性障害などの精神疾患に伴って食欲および体重の低下が出現することもあります。

・注意点・

子どもは年齢が低いほど、自分の悩みをことばで表現できず、拒食や食欲低下などの身体症状(現象)で表現することが多いのです。拒食や食欲低下といった現象にだけとらわれず、子どもの表情、行動、生活状況などを総合的にみてください。

・重要事項・　誰に相談すればよいか？

まずは身体疾患がないかどうかの判断が大切です。したがって小児科への受診をお勧めします。しかし身体疾患が否定され、かつ摂食障害、うつ病、統合失調症などの可能性がある場合には、小児精神科をお勧めします。なお思春期以降なら、一般の精神科でも対応可能です。

(広沢郁子)

36　食べてもお腹がいっぱいにならないのだが？

●●●はじめに

　先の項35「食事をせず、極端にやせてきたが？」(128頁)でも述べましたが、子どもの食欲は大人に比べてムラがあります。また大人でも食欲は一定ではありません。受験勉強でこころのストレスがたまったりすると、一時的に食べ過ぎ、体重が増加することもあります。中には失恋や大事な友人との別れ、肉親との死別などを体験した時、不思議なことに食べ過ぎという現象がみられることもあるのです。さらに「食欲の秋」ということばがあるように、食欲は気候やそれに伴う体調(自律神経の状態)にも大きく左右されます。また女性の場合、月経に前後して食欲が著しく増大することも少なくありません。したがって、一過性の食べ過ぎや食欲の増大は、過剰に心配せず、様子をみてよいと思われます。

　しかし、いくら食べても満腹感のない状態が持続した場合には、その背後に身体疾

患(甲状腺機能亢進症、糖尿病、ある種の腫瘍など)が存在している危険性もあるので、小児科、内科などを受診してください。特に異常が指摘されなければ、こころのストレスと関連した精神障害の可能性が高まります。

1 乳幼児期

　先の項で述べたような子どもの慢性的な不適応状態は、時に過食を引き起こします。また食事習慣にまつわる不適切なしつけも、過食に拍車をかけることがあります。特に、養育者が愛情の代償として、食べ物を過剰に与え過ぎることには注意が必要です。この時期の子どもは、「食べてもお腹がいっぱいにならない」と自ら訴えませんので、周囲の大人が以上のことに気を配ることが大切でしょう。

2 学童期

　学校という社会場面が重要な位置を占めるこの時期には、子どもは対人関係や学業のことで持続的なこころのストレスに晒されます。このようなことが過食の原因になることがあります。またこの時期になると、子どもにとって大切な人からの愛情の欠如を、過食によって埋めようとする場合もあります。いずれにしても、以前に比して不自然に体重が増加してきたら、そのこと自体、子どもの発するこころのSOSの可能性があることを、周囲の大人も認識しておく必要があるでしょう。なお小学校高学年になると、子どもの躁うつ病(うつ病の際にも過食がみられることがあります)や、次に述べる摂食障害もみられ始めます。

▶こころのSOS

3 思春期

▶摂食障害

　この時期の女性は摂食障害の好発年齢です。摂食障害の中には拒食がみられず、過食から始まることもあります。また過食のみが続く摂食障害もあります。過食の多くは夜間にみられ、コンビニなどで大量の食べ物を買い込み、一気に食べます。その食べ方は猛烈なスピードです。このような子どもは、この瞬間に一種の陶酔感を覚えているようであり、満腹感は生じません。そして食べ終わった後は、多くの場合、自分の指を使ったり、大量の水を飲んだりして、食べたものをすべて吐き出します。吐くこと自体は苦しいものですが、これも繰り返すうちに快感に変わることがあります。

　ところでこのような過食を自ら親に打ち明けることはあまりありません。友人にも語らないことも多いのです。さらに過食症の子どもの多くは、表面的には「真面目なよい子」で、また初期には学業にも支障をきたさないため、周囲の者が発見することは困難であることが少なくないのです。近年では過食と嘔吐を繰り返すうちに、それらが習慣化し、あたかも中毒症状のようになって、「止めたいのに止められない」といった状態に陥る症例が増えている印象がもたれます。このような子どもは、食べる

ことへの自責感も強く、抑うつ症状を伴うことも少なくありません。もしもこのような悩みを打ち明けた場合、周囲の者は、その勇気を称え、同時に過食の背景に存在するこころの問題を改善すべく、専門医に相談してください。

なお、稀な疾患ですが、思春期の男子にみられやすく、傾眠と病的空腹感が数日から数週間続く、クライネ＝レヴィン症候群という病気があります。症状のみられない時期はまったく問題はありませんが、数ヵ月ごとに繰り返し症状が出現することがあります。治療および成長にて改善しますので、専門医に相談してください。

▶クライネ＝レヴィン症候群

（広沢郁子）

37 たくさん食べるのに、やせるのは？

１ 身体的疾患が原因の場合

食事を摂っているのにやせてしまうという時、まずは身体的な原因を考えてください。先天性代謝異常、消化・吸収の障害は新生児、乳児期に小児科において診断がつきます。また感染や発熱などでエネルギーを多く使ってしまうため、やせてしまうこともありますが、これもからだの症状がはっきりしているため精神科を受診することはないでしょう。しかし、身体疾患でも気づきにくい疾患もあります。例えば、糖尿病はブドウ糖の血中濃度を一定に保つために必要なインスリンの作用が不足するために起こる代謝異常ですが、尿中にブドウ糖が失われてしまうため体重減少が起こります。体重減少のほかの症状としては口渇、多飲、多尿、易疲労感が認められ、この点に注目する必要があります。また甲状腺機能亢進症は甲状腺ホルモンが過剰に分泌されることによって起こる疾患です。比較的若年女性に多く、代謝が活発になるため体重減少が認められることがあります。その他の症状としては、心悸亢進、眼球突出、甲状腺腫が認められます。これら身体疾患が疑われる場合はそれぞれの専門医を受診することをお勧めします。

２ 摂食障害

「たくさん食べるのに、やせる」ことを主訴に小児精神科を受診した場合は、まずこれらの身体的な病気ではないことを確認します。身体的に問題がないにもかかわらず体重が減少する場合は、そこに精神的な問題があるものと考えます。それまでの成長に大きな問題がなく、突然の体重減少が始まり、なおかつ身体的にも問題がない場合は、摂食障害が疑われます。摂食障害は肥満に対する強い恐怖をもち、しかも自分

▶突然の体重減少
▶摂食障害

の食欲、体重を思いどおりにコントロールすることを強迫的に行おうとする疾患です。思春期の女性に多いのですが男性にもみられます。摂食障害では、極端な節食、体重減少、および体重減少に伴うホルモン、電解質バランスの崩れがあり、周囲から栄養摂取の必要性を説明されても頑として受け入れようとしません。また自分のからだに対するイメージにも歪みがあり、やせが極端な場合でも決して自分がやせていることを認めようとしません。そればかりかさらにエネルギーを消費するための過活動が認められます。拒食ばかりでなく時には発作的で際限のない過食をすることがあります。過食の後にはしばしば自己誘発性の嘔吐あるいは下剤の乱用がみられます。これらは1人でこっそりと行われるため家族には気づかれないことが多いのです。そのため家族は「しっかり食べているのにどんどんやせてくるのはおかしい」と感じてしまいます。市販の下剤を使用している場合はその空き箱が残っていることもありますし、また嘔吐は"吐きだこ"が手にできるので確認できます。また時にはトイレや風呂場に胃液の匂いが残っていることもあります。但し確認できたとしてもその場での叱責はあまり効果は期待できません。専門医に相談する方がよいでしょう。

▶自己誘発性の嘔吐

（大倉勇史）

38 睡眠のリズムが乱れ、夜更かし、朝寝坊になるのは？

●●●はじめに

"夜更かし、朝寝坊"は、それ自体が主な症状として現れる場合もあり、またなんらかの精神疾患に伴って出現することもあります。前者は睡眠覚醒スケジュール障害と呼ばれ、後者にはうつ病、統合失調症（精神分裂病）、不安障害などに伴う睡眠障害が含まれます。睡眠覚醒スケジュール障害の主なものには睡眠相後退症候群と非24時間睡眠覚醒症候群があります。

▶睡眠覚醒スケジュール障害

▶睡眠相後退症候群

1 睡眠相後退症候群

普通夜になれば眠くなり、朝になれば目覚めるというリズムが人間には備わっているものです。この生体のリズムがずれて、覚醒・入眠時間がともに遅れてしまい昼夜が逆転してしまうのが睡眠相後退症候群です。翌日のことが気になって早めに床についても結局眠気が出るのは午前3～4時になってしまい、翌日は昼頃に起きることになります。治療としては、寝るのを早くすることは難しいが遅くはできることを利用して、毎日、数時間ずつ寝る時間を遅くして寝る時間を正常化する時間療法や、朝に高照度の光を当てることで覚醒・入眠リズムをリセットする光療法、またビタミンB_{12}

やメラトニンを用いる薬物療法などがあります。

2 非24時間睡眠覚醒症候群

▶非24時間睡眠覚醒症候群

　この障害では、覚醒・入眠時間が毎日1時間(時には3時間)程度後ろにずれていきます。すなわち今日午前0時に眠れたものが、明日は1時、明後日は2時とずれていきます。これに伴って起きる時間も8時に起きられたものが、徐々に遅れてきます。しばらくするともとに戻るのですがこのパターンが約10日から1ヵ月の周期で繰り返されます。治療は睡眠相後退症候群に準じます。早めに専門医を受診するのがよいでしょう。

3 うつ病

▶早朝覚醒

　うつ病では気分が落ち込み、憂うつですべてに対して興味を失ってしまいます。頭の中では考えがまとまらず悲観的なことばかり考えてしまいます。これとともに疲れやすく、食欲はなくなり不眠が出現します。うつ病の不眠は早朝覚醒が多いといわれていますが、朝早く目が覚めても頭が重く、億劫でなかなか床から出ることができません。そのため朝寝坊と思われてしまうことがあります。うつ病は抗うつ薬により改善しやすい疾患です。うつ病の治療によってうつ病の睡眠障害も改善し、朝も起きられるようになりますから小児精神科への受診が有効です。

4 統合失調症(精神分裂病)

　統合失調症では、幻覚、妄想のように目立つ症状のほか、自閉的であまり他人と接触したがらない傾向があります。そのため、夜人があまり活動しない頃に起きていて日中は寝ているということがよくあります。このような症状に有効な非定型抗精神病薬も開発されつつあり、今後はさらに治療効果が上がることが期待されます。

5 不安障害

　慢性的に不安状態が続く全般性不安障害にも不眠が出現することがあります。全般性不安障害は、青年期以降に発症することが多い恐怖症やパニック障害など、その他の不安障害とは異なり、思春期から青年期以降、どの年代にもみられます。神経が過敏であったり、心配が強かったりしてなかなか寝つかなかったり、眠りについても眠りが浅かったりします。そのため朝起きられなくなることがあります。不登校になることもありますから日常生活に支障がある場合は小児精神科への受診を勧めます。

(大倉勇史)

39 睡眠中に歩き回ったり、声を上げたりすることがあるが？

●●●はじめに

　睡眠中に歩き回ったり、声を上げたりすることがある場合、夜泣き、夜驚、睡眠時遊行症などが考えられます。これらは子どもの成長につれて自然に消失することが多いので心配ありません。しかし、側頭葉てんかんの一部にこれらと似た症状がみられるものがあるので注意してください。

1 夜泣き

　乳児期、外界からの刺激を多く受け取るようになる生後8ヵ月頃の夜泣きは一時的な現象で心配することはありません。幼児期でも20％以上の児童に夜泣きがみられます。これも10歳頃までには消えてしまいます。夜泣きはレム睡眠、すなわち夢をみている状態で出現するといわれています。夜泣きが起こっても途中で起こすことは可能ですし、その時にみた夢は覚えていてその内容を話すこともできます。昼間嫌な思いをしたり、怖いテレビを見たりするとその夜、夜泣きが起こることがあります。特に治療は必要ありません。むしろ寝る前には怖いテレビ番組を見せないなどの一般的な注意で十分です。

2 夜驚

▶夜驚

　夜驚では突然の叫び声から始まり激しい体動と発汗、頻脈が認められ、時に自分あるいは近くにいる人を傷つけることもあります。小児の約3％にみられ、4〜12歳に多くみられます。すなわち夜泣きほど多くはなく、年齢も少し高いのが特徴です。出現する時間も徐波睡眠という、レム睡眠とはまた別の深い睡眠状態で起こります。夜泣きと違って夜驚の間に起こすことはできませんし、またその間の出来事について覚えていないのが特徴です。通常数分から10分以内で治まります。多くの場合、思春期までには改善するので治療は必要ありません。しかし症状が激しい場合、家族の睡眠不足や不安が強くなることがあるので今後の見通しを説明し、過度に神経質にならないよう指導する必要はあります。

3 睡眠時遊行症

▶睡眠時遊行症

　睡眠時遊行症、いわゆる"寝ぼけ"は夜驚と共通点が多く近縁の疾患といわれています。小児の15％程度と夜驚より多いのですが、途中で起こすことはできませんし、またその間の出来事について覚えていません。徐波睡眠中に起こることも夜驚と同様です。普通は大人になるまでに改善します。しかし、突然立ち上がったかと思うと、

歩き回ったり、あたかも起きていてなにやら目的のあるような行動をとるため、階段から落ちたり転倒したりすることがあります。このような危険を防いであげるようにすることが必要となります。

4 側頭葉てんかん

▶辺縁系前頭葉てんかん

夜驚、睡眠時遊行症と間違えやすい疾患として、側頭葉てんかんの一種、辺縁系前頭葉てんかんがあります。睡眠中、覚醒する直前に前兆（漠然とした不快感）があり、目が覚めると手足が勝手にバタバタと動き出し、寝たり起きたりしたかと思うと突然叫び声を上げたりします。発作の持続は数十秒ですが何度も繰り返すと不眠の原因ともなります。このような症状がみられたら、一度脳波検査を受けることをお勧めします。

（大倉勇史）

40 変な声が聞こえたり、あり得ないことが頭に浮かんだりするが？

●●●はじめに

現実にはいない人の声が聞こえたり（幻聴）、あり得ないことが頭に浮かんだりする、これらはいろいろな場合で起こり得ます。そして明らかに異常な場合もあり、それほど心配しなくともよい場合もあります。例えば床に入ってうとうとした頃、誰もいないのに声が聞こえた（あるいは聞こえたような気がした）としても、これは入眠時幻覚といって普通にみられる現象です。同じように意識がはっきりしない時、例えば長時間眠れなかったり、狭い場所に閉じ込められたりしても幻聴が聞こえることがありますが、これらも状況が変われば自然に消失します。また幼児期から青年期にかけて、自分の中に「想像上の仲間」をつくりあげ、お互いに話をするということもありますが、成長とともに自然となくなるので心配ありません。

1 精神科的な対応が必要な場合

学校でのいじめや家での虐待などの重度のストレスがあっても、親に心配をかけたくない、あるいは逆に大人は自分のことを理解してくれないなどの理由から、誰にも相談せず1人で悩み続けることがあります。このようなことが長く続くと、自分が言われた嫌なことやその場面を何度も思い浮かべ、忘れようとしても忘れられないことがあります。特に精神遅滞のある子どもでは比較的軽いストレスでもこのようなことが起こり、幻聴の形をとることもあります。このような場合の対応としてはできるだ

▶強迫性障害　　　　　け早く原因を突き止め、その原因を取り除くことが必要となります。
　　　　　　　　　強迫性障害でも"あり得ないことが頭に浮かぶ"ことがあります。強迫観念といい、「包丁を持つと母親を殺してしまうのではないか」などと考えたくもない事柄が頭に浮かんできます。本人はばかばかしいとは思いながらも消し去ることができません。ひどい場合は日常生活に支障が出るほど頻回に思い浮かぶこともあります。

▶解離性同一性障害　解離性同一性障害（多重人格）では、個人として１つに統一されているべき人格が個人の中に複数存在し交代して表に出てきます。多くは１つの人格はほかの人格のことを覚えていないのですが、部分的に覚えていることもあり、この時は"声が聞こえる"という訴え方をすることがあります。

▶統合失調症　　　　思春期以降"変な声が聞こえ"、"あり得ないことが頭に浮かぶ"ならば、一度は統合失調症（精神分裂病）を疑うべきです。統合失調症の幻聴の特徴としては悪口や嘲笑など被害的な内容が多く、そのほか患者の行動を説明したり批評したりすることもあります。多くは妄想、激しい不安などほかの統合失調症の症状を伴いますが、成人に比べ子どもではこれらの症状が伴わない時もあるので注意が必要です。

▶側頭葉てんかん　　そのほかに、側頭葉てんかんで発作が長期間治まらず経過するうちに幻覚や妄想が出現する場合があります。幻覚や妄想が出現するまでには10年以上かかるといわれており、思春期以降の出現になります。また飲酒、覚醒剤使用の低年齢化が社会問題になっていますが、薬物もこれらの症状の原因になるので一応の注意は必要です。

（大倉勇史）

41　周囲の様子に敏感になり、おどおどしているようだが？

●●●はじめに

　思春期は心身ともに変化の大きな時期です。身体的には第二次性徴がみられ、心理的には自我の確立が進みます。その後に直面する社会生活に適応するための準備段階にあるわけですが、その変化が不安定さをもたらすことも事実です。この時期、自分自身の心身の変化を強く意識するとともに自分が人にどのように思われているか非常に気になります。自意識が過剰な状態では周囲の様子に対しても過剰に敏感になります。その後自我が確立し自分に自信がもてるようになれば自然と安定するのですが、日常生活に支障が出るほど深刻な場合は専門医に相談した方がよいでしょう。

1　恐怖症

　大勢の人がいる場所に行くと、明らかな原因もなしに動悸、めまい、パニック発作

▶視線恐怖

などが起こってしまうので心配で外出できない"広場恐怖"。自分が変だと思われるのを極端に怖がり、人前に出ると赤面、手のふるえ、動悸が起こる、"社会恐怖(対人恐怖)"。この中には、人の視線が気になる視線恐怖、自分の視線が人に不快感を与えるのではないかと不安になる自己視線恐怖なども含まれます。これらは神経症に分類されるのですが、意外と性格の問題として諦めてしまう人も多いようです。受診したからといってすぐによくなるわけではありませんが、抗不安薬や抗うつ薬を使った薬物療法や精神療法は有効ですから慌てずに治療を進めていくことが重要です。

2 うつ病

▶うつ病

うつ病でも周囲に敏感になることがあります。うつ病は気分の落ち込みを主な症状としますが、うつ状態にある時はすべてに関して悲観的となり自信もなくなります。このような時、人から低い評価を受けているのではないかと心配したり、自責的になり人から批判されているのではないかと感じてしまうこともあります。そのため人前に出ることを嫌がり、人との交流も少なくなってしまいます。うつ病は抗うつ薬の服用で必ずよくなりますから早めに受診することを勧めます。

3 統合失調症

▶統合失調症

統合失調症(精神分裂病)の初期あるいは再発期には妄想気分といって、「周囲がなんとなく変わってしまった感じ」、自分でも説明できないが「不気味でなんともいえない感じ」「今まで感じたことがないような不気味さ」、このような感じに圧倒されることがあります。そして極端に不安な状態に陥ります。またこのような感覚に被害的な意味づけをして、「追われている」「自分を殺そうとしている」「非難されている」と猜疑的になり、怯えた様子をみせることもあります。また、視線恐怖と同じように周囲の視線が気になることがあります。統合失調症では「どこに行っても誰かに見張られている」「盗聴器や監視カメラで見張られている」など被害的に受け取り、現実では起こり得ないことを確信し、周囲の説明では訂正できない状態に陥ることがあります。このような場合はできるだけ早く受診する方がよいでしょう。

また以上のほかに周囲や人のことばに対して敏感になる場合もありますが、これに関しては、42『「周囲の人が自分の悪口を言っている」と言っているが?』(次頁)を参照してください。

(大倉勇史)

42　「周囲の人が自分の悪口を言っている」と言っているが？

●●●はじめに

　親友とケンカしてしまった、その後その友人とクラスの人たちが楽しそうに話をしている横を通ったら、急にみんなが黙ってしまった。よくある話ではありますが、本人にとっては深刻な問題です。特に思春期は自意識過剰な状態にあり、他人あるいは他人から見た自分を気にし過ぎる傾向があります。そのため容易に精神が不安定になってしまいます。特に自信がなくなった時、落ち込んだ時には、「周囲の人が自分の悪口を言っている」と思い込んでしまうことがあります。

▶自意識過剰

1　「思い込み」の強さ

　まず思い込みの強さですが、どのような説明をされても訂正できないほど重いもの（妄想）から、「そんな気がする」といった軽いものまであります。また自分の頭の中ではっきりと聞こえるもの（幻聴）から、「なんとなく聞こえたような気がした」程度のものもあります。幻聴に関しては、40「変な声が聞こえたり、あり得ないことが頭に浮かんだりするが？」（136頁）を参照してください。

▶妄想
▶幻聴

2　「思い込み」の内容

　次に内容に関してですが、「隣のおじさんに飼い犬の鳴き声がうるさいと言われてから、おじさんが立ち話をしていると自分のことを言われているのではないかと心配で犬を散歩に連れて行けない、また犬が鳴き出すのではないかと夜眠れない」のように、このような状況におかれればこのように考えても致し方ないと思われる現実的な場合もあります。また「何か大きな組織が至るところに人を配置して自分を監視し、お互いに報告し合っている」など非現実的で唐突なものもあります。噂をしているのも前者では近所の人と顔見知りであるのに対し、後者では見知らぬ人で、なぜ見も知らぬ人が監視しているのか説明を求めても納得できるだけの説明は得られないことが

用語解説　【身体醜形障害】　自分の容貌におかしいところがあると思い込んで苦悩し、美醜にこだわるあまり人前に出られず、社会生活上支障を感じてしまう場合の恐怖は障害というこころの病となります。家にひきこもり、外に出ようとせず、社会適応性が著しく悪くなります。形成外科を受診して手術を行っても、結果に納得せず、何回も受診します。

多く、むしろ監視されている事実だけを強く訴えます。

3 疾患

　それではどのような病気が考えられるのでしょうか。周囲の噂に敏感になった原因が納得のいくものでかつその内容が現実的であれば心因反応と考えてよいでしょう。原因となる状況が改善されれば自然にもとに戻りますから、状況改善を目標としますが、長期にわたる場合は専門医に相談してください。

　自分の「目つきが悪い」「臭いがきつい」「鼻が低い」と噂されているのではないかと心配する場合は、それぞれ自己視線恐怖、自己臭恐怖、醜形恐怖が疑われます。これらは自分が周囲に嫌な印象を与えているため噂されていると感じているのが特徴です。人と会えない、外出できないなど日常生活に支障がある場合は受診を勧めます。

　うつ病、あるいはうつ状態では気分の落ち込みのほか、自信を喪失し自分に対する評価が低くなってしまいます。周囲からも同じように思われているのではないかと心配します。うつ病は抗うつ薬で必ず改善します。うつ病の治療によってこのような症状も改善しますので早めの受診を勧めます。

　思い込みが堅固で内容も被害的（時に誇大的）、非現実的な場合は統合失調症（精神分裂病）が疑われます。噂も幻聴、電波、テレパシーの形で伝えられると訴えることもあり、その対象も見知らぬ人に拡大することがあります。できるだけ早く専門医に相談してください。

（大倉勇史）

43　成績が低下してきたが？

●●●はじめに

　学校の成績は、いうまでもなく子どもの世界にとって大きな位置を占めています。学歴偏重の弊害が盛んに指摘されている今日においても、より高いレベルの中学校、高校、大学を目指すことを周囲の者からも期待され、その期待に応えるべく日夜努力している子どもも少なくないと思われます。しかし総論で触れられた「発達課題」（11頁）を視野に入れれば、学校のもつ役割は、学業の達成のみならず、交友関係の構築、協調性や集団適応能力の獲得、自分らしさの発見（自己の確立）にもあります。家庭に目を向ければ、両親からの自立も併行して行わなければなりません。このような中で、子どもは日々悩み、それが成績に反映され、その成績がまた子どもの悩みの種になっていくことは容易に推測されます。

▶学歴偏重の弊害

▶成績の低下

成績の低下は、子どものこころの状態と密接に結びついているのです。このように考えれば、むしろ成績には多少の変動があることが当然のように思われます。一過性の成績の低下は心配するに及ばないともいえるでしょう。しかしそれまでの成績から考えて不自然な低下をきたした場合、そしてそれが持続した場合には、さまざまな精神の障害がその基底に存在している場合があります。

1 学童期

小学校低学年では、成績が期待された以上に低下している場合、学校生活におけるさまざまな問題をまず考えてください。家庭を離れることへの不安(分離不安)、友だちづくりの失敗や「いじめ」の問題、クラス替えや転校の際にみられる不安(慣れ親しんだ教師や友人との別れ)などは、たとえ言語化はされなくとも子どもにとっては大きな苦痛であり、それが成績に反映されます。このような時には、別の項で述べた食欲の低下、さまざまな身体的な訴え、不登校なども同時にみられることが少なくありません。また発達上の問題(自閉性障害、注意欠陥/多動性障害)では、こだわりや集中力の欠如により本来の能力を発揮できないことがあります。小学校高学年では、子どものうつ病、学童期発症の統合失調症なども考えなければならなくなります。

2 思春期

この時期の子どもの悩みは、より複雑となります。身体的には第二次性徴が顕著となり、性的な関心が高まり、それに伴う衝動をコントロールできず、性的な雑誌を見たりマスターベーションに耽ることもしばしばです。交友関係では親友との交際(過度の同一化やトラブル)や異性関係(恋愛、失恋など)に没入しやすい時期です。成人のように日常生活の義務とこれらのプライベートな事柄をうまく両立できず、しばしばこころのバランスの失調をきたします。「自分とは何か」を問うのもこの時期であり、それをみつけるために部活動やボランティアに没頭し、そこから抜け出せなくな

用語解説　【アパシー・シンドローム】

スチューデント・アパシーともいわれ、これまでは受験戦争を勝ち抜いて入学したにもかかわらず、入学して1～2ヵ月を過ぎた頃から意欲の低下がみられる大学生層に用いられることが多く、「五月病」と呼ばれることもありました。受験年齢が低下したことにより、小中学生にも同様の現象がみられるようになってきています。特別な理由もなく、無気力・無関心となり、主要な生活場面からの連続的な逃避が持続する状態を指す「退却」とも関係の深い現象です。

ることもあります。これらはいずれも成績の低下につながります。ここではよき相談相手、よき道先案内人としての先輩、教師、大人の介入が必要といえるでしょう。

またこの時期は、恐怖症、不安性障害、強迫性障害、離人性障害、うつ病、統合失調症などが目立ってくる時期です。恐怖症、不安性障害では、特に場面恐怖としての試験場面に対する過度な不安が成績と直結します。強迫性障害では強迫行為による疲労を招き、離人性障害では勉強した内容が「自分の身になった」という実感が伴わず（時にそのための強迫的な勉強が疲労を招き）、いずれも成績の低下につながります。うつ病ではほとんどの場合成績が低下しますし、成績の低下が統合失調症の初期兆候ともなり得ます。以上のような場合には、専門医に相談してください。

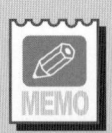

> **MEMO** 現代の社会では、ともすると学童期・思春期の発達課題のうち学業が優先されがちです。小学校時代から優秀な成績を勝ち取ってきた子どもは、学業のみに自分の同一性を見い出しがちです。しかしこの年代全体の発達課題を眺めると、そのような子どもたちは、交友関係の確立や自分らしさの実現に向けての準備が行われぬまま成人への道を歩んでしまっていることにもなります。このような「優秀な」子どもも、発達のいずれかの時期でその歪みに気づきます。学業だけがすべてではないことを、周囲の大人たちも常に念頭におき、学業に対する暗黙の期待と負荷を子どもに与えぬよう、接することが重要でしょう。

（広沢正孝）

44 憂うつな様子が続いているが？

●●●はじめに

憂うつな状態とは、どのようなものを指すのでしょうか。人間（ヒト）のこころをいくつかの要素に分けるのは難しいのですが、敢えて分けてこの状態をみてみます。まず感情ないし気分の面ではもの悲しく、どことなく寂しく、孤独感に襲われ、同時に不安や焦りが生じます。思考の面では自信を喪失し、何事も悪くとらえ悲観的になり、取り越し苦労や過ぎ去ったことをくよくよと考え、時に取り返しがつかないという観念に襲われます。意欲と行動の面ではすべてが億劫となり、何事もなかなか先へ進みません。中には誰とも話したくなくなって家に閉じこもったり、行動自体が遅くなり行動量も減ったりします。興味や関心も全般的に薄れ、楽しむことができなくなります。このようなこころの状態の時は、内臓などの機能を司る自律神経も失調し、食欲低下、吐き気、口や喉の渇き、便秘や下痢、頭痛、めまい、動悸、頻脈、発汗、不眠

▶感情
▶気分

がみられます。

　しかし実際には、このような「憂うつな気分」に自分では気づかないことも多いのです。さらに子どもの場合、言語化能力が未発達であり、この感覚を周囲の大人にうまく伝えられないものです。そこで子どもの抑うつ状態は、その表情や行動量で判断するしかありません。それでは「憂うつそうな様子」がみられた時、どのようなことを考えればよいのでしょうか。

１ 乳幼児期

　この時期は、「憂うつな様子」というよりも、「元気がない様子」という表現の方が的確でしょう。「元気がない」時、まずは身体症状（発熱、吐き気、腹痛、痛みなど）をチェックし、問題がありそうなら小児科を受診してください。次に「元気をなくす」こころの原因の有無を考えてください。この年代の子どもにとって、友だちとの別れ、親族やペットとの死別は代表的なストレス因です。周囲の大人がその悲しい気持ちを受け止め、十分にそれを表出させることが大切です。それにより、間もなく元気を取り戻します。しかし「元気がない様子」が長く続く場合には、慢性的なストレス因がないかを考えてください。近年の子どもは塾や習いごとに忙しく、時にその子にとって明らかに不適切な環境が強制的に設定されていることがあります。その子らしさが発揮できる場を考え直してください。

２ 学童期

　小学校低学年までは、基本的に前項と同じです。しかし高学年になるにつれ、親友づくりや、学業面において達成すべき課題が増加します。この年代の子どもの世界は、競争と妥協の連続になり、それがうまくいかないことも多く、しかも親にも相談できない悩みごとも増えてきます。特に親からの期待が強い場合、子どもは真のつらさを話すことにためらいを覚えます。この年代の子どもの「憂うつな様子」の背景にはこのような状況があることが多いのです。このような場合、子どもに「憂うつの原因」を根掘り葉掘り聞くことはせず、むしろ心温まる環境を用意し、子どものこころがおのずと開けるよう心がけてください。なおこの時期には、次に述べる子どものうつ病もみられ始めます。

用語解説　【ペットロス症候群】　ペットへの愛情が深くなればなるほど、死別や行方不明などで失った悲しみやショックからなかなか立ち直れず、食欲不振や不眠、抑うつなどを心身にきたすこと。重度では自殺を考える場合もあります。

3 思春期

▶うつ病

▶気分変調症

　この時期よりうつ病がみられることがあります。うつ病の代表的な症状は、「はじめに」でほぼすべて述べておきました。但し思春期のうつ病は成人のそれと多少異なり、1回の病相（うつの時期）が短いことが多く、不安や苛立ち、空虚感が前景に出ることもあります。またうつ病ほどではないにしても、抑うつ感が長く続く場合には気分変調症が疑われます。また統合失調症の場合にも「憂うつな感じ」が持続し、同時に意欲や行動が減退することがしばしばあります。これらが疑われた場合には専門医を受診し、正確な診断と的確な治療を受けてください。

・注意点・　うつ病が疑われた場合、「頑張れ」とはっぱをかけたり、気分を変えさせようと無理やり外に連れ出したりすることは禁忌です。「頑張れ」と言われても「これ以上頑張れない」点がうつ病の特徴なので、まずは安心して休める環境を設定してください。

MEMO　近年の子ども（学童期・思春期）には、「明るいことはよいことだ」という価値観が蔓延し明るくふるまう業に長けています。しかし思春期は、「自分とは何か」ということに悩む年代です。彼らはこのような本質的な問いに直面すると、誰にも相談できないまま、一気に自分に「（暗い）だめ人間」というレッテルを貼る傾向があります。「悩んで当たりまえ」ということを、改めて彼らに伝える必要があるでしょう。

（広沢正孝）

45 気力や集中力がないが？

●●●はじめに

　子どもは一般に活発で、さまざまな事柄に興味津々です。しかしこれはあくまでも一般的な見解であり、それぞれの子どもの特徴や子どもの住む環境を考慮せず、子どもにこのイメージを押しつけることには慎重にならなければなりません。多少の気力のなさや集中力のなさがみられても、むしろそれはその子の個性としてとらえてよいことが多いのです。但しそれが極端であり、各年代の子どもに課せられた発達課題

(11頁)の遂行や日常生活に大きな障害が予想される場合には専門家のアドバイスが必要といえるでしょう。

1 乳幼児期

▶集中力

一般にこの時期の子どもには、持続的な集中力はありません。また「何かをしたい」という目的をもった気力や集中力も育っていません。多くは大人に用意してもらった遊びや稽古ごとに、参加させられているといっても過言ではないでしょう。近年の子どもたちは、大人の過度の期待のもとに稽古ごとで縛られていることもあります。当初は元気にそれらに参加していた(ようにみえる)子どもも疲労し、徐々に与えられた課題に対する気力や集中力が低下し、さらにはあらゆることに集中力を示さなくなることもあります。このような場合には、その子どもに合った環境設定を心がけてください。なお急激にこのような症状を呈した場合には、その背後に身体疾患が存在することがあります。またこの時期には、自閉症(自閉性障害)の中にこのような状態を呈する子どもがみられます。いずれも専門医に相談してください。

2 学童期

▶注意欠陥/多動性障害

小学校年代では、注意欠陥/多動性障害をもつ子どもの不適応が目立ち始めます。その中には多動があまり目立たず集中困難が前景化する子どももいます。このような子どもは、注意の欠陥から「やる気がない」「気が散りやすい」と評価されてしまうこともあります。またこの年代の発達課題の代表である交友関係の確立や学業の達成などで困難に遭遇すると、一過性に気力や集中力が低下することがあります。特に周囲の期待が強過ぎ、「(無理して)頑張っていた子ども」の場合、このような状態が長引き、中には不登校をはじめとするさまざまな状態を呈する危険があります。さらに小

▶うつ病
▶統合失調症

学校高学年になると、うつ病や統合失調症もみられ、このような精神障害の症状の1つとしても、統合失調症の前駆症状としても、気力や集中力の低下がみられますので

用語解説　【eメールカウンセリング】

ひきこもりや不登校などで相談したくても、相談機関に出てくることができないような生徒に対して、eメールを使ってコミュニケーションを図ろうとする試みが行われています。相談者やカウンセラーを時間的に拘束しないなどのメリットも多いのですが、カウンセラーが相談者の口調や態度から得られていた情報をメールの文章からも同様に読み取ることができるかどうかなど、注意すべき点も少なくないようです。また、一段と対人関係の希薄化を招く可能性も懸念されます。

注意が必要です。

3 思春期

　この年代では、まずうつ病と統合失調症を念頭におく必要があります。うつ病では気力、集中力ともに低下すると同時に、悲哀感、孤独感、抑うつ気分、楽しめなさ、さらには頭痛、めまい、吐き気、食欲低下、動悸などの身体症状がみられます。統合失調症では幻覚・妄想、激しい不安などがみられますが、この年代では、いわゆる無為、自閉という症状が優位に立つ状態を呈することも少なくありません。そのほかこのような状態を招く精神障害として、心気症（思春期では自分のからだ、特に生殖器にまつわる不安が強くなります）、恐怖症、不安性障害、強迫性障害などが挙げられます。

▶不登校
▶ひきこもり

　気力や集中力の低下が長引くと、学童期同様に不登校、ひきこもりといった社会問題と結びつくことがあります。もちろんこのような現象の背景に上述の精神障害が存在する可能性もありますが、ここではそれ以外のこころの問題に絞ります。

　さて不登校は小学校、中学校の年代のみならず、高校、大学でも、それほど珍しい現象ではありません。中学校、高校の不登校では、遊び仲間が学校外にいてゲームセンターなどで遊びまわることが多くみられます。この場合の気力のなさは、主に学業面に限られます。また友だちもなく自分の部屋に閉じ込もる場合もあります。彼らの中には1人でパソコン、インターネット、漫画などに没頭していることもあり、この場合はとりわけ学業、社会参加の面で気力が低下しているといえるでしょう。このような不登校、ひきこもりは、ともすると長期化してしまうこともあります。周囲の者は、できるだけ早期に教師や学生相談室（大学の場合）との連絡をとって、長期化を防ぐ方法（いつ、誰が、どのように働きかけるか）を考える必要があります。

（広沢正孝）

46　「死にたい」と言ったりするが？

●●●はじめに

　「死にたい」ということばが子どもから発せられるようになるのは、小学校高学年からのことが多いようです。つまり死の具体的なイメージ、死が周囲の人に及ぼす影響、死後の世界のイメージなどが育つこの時期に、初めて自分の死そのものをも言語化できるのでしょう。そして自殺という行為がみられ始めるのでしょう。近年子どもの自殺が注目されているので、ここでは死をめぐる子どものイメージの発達と、「死

にたい」気分の奥に隠された子どもの悩みを、年代ごとに述べていきます。

1 乳幼児期

　この時期の子どもが「死にたい」ということはまずありません。しかし時にこの時期に死は、非常に怖いイメージをもつことがあります。特に近親者やペットの死に遭遇した場合、事故に遭遇した場合、さらに自分が重篤な病気に罹患した場合などには「死」の怖さを口にします。一方この年代の子どもは、死を空想の世界の中で美化することもあります。「死んだら雲になる、お星様になる」といった観念は、特に近親者やペットの死に遭遇した子どもでよくみられ(周囲の大人から教えられる)、子どもの悲しみを癒してくれるものでもあります。いずれにしてもこの時期の子どもの死のイメージが、現実の死への衝動に直結することはありません。

▶死のイメージ

2 学童期

　小学校低学年までの死をめぐる観念は、乳幼児期の延長と考えてもよいと思われます。しかし学校における交友関係の構築、学業の達成など、この時期に課せられた発達課題をなんとか達成しようとするうちに、子どものこころの中にも上述のようなより現実的な死のイメージがつくられてきます。但しそれでもまだ漠然としたものであるところに、実は大きな問題があるのです。もしそのイメージが確固としたものであれば、たとえ「死にたい」という気持ちが生じたとしても、それを抑止する強い力が働きます。しかしこの年代では、まだその抑止力が働くまでには至っておらず、「死にたい」という気持ちが自殺に直結し、窓から飛び降りようとしたりすることがあります。周囲の者は、この年代の「死にたい」という表現に、十分な注意が必要です。

▶挫折体験

　ところで「死にたい」気持ちの背景には、この年代の発達課題にまつわる挫折体験が存在することが多いと思われます。課題の達成を妨げる周囲(環境)からの圧力、例えば「いじめ」、仲間はずれ、成績不振、いわれなき叱責などが子どもを一直線に死へと向かわせることがあります。周囲の者は、このような圧力を避け、子どもが安心できる温かい場を、常に用意しておくことが大切でしょう。

3 思春期

　中学校年代も小学校高学年と同様のことがいえます。但し死のイメージは、より確固としてきます。「死にたい」という気持ちを抑止する力も一般的には育ってきます。しかし一方で、この年代では自己の確立が発達課題となり、「自分とは何か」という問いに直面します。この問いは、時に死を「醜い社会に染まらぬ美しいもの」と美化し、また死ぬことで自分の純粋さを保とうとする傾向を強めます。親友同士の自殺、友人やアイドルの死に引き続く後追い自殺には、少なからずこのような心性が働いて

▶後追い自殺

いると思われます。また上述の問いは、(「何のために生きているのか？」という)「自分の存在意義を見い出せない」苦悩をも導き出すことがあります。この苦悩はおよそ14歳頃から出現し、深い抑うつや不安と直結し、激しい自殺行為を招きやすいのです。この時期に発症するうつ病では、この種の苦悩を内に孕んでいることも少なくなく、注意が必要でしょう。

▶うつ病
▶統合失調症

　以上のほか「死にたい」という表現は、「自己の存在」そのものが問われる統合失調症、離人症でもみられます。また空虚感に苛まれる境界性人格障害、解離性障害の一部でも同様です（多くは演技的で、実際に死に至るような自殺行為はそれほど多くはありません）。

■重要事項■　なんであの子が？

　実際には「死にたい」という気持ちを表出せず、それをこころの中に秘めている子どもが多いのです。しかし近年の思春期の文化は、「明るさ」に過度の価値観をおく傾向がみられます。「何のために生きているのか？」という思春期の多くの者がもつ疑問は、こころの奥深くにしまい込まれ、「明るく気持ちのよい子」という仮面を付けてしまうことも少なくありません。もしこのような子どもから「死にたい」ことを打ち明けられたら、慌てずに打ち明けた勇気を認めるとともに、ともに考えていく姿勢をもちましょう。

（広沢正孝）

47　自分のからだに傷を付けているようだが？

●●●はじめに

▶自傷行為

　自分のからだに傷を付けることを自傷行為と呼びます。例えば額を壁に打ちつけたり、顔を自分の手で激しく殴ったり、さまざまなからだの部位を爪で引っ掻いたり、火のついたタバコを腕に押しつけたり、手首をナイフで切りつけるといった行為です。このような自傷行為は意識的にも、無意識にも行われることがあり、自傷行為自体を覚えていないこともあります。自傷行為のもつ心理的意味もさまざまであり、また背景に存在する（精神）障害も多岐にわたります。これらをまとめて述べるには多少の無理がありますが、ここでは各年代ごとに、自傷行為のみられる精神障害を簡単に説明していきます。

1 乳幼児期

　まずこの時期には、生得的な障害(疾患)を考える必要があります。精神遅滞、特に中等度以上(知能指数が50未満)の子どもでは、繰り返し額を壁に打ちつけたり、頭や顔を自分の手で激しく殴ったり、皮膚を爪で傷つけるなどの行為を繰り返します。これは常同行為と呼ばれるものであり、乳幼児期以降も続くことが珍しくありません。この種の自傷行為により、骨折、網膜剥離や傷口からの感染、稀に頭蓋内出血を起こす場合もあり、注意が必要です。精神遅滞を伴う遺伝性疾患や代謝性疾患においても同様ですので、小児科で正確な診断を受けたうえで、治療と適切な対応のアドバイスを受けてください。さらに広汎性発達障害(自閉症)の場合にも同様の症状がみられます。この障害では、例えば回転するもの、動くもの(機械)などに興味を示し、自ら(繰り返し)手を触れてけがをすることもあります。なお自閉症の場合、ことばの発達の遅れ、人(母親を含む)への興味の乏しさ、物へのこだわりなどが特徴です。詳しくは「自閉症」の項(181頁)をご覧ください。チックの一種であるトゥレット障害でも、衝動性や攻撃性とともに自傷がかなりの頻度でみられます。さらにこの時期に考えなければならない障害に、てんかんが挙げられます。てんかんの際にみられる朦朧状態でも自傷行為が生じることがあるからです。また、てんかん発作に伴う外傷が自傷行為と鑑別困難な場合もあります。てんかんの診断には脳波検査が有用です。

▶精神遅滞

▶自閉症

2 学童期

　小学校低学年では、まず乳幼児期と同様の障害に注意が必要です。さらにこの年代に目立ち始める注意欠陥／多動性障害でも、衝動性から自傷行為がみられることがあります。小学校高学年になると、統合失調症も考えなければなりません。学童期発症の統合失調症では、激烈な不安がみられ、それとともに自傷行為がみられることがあります[1]。

3 思春期

　この年代は、いわゆる自我の芽生えの時期(「自分とは何か」という問題に直面する

用語解説　【リストカット症候群】　不安感や抑うつ感などを原因として、手首や時にはお腹や背中、顔にまで傷をつける自傷行為を繰り返す青年(多くは女性)が最近増えているといわれます。自分を傷つけて、血が出ることで「実感が戻った」と訴えます。多くは現実感を喪失しており、容易に自己愛が傷つきやすいとされます。

時期)です。それと同時に社会への適応のために、自分らしくないふるまいをせざるを得ないことも多くなります。この2つの課題を同時に克服するためには、学童期までの発達課題が順調に達成されていることが必要です（母親との関係を通して得られる基本的信頼感の確立、親友の獲得、共感性の獲得など）。この課題の達成に問題があると、現実に適応しようとするあまり自分を見失い、こころの歪みが生じ、しばしばこれが自傷行為という形となって現われます。最も多くみられるものとして手首自傷が挙げられます。これは特に境界性人格障害ないし、それに類似した心性をもつ女性に多くみられ、繰り返し自分の手首に刃物で傷を付けます。その行為の意味は複雑ですが、空虚感を埋めるための行為、周囲の人物（特に愛する人物）の注意を自分へ引きつけるための行為であることが少なくありません。解離性障害、特に多重人格障害でも手首自傷はみられ、その多くは解離状態（自分が自分であるという意識を失った状態やほかの人格に入れ代わっている状態）で行われ、後に自傷行為自体を思い出せません。多重人格障害では手首にとどまらずからだのあらゆる部位に傷を付けることもあります。

▶手首自傷

▶解離性障害
▶多重人格障害

▶うつ病
▶統合失調症

またこの年代には、うつ病もみられます。うつ病の際には悲哀感、抑うつ感、罪責感、さらには深い孤独感から自殺行為としての自傷がみられます。さらに統合失調症の場合には、妄想や幻聴に左右された自傷行為や、自殺行為としての自傷がみられます。

しかし一方、近年上述のような意味や緊迫感が感じられない、ともすると暇つぶし・遊び感覚的な自傷がみられることもありますので、注意が必要です。

(広沢正孝)

【文　　献】
1) 広沢郁子：学童期発症の精神分裂病にみられる不安の特性．臨床精神病理　18：23-42, 1997.

48　元気過ぎて一方的だが？

●●●はじめに

子どもは一般に、元気でエネルギーに満ち、一方的でまだ他者配慮が十分にできない存在です。子どものもつエネルギーは学童期から思春期にかけて少しずつ低下していきますが、それでも成人に比して「元気」なものです。他者への配慮に関しては、発達課題(11頁)の達成、すなわち集団への参加、同性の親友の獲得、異性とのつきあい、社会からの要請に合った行動様式の獲得を通じて身につけられるものです。し

1 乳幼児期

　この時期は、「落ち着きがない」という現象が、「元気過ぎる」という現象にみえてしまうことがあります。例えば4〜5歳児では1人の人と目を向き合って話をしたり、ある程度集中して絵を描いたり、友だちとままごと遊びなどをすることができます。しかし話し相手が目まぐるしく変わったり、話し相手が特定できなかったり、1つの遊びに集中できずにすぐにほかの遊びに移ってしまうような場合、過度に「落ち着きがなく一方的」といえるでしょう。このような状態が持続していたら、注意欠陥/多動性障害、自閉症、精神遅滞などを疑ってみることも必要です。これらの障害をもった子どもの場合、いずれも集団行動がとれない場合があります。なお自閉症、精神遅滞の多くはことばの発達も遅れ、また前者では乳児期より母親と目を合わせなかったり、特定の物へのこだわりが目立ちます。

2 学童期

▶注意欠陥/多動性障害

　小学校低学年では、乳幼児期と同様の障害に気をつけてください。特に注意欠陥/多動性障害はこの年代から目立ってくることが多いといわれています。なおこの年代の子どもの発達課題として、集団の中に入り、友だちをつくることが挙げられます。そこでは競争と妥協を覚えることが重要なことですが、過保護に育てられた子どもの中には、自分の話したいこと、やりたいことを一方的に言ったり行ったりする子どももいます。またいわゆるボーダーライン・チャイルド(乳幼児期に親と安定した信頼関係を築けなかったため、他者に対して信頼感がもてない子ども)も、他人の関心を引きつけるための言動が著しく増大し、同時にそれを注意されたり拒絶されたりすると、相手への攻撃に転じるといった特徴をもちます。小学校高学年になると、気分障害も出現します。

▶ボーダーライン・チャイルド

3 思春期

▶躁状態

　この年代で最も注意を要するのが気分障害です。気分障害の中には、元気が極端になくなるうつ状態と、元気過ぎる躁状態とを繰り返すタイプがあります。躁状態では、気分が極端に高揚し、自分は「偉い、天才だ、なんでもできる、大発明をした」など、いわゆる誇大的な言動が目立ち、声も大きくなり、しかも場や相手を考えずにしゃべり続けたり、歌い続けたりします。多くは睡眠時間も短縮し、それにつきあわされる周囲の者も寝不足になります。金銭感覚も麻痺し、高額のものを買ったり、友人に借

金したりし、また性的な欲求が高まり、性的な行為に走ることもあります。彼らは概して気分がよさそうですが、その言動を注意されると一気に激昂してしまいます。このような躁状態には、薬物療法が功を奏するので、可能な限り早期に専門医を受診してください。

　なお女性の場合、月経周期と関連して、一過性に躁状態に加え幻覚・妄想状態を呈することもあります。このような場合には、「若年周期精神病」[1]も考えられます。また躁状態と類似の現象は、統合失調症の発症直前にもみられることがあります。これは一念発起[2]とも呼ばれている現象で「先へ先へと気持ちがせいて」、精力的にさまざまな行動（突然猛勉強を始めたり、進学塾に通い始めたり、宗教団体に傾倒するなど）を行いますが、周囲から見てどこか無理が感じられる点が特徴です。このような行動は、早晩破綻をきたし、幻覚・妄想状態に陥ったり、時には突然自殺行為に走ることもあるので注意が必要です。やはり専門医に相談してください。

▶若年周期精神病

（広沢正孝）

【文　　献】
1) 山下　格：若年周期精神病．金剛出版，東京，1989．
2) 中井久夫：分裂病の発病過程とその転導．分裂病の精神病理 3, 木村　敏(編)，pp1-60, 東京大学出版会, 東京, 1974．

49　無駄遣いをしたり、勝手な行動をとったりするが？

●●●はじめに

　今の世の中、お金なしに生活をすることはできません。これは、子どもでさえも例外ではありません。したがって、社会生活の中で生活していくためには、実際にお金の使い方を学び、金銭感覚を身につける必要があります。最近では若いうちから多額の借金を重ね、最終的に自己破産する人が増えていることが問題となっています。だからこそ、自分の収入に合わせたお金の使い方を子どものうちから実際に練習して、金銭感覚を身につけることが必要といえるでしょう。

1 小遣いについて

　子どもにお金の使い方を練習させるためには毎月決まった金額の小遣いを渡して、その範囲内でやりくりさせる方法が一般的でしょう。金額は、子どもの年齢や環境、各家庭の事情などによって決まります。大切なことは最初に取り決めた範囲内でやりくりさせること、使い方に対して親が口出し（干渉）しないことです。

▶干渉

子どもによっては、せっかく渡した小遣いを無駄と思われるものに使ってしまったり、無計画に使ってしまうことがあるかも知れません。しかし、小遣いは子どもにお金の使い方を練習させるためのものです。失敗しながら子どもなりに学習し、金銭感覚を身につけていきます。親は、失敗が多ければ多いほど学ぶことが多いというくらいの気持ちで見守ってほしいものです。

注意すべき点は、一度子どもと相談して決めたお金の使い方に対して、すぐに口出しせずに見守ること、また子どもが足りないと訴えてきても安易に追加や増額に応じてはならないことです。

2 対応

実際、どうしても決まった金額以上にお金が必要となることもあるでしょう。子どもの話を聞いて親が納得できる場合は与えても構わないでしょう。しかし、理由も言わずに多額の小遣いを頻繁に求めてくるような場合は注意が必要です。

その場合は、なぜそのように多額のお金が必要になるのか、原因を明らかにしなければなりません。いじめや恐喝、仲間関係（お金がかかる友人とつきあわざるを得ない）、場合によっては、薬物などに手を染めている可能性も考える必要があるかも知れません。また、親がすぐに多額の小遣いを渡してしまう場合は、根底に親子関係に問題がある場合が多いと考えられます。逆に、親が知らないうちに高価なものを持っている場合も要注意です。干渉しないことと、放任して責任をとらないこととは別物なのです。

▶一貫した対応　このように、親だけでなく周囲の大人が責任をもたず、一貫した対応をとらないことで、結果的に無駄遣いだけでなく、勝手な行動を引き起こすことになるのです。

■重要事項■
①基本的にあれこれ口出しせず、見守る姿勢が必要です。
②明らかに多額な小遣いを要求してくる場合と、小遣い以上に高価なものを持っている場合は要注意です。

用語解説　【買い物依存症】
ストレスがたまった時に、まったく必要でないものを買ってしまい、買い物をするという行為だけを満喫するようになります。買ってきたものも包みも開けずに放り出してあったり、家に帰った瞬間にまた次に何かを買おうと考えてしまうようだと要注意です。エスカレートしていくとその支払いも高額になっていきます。こうなると、もはや本人の経済力だけでは賄えずに家庭そのものが崩壊する危険もはらんでしまいます。

▪注意点▪　以上のような点に気をつけながらも、うまくいかないことがあります。もともと指示が理解できなかったり、先の見通しを立てることが苦手だったり（発達障害）、幻覚や妄想といった病的体験により浪費したり、勝手な行動をとったり（精神障害）、気分が高揚して浪費に走る（気分障害）こともあります。よって、前述のやり方を試しているにもかかわらず、うまくいかなかったり、また、ほかの勝手な行動が拡がっていく場合は、医療機関や各関連機関への相談が必要です。

（菅野実穂）

50 イライラしたり、落ち込んだり、気分が不安定な様子だが？

●●●はじめに

　イライラしたり落ち込んだりと気分が不安定になることは誰しもあります。特に思春期を迎えた子どもたちの場合、それだけで問題となることはありません。しかし、不安定な状態が続き、それにより日常生活に支障をきたす場合は、なんらかの対応が必要となります。

　こういった場合、なんらかのストレスがかかっていたり、またはなんらかのこころの病気が始まっている場合が考えられます。

1 原因

（1）ストレスによるものの場合

▶子どもの立場

　大人にとっては大したことに思えないことでも、子どもにとっては重く抱えきれないストレスになっている場合があります。子どもの立場に立って考えることが必要です。例えば、勉強が難しくなっていたり、塾や稽古ごとの課題や練習が負担になっていたり、学校のクラスや部活動での役割や課題の荷が重くなっていたりということがあります。一見張り切って取り組んでいたり、好きなことで自分から進んでやっているようにみえていても、生真面目な子どもほど周囲からの期待がプレッシャーとなり、思いのほか苦しんでいることもあります。周囲の人間関係の影響は大きく、①担任の先生やクラスの友だちとの関係で気にかかることがある、②家庭の中で家族の誰かとの間に葛藤を抱えている、③自分にとって大切な人を失う、④家庭の雰囲気が緊張を強いるものであり、心身をゆっくりと休めることができない、などの状況が続いている場合も不安定となることがあります。

(2) 精神疾患の場合

ストレスによるものだけではなく、うつ病や統合失調症といった病気が始まっている場合があります。子どもの統合失調症の場合は、幻覚や妄想といったほかの症状も出現することが多いのですが、ほかの症状ははっきりせず気分の不安定さだけが目立つことがあります。こういった場合は鑑別が難しく、専門家との情報交換が重要となります。

▶情報交換

子どものうつ病の場合は、苛立ち、落ち込みなどで周囲に気づかれることがあります。しかし子どもは、自分の気持ちをことばで的確に表現できないことがあります。この状態が長く続き、動作緩慢、成績の低下や不登校、不眠や食欲低下などが加わった場合は医療機関にご相談ください。

2 対応

▶休養

いずれも、まずは休養です。決して無理をさせず、ゆっくり休ませることが必要です。但し、子どもは、不安定となるストレス状況や葛藤を自分で解決することができません。その原因がなんであるかを周囲の大人がしっかりと見極め、理解したうえで、ストレスを取り除いたり軽減させる工夫をすることが大切です。

それでも子どもの不安定な状況が長引いたり、少しよくなったと思ってもまた繰り返す場合は、子ども本人がストレスと感じていることについて大人が正しく理解できていなかったり、実はきちんと解決がなされていないのかも知れません。こういった環境の整備だけで解決できなかったり、精神疾患の可能性のある場合は、薬物治療が必要となります。そのような場合は、専門医を受診することをお勧めします。いずれにしても、子どもの場合は薬だけでの解決は難しく、併せて相談をし、環境の改善、工夫が重要となります。

・重要事項・ 心配し過ぎも好ましくありませんが、軽く考えてもいけません。無理をして悪化したり、追い詰められた場合には、自傷、自殺企図といった行動が出現する場合もあります。1人で抱え込もうとせず、相談者をつくりながら、ゆったりと本人を受け止めていきたいものです。

・注意点・ 甲状腺疾患など身体疾患が原因となる場合もあります。この場合は内科や小児科での診察や治療が必要になります。

(菅野実穂)

51 ひきこもりが続いているが？

1 定義

ひきこもりとは「青年期に相応の社会参加や対人交流の機会をもとうとしない、もしくはできない状態が6ヵ月以上続く」ことと定義され、1990年代から注目され始めた社会現象です。

2 対応の原則

ひきこもりが続いているからといって、騒ぎ立てることは好ましくありません。しかし、放置していても自然に回復することは難しいでしょう。

(1) 家族がすべきこと

▶安心できる雰囲気

まず本人が安心できる雰囲気をつくることが必要です。そして本人にかかわる家族間でコミュニケーションを図ることです。そのうえで本人ともコミュニケーションがとれるようにすることです。

(2) 家族がしてはならないこと

放置したり過剰に干渉するべきではありません。必要以上に本人を不安にさせたり焦らせるような働きかけは状況を悪化させる恐れがあります。

(3) 関係者がすべきこと

▶家族への支援

まず、家族を支援するために、家族の罪悪感や孤立感を取り除いて、本人の状態について安心して話せる環境をつくりましょう。また、本人や家族の情報をできるだけ早くから関係者間で共有することが大切です。暴力などの危険な行為がみられる場合は、手遅れにならないよう早急に対応する必要があります。

3 治療が必要となる時

(1) 精神症状がみられる場合

ひきこもりに伴って、対人恐怖や強迫症状、被害念慮などさまざまな精神症状が出現することがあります。特にこれらの症状が精神疾患によって引き起こされている可能性がある場合は、できるだけ早く治療を受けられるようにすることが必要です。治療が遅れると症状が悪化したり、症状の改善が遅くなる場合もあります。

(2) 精神症状がみられない場合

精神症状がみられなくとも、ひきこもりが長期化したり、家庭内暴力が認められる場合、ひきこもりの状態が深まっていく場合は、家族だけでも相談を受けた方がよいと思われます。ひきこもり相談は、保健所や精神保健センターで、医師や臨床心理士

▶信頼関係

などの専門家によって行われています。

(3) 本人をひきこもり相談に誘う場合の注意点

　ひきこもっている子どもを外へ連れ出すためには、まず親子間の信頼関係が必要です。そのために親は、自分の価値観を子どもに押しつけるのではなく、子どもの本当の気持ちを聞いて、それをそのまま受け止める姿勢が求められます。そのために「なぜ部屋から出られないのか」「何がつらいのか」「親にどうしてほしいか」などと尋ねてみてください。一方的に説教したり叱りつけてもなんの効果もありません。

　親が実際にひきこもり相談を受けて専門家と信頼関係を築けそうだと感じたら本人も誘ってみましょう。その場合、まずは本人に「あなたのことが心配だから相談に通っている」とストレートに伝えましょう。だましたり取り引きをして連れ出すことは禁物です。また本人が無視をしたり断ったりする場合は時期尚早と考えられます。無理をせずに引き下がり、親だけで通い根気よく続けることが大切です。

・注意点・
　ひきこもりの原因となる精神疾患には、統合失調症やうつ病があります。また、なんらかの発達障害が隠れていることがあります。このような場合、疾患によって症状や対応の仕方が変わりますので、きちんと診断を受ける必要があります。
　実際に診察を受けなければ正確に診断することはできません。しかし、親だけでも繰り返し相談を続けたり保健師が訪問することによって、精神疾患がわかることもあります。

・重要事項・　「受容して待つ」
　本人をありのままに受け止め、準備ができるまで待つことが必要です。

（菅野実穂）

52　親へ反抗したり、暴力を振るったりするのだが？

●●●はじめに

　親は、子どもの考えが自分の考えと異なっていると、子どもが反抗していると感じてしまいます。特に子どもが親から自立する直前の思春期では、このような反抗が目立つようになります。しかし、親と考えが異なっているということは、子どもが自分

なりの考えをもつようになった、つまり自己主張をするようになったことを意味します。子どもはこのような反抗を繰り返して精神的に成長していきます。

しかし、暴力による反抗が多かったり、家庭や学校における日常生活に困難が生じている場合は、反抗は過剰であると考えられ、なんらかの対応が必要となります。

1 過剰な反抗や暴力の原因

(1) 親の養育が不適切な場合

暴力に訴える子どもは、それ以外に相手に自分の意志を伝える方法を知らない場合が少なくありません。特に身体的な虐待を受けていた子どもでこのような傾向が目立ちます。親が言うことを聞かせるための方法として暴力を用いていると、子どもは自分の意志を通すためには暴力を使えばよいと考えるようになるためです。また虐待とはいえなくとも、子どもの自尊心を傷つけるような対応をしていると、過剰に反抗するようになることがあります。

▶自尊心

(2) 子どもの特性が理解されていない、あるいは誤解されている場合

▶特性

広汎性発達障害(PDD)や注意欠陥/多動性障害(AD/HD)、反抗挑戦性障害(ODD)、軽度の知的障害といった発達障害では、これらの特性が理解されていないことがあります。その場合は、自分の考えを理解してもらえなかったり、親や教師に叱られる機会が増えるために、自己評価が低下してしまうことが少なくありません。このように自分はどうせだめな人間だと思ったり、あるいはどうせ誰も自分のことをわかってくれないと考えるようになると、自暴自棄になって過剰に反抗するようになることがあります。

(3) 脳波の異常や精神疾患

カッとなることが多い子どもは、脳波に異常がみられることがあります。稀に反抗や暴力が精神疾患の症状の1つとして出現することもあります。

2 対応について

原因によって対応が異なってきますので、まずはこれをはっきりさせる必要があります。そのためには各地域の保健所や医療機関などで相談するのがよいでしょう。

虐待など親の養育が不適切である場合は、まず親が問題を認識する必要があります。しかし、現実には、このような親は自分の問題を認めないことが多く、また周囲に知られないようにしていることが少なくありません。したがって、気づいた教師や医師が通報して、地域の児童相談所などが中心となって対応する必要があります。

PDDやAD/HD、ODD、軽度の知的障害がある場合は、それぞれの子どもに合わせて環境を整えてあげる必要があります。これにより本人の負担が減り問題行動が少なくなります。

脳波の異常や精神疾患が原因となっている場合は、病院で治療を受ける必要があります。

▪注意事項▪　暴力を容認してはいけません。しかし、頭ごなしに叱ったり、暴力で対抗してはいけません。暴力は認められないことを伝え、暴力以外に自分の考えを伝える方法があることを根気よく教えていく必要があります。また、ちょっとしたことでもよいところは積極的に誉めて日常的に自己評価を高めるように、子どもと接することが必要です。

暴力の原因を考え改善していくことも重要です。親のちょっとした一言がきっかけになっていることもあります。

日常的に激しい暴力がみられる場合は、第三者に介入してもらうことが必要になることがあります。特に激しく危険な場合は警察の介入が必要となることもあります。

▪重要事項▪　反抗は自己主張の現れです。周囲に自分の考えを伝えたいと思っています。まずは子どもが何を訴えているのか、じっくり聞いてあげてください。そのためには毎日のコミュニケーションが大切になります。

（菅野実穂）

53　嘘をついたり、盗みをするのだが？

1　嘘について

子どもの嘘はこころの成長や発達に深い関係があります。

(1) 幼児期の嘘

子どもは3歳頃から悪いことをすると叱られるとわかるようになり、悪いことをしたと思った時に嘘をつくようになります。しかし、なぜ嘘をついたのかと理由を尋ねられても、周囲の大人が納得できるようには答えられないことの方が多いものです。したがって嘘をついたことを追及されても上手に言い逃れをすることはできません。あまり厳しく追及すると子どもの自尊心を傷つけることになります。

▶自尊心

叱られるようなことを繰り返してしまう子どもは必然的に嘘をつく回数が多くなります。そのたびに厳しく接していると自尊心を傷つけられる機会が多くなり、自分に対してよいイメージをもてなくなります。このような場合、本人も何故そのような行

為を繰り返してしまうのか理由がわからないことがあるので、周囲の大人が原因を追究して対処法を考えてあげる必要があります。嘘そのものを厳しく追及するのではなく、嘘をつかなくてもよい状況をつくってあげることが大切です。

(2) 思春期以降にみられる嘘

▶秘密

この時期は、親や周囲に対して秘密をもつようになり、このような秘密を守るために嘘をつくことがあります。このような秘密や嘘は親から自立する過程で必要なものと考えられています。非行や犯罪につながるようなものでなければ、そっと見守っていればよいでしょう。嘘をついたことに対して厳しく問い詰めるだけでは逆効果となることもあります。

2 繰り返す嘘や盗みについて

子どもの気持ちが満たされていないと、頻繁に嘘をついたり盗みを働くことがあります。このような背景を考慮せずに、嘘をついたことや盗んだこと自体をとがめたり罰したりするだけでは状況は改善しません。まずはその子どもがおかれている環境や人間関係に問題がないかを考える必要があります。

子どもが満たされない環境として最も問題になるのは虐待です。また親の過干渉や過剰な期待も原因となります。後者の場合、親や周囲の人は本人のためによかれと思ってやっていますが、子どもからみると自分の意見はないがしろにされ、一方的に周囲の考えを押しつけられていると感じていることがあるため注意が必要です。

嘘や盗みは悪いことですが、何故そのようなことをしたのかと厳しく問い詰めたり怒ったりしても、本当の原因を解明することはできません。悪いことは悪いこととして教えなければなりませんが、まずは本人の話をじっくり聞いてあげましょう。話を

▎注 意 点▕　常習的に嘘や盗みがみられる場合は、心理的メカニズムばかりではなく、発達障害や精神疾患が背後に隠れていることがあります。このような場合は速やかに医療機関など専門家への相談が必要となります。
また問題が長引く場合は、各地域の児童相談所や学校、医療や時には司法機関などが連携して、根気よくかかわっていく必要があります。

▎重要事項▕　嘘も盗みも背景には満たされていないという気持ちがあります。この気持ちを解消するためには、しっかりと話を聞いてあげることが大切です。日常的なコミュニケーションでも、まずは聞き役になるように心がけるとよいでしょう。

1・症 状 編

聞いてもらうことによって、自分の考えが受け入れられている、つまり自分が受け入れられていると実感させることが大切です。決して感情的になってはいけません。感情的に責め立てると、子どもも感情的になり強い反発を招くだけです。

(菅野実穂)

54 一匹狼でケンカを繰り返したりしているが？

●●●はじめに

「一匹狼」とは、群れを離れて自活する強い狼の意味から、仲間を求めず1人で独自の立場をとることをいいますが、この場合、集団行動をとらない、そしてとらなくても平気であり、なおかつ衝動的で暴力を振るいやすい状態を指すと考えられます。

集団行動の芽生えは1歳からみられますが、集団行動がとれなくて問題となってくるのは、早くても3歳前後からであると思われます。集団行動をとらないといってもさまざまな事態が考えられます。

1 幼児期、学童期より明らかになるもの

実は教師などの大人の指示が理解できずにやるべきことがわからない場合に、結果として集団行動をとらないでいることがあります。頻度として多いのは知的障害や発達障害がある場合です。また、ことばの理解力そのものは十分にあっても、指示に注意を集中して聞くことができなかったり、最初は指示に従っていても途中で内容を忘れてしまったり、別のことに注意が移ってしまったりして指示がわからなくなるために集団行動がとれなくなることがあります。不注意に関して典型的な例は注意欠陥/多動性障害でみられますが、広汎性発達障害でも注意の障害が併存することが少なくなく、衝動性の強いタイプはすぐにケンカをしてしまうこともあります。しかも、周囲の人たちがそういった本人の言動に対してどのように感じているかを、本人自身が読み取れない場合もあり、結果的に孤立していくことがあります。誤解を生じるためにケンカを繰り返すことにもつながります。

▶誤解

また、拒絶、反抗、挑戦的な行動様式が継続することで診断される反抗挑戦性障害があります。イライラしたり怒りっぽく、些細なことでかんしゃくを起こしやすくなります。そのために集団行動への参加が難しくなることがあります。

2 思春期頃より明らかになるもの

行為障害の一群では、同世代の仲間にうまく溶け込めず、過度のケンカやいじめを

はじめとした、反社会的な行為を単独で繰り返す場合があります。

　統合失調症では、友人とかかわったりすることを嫌がり、部屋に閉じこもるなどの症状で始まることがあります。「友人や教師が自分の悪口を言っている」として被害的な幻聴や妄想に振り回されていることがあります。結果的に、人とのかかわりを避けて孤立し、自分にとって不愉快なことが起きているわけですから、イライラしたり、ケンカという形で症状が現れる場合があります。

　また、気分障害でも、うつ状態となって集団を避けて孤立、うまく対応できないことがあります。

・注意点・　前述に限らず、病気や障害以外の環境的要因により一匹狼的な行動をとり始めることがあります。日常生活の人間関係の中で、誤解を生じやすくよい経験がなされていないような場合では、他人の意見を受け入れることができずに攻撃的になることがあります。すべてを病気や障害ということで片づけるのではなく、本人自身をきちんと受け止め、対応していくことも必要です。

・重要事項・　一口で一匹狼といっても、年齢や随伴症状によっても多様な病態が考えられます。このため、治療や援助の方法も異なってきます。集団での不適応状態が長期間にわたって持続し、子どもの成長や教育になんらかの悪影響があるようであれば、専門家の関与が必要となるでしょう。

（菅野実穂）

用語解説　【ピーターパン・シンドローム】　大人になっても無責任で甘えが抜けず、精神的に大人になりきれていない人が依然として増えています。理想の男性に守ってもらいたいという願望が強く、経済的にも精神的にも自立できないシンデレラ・コンプレックス、いつまでも親の経済力に依存して生活を続けるパラサイト・シングルも同様に増えているといわれています。

55 夜遊びをしたり、異性と派手につきあっているようだが？

1 夜遊び

夜遊びは非行の始まりとよくいわれます。

> **ケース1**
>
> 　中2のある女児は、部活の後、友だちの相談を受けて、夜遅くまで近所の公園で立ち話をしたり、ゲームセンターやカラオケへ行くようになり、午後7時の門限をしばしば破るようになりました。口うるさい母親は、門限は何があっても守らなければならないと、厳しく叱ります。彼女の友人は両親の離婚問題で悩んでおり、唯一の相談相手が彼女でした。彼女の父親は世間体にうるさく、育児はすべて母親任せでいながら、小さい時から礼儀作法やお稽古や勉強に厳しく、学歴社会を批判しながらも、我が子には、口を開くと「よい大学を出なければ意味がない」と言っていました。最近は、仕事のつきあいから飲酒して、夜遅く帰宅することが多く、娘と顔を合わせる機会もほとんどありませんでした。母親の度重なる注意にもかかわらず、娘の夜遊びは一向に改まらず、父親が介入するようになりました。父親は深夜帰宅した娘を、酒の勢いで叱責し、「最近、お父さんだって遅い」と口答えする娘に激怒して、彼女の頬を平手打ちしました。
>
> 　その出来事以来、娘は自室にこもり、父親とは口をきかず、友人の家に時々外泊するようになりました。母親が友人宅に娘を迎えに行きましたが、相手の母親は「私は子どもを信じています」と言うのみで、取り合ってくれませんでした。

▶学歴社会

▶思春期
　この例のように、思春期の子どもたちは、親や社会の矛盾を鋭く見抜き、反発し反抗します。彼女は、父親に代表される大人の社会や権威に反発し、口をきかなくなったのです。父親がしらふで娘に向かい合い、彼女の言い分を十分聞いてあげていたら、こうはならなかったでしょう。また思春期の子どもは、親兄弟よりも、友人を大切に思うことがあります。その結果、同情して家出をしたり自殺したりすることもあります。こういう面での注意が必要です。

2 異性との交際

　次に、異性との交際についてみると、中学から高校にかけて、しばしば、それまでのグループ交際から1対1の交際が始まります。親公認の下に、オープンにつきあっているのなら問題がないのですが、交際を注意された後に、2人で同棲したり家出したりする場合があります。家庭に問題があり、親子の間のコミュニケーションがなく、

小遣いを与えたまま放任している家庭に多いようです。

> **ケース2**
>
> ある女児は、幼児期から母親に育てられていましたが、定期的に離婚した父親に会っていました。そして思春期になり、むしろ父親に同情して母親を批判するようになりました。その結果、父親に似た中学のクラブの先輩を好きになり、同棲するようになり妊娠しました。出産して、「子どもを大切にする温かい家庭をつくりたい」と言いました。

このように、親や家庭の愛情に飢えた子どもは、しばしば、自分で温かい家庭をつくることを夢みます。

▶援助交際

このような例に加えて、最近むしろ問題となっているのは、援助交際に代表される、金品を目的とする異性交遊です。

> **ケース3**
>
> ある中3の女児は、友人に誘われて、ブランド品を買う金ほしさから援助交際を始めました。みるみる化粧や服装が派手になり、ブランド品のバックや服を不審に思った母親が内緒で預金通帳を見ると、数十万の預金があるのを知り、娘を問い詰めました。「誰にも迷惑をかけていないのだからいいでしょ」と言う娘は、一向に援助交際を止めようとしません。

▶買い物強迫

親や学校に対する不満を、高級ブランド品を買うことで紛らしながら、一方では、仲間に対する優越感や自己満足に浸っているようです。「買い物強迫」は一種の中毒状態に近く、抜け出すには相当の覚悟が必要です。

3 対応について

以上述べたように、思春期の夜遊びや派手な異性交遊の背景には、思春期の子どもの、親に対する反抗、また大人社会の矛盾や権威への反抗、仲間集団の獲得、性への目覚め、理想的な家庭への憧れ、代償行為としての金品要求、そして仲間への優越感や見栄などがあるようです。このような子どもたちに対しては、絶えず共感し理解しようとする気持ちをもちながら、大人としてあるいは人生の先輩として、はっきり自分の意見を述べ、大人たちが、子どもたちの示す問題から逃げないことが大切であると思います。

（海老島　宏）

56 集団で反社会的行動をするのだが？

◧ 集団のもつ意味

　思春期には、第二次性徴の発現、性同一性の確立、親からの自立、仲間集団の獲得、自己同一性の確立などが発達課題となります。

　思春期の子どもたちは、仲間との交流を通じて、対人関係や社会の仕組みを学習し、社会性を身につけていくのです。仲間も、小学校高学年の、同性の遊び仲間からなるギャング・グループ、中学時代の、同じ趣味や関心やクラブ活動を通じてできるチャム・グループ、高校時代の、価値観や理想や将来の生き方を共有するピア・グループと、段階的に成長していきます。近年、塾通いや受験の低年齢化に伴い、ギャング・グループの形成を経験しないチャム・グループが、陰湿ないじめの原因になっていると考えられています。

　例えば、最近注目されている学習障害児や注意欠陥/多動性障害(AD/HD)児は、小学校高学年になると、いじめやしかとの対象になりやすく、不登校や家庭内暴力へと発展していく事例が多くみられます。根底には、発達に応じた仲間集団の形成の失敗があるようです。

▶ギャング・グループ
▶チャム・グループ
▶ピア・グループ

◨ 反社会行動と集団

ケース1

　ある中学生は、学校に行っても仲間から馬鹿にされ、無視され、教師からは差別され不登校になりました。彼は、昼間から暇つぶしにゲーセンに通い、そこで高校生に声をかけられました。そして高校生に、仲間に入れてやるから金を持ってこいと言われ、親の財布から金を盗むようになりました。金額が数十万になったところで親にみつかり叱られましたが、不良仲間との縁は切れません。今度は中学生を恐喝して金を取ってくるように命令されます。不良仲間に監視されながら恐喝しているところを警察に補導されました。彼の仲間は逃げてしまいましたが、彼はこれに懲りることなく、ますます自分の居場所を求めて、悪い仲間を求めるようになったのです。

　このように思春期の反社会的行動には、いわゆる落ちこぼれの子どもの反社会的集団によって引き起こされやすいという特徴があります。家庭や学校や社会に不満をもつ未成熟な自我は、仲間を求めて結束し、弱さを数の力でカバーしながら、大人や社会のルールに反抗します。集団には秘密や掟があり、それらを破ると厳しく制裁され

▶ネガティブなアイデンティティ

ます。その恐怖感が結束を強めます。そして家庭や学校や地域社会に居場所のない彼らは、非行グループという集団に属することにより、ネガティブなアイデンティティを獲得します。彼らは、暴走族、窃盗、万引き、恐喝、シンナー吸引、親父狩り、ホームレス狩りなどの反社会的行動を通じて、自己の存在をアピールします。

3 現代と反社会行動

最近増加しているホームレス狩りや特定の個人への集団暴行は、むしろ弱者への集団的いじめであり、社会的弱者の生存権を否定するものであり、由々しき事態です。それだけ社会の中での個人が、疎外されバラバラになり、自己の存在価値を見い出せず、社会から自分が必要とされていると実感できない子どもが増えているのです。

4 対応について

非行を防止するためには、しっかりした家族の存在が不可欠です。両親の不和、別居、離婚などは、家庭を崩壊させることもあります。両親の、誉めることと叱ることがきちんとなされることが大切です。たとえ叱ったとしても、頭ごなしにではなくて、子どもの言い分にも耳を傾ける姿勢を失わずに、いつも親子の間に会話があれば、子どもが家を出て、別の集団に所属することはないでしょう。親が、なんでも子どもの言うままになったり、逆に、両親が子どもに絶対服従を強いることはよくないでしょう。いつの場合でも、親が子どものことを真剣に考えているのだということが、子どものこころに通じていることが大切です。

(海老島　宏)

57　薬、お酒、タバコなどを常習しているようだが？

●●●はじめに

思春期の子どもたちは、しばしば危険な薬物や、禁止されている嗜好品に手を出します。そうすることによって、大人社会の既成秩序に反発し、仲間との連帯感を確認したり、法を破るスリルを味わい、薬物や嗜好品が一時的にもたらす爽快感や陶酔感を求め、現実世界のつらさから逃避します。

1 喫煙

お酒やタバコは、誰にでもすぐに手に入るので、常習化しやすい危険があります。特に喫煙は、健康に悪いだけではなくて、学校のルールや社会道徳への反旗のシン

ボルであることが多く、中学校や高校では厳しく規制されています。喫煙現場を3回みつかったら退学処分にしている高校もあります。しかし、ただ厳しいだけでは、子どもは反発するだけで、なんら問題の解決にはなりません。

2 アルコール

▶常習飲酒行動

　常習飲酒行動が始まるのは18歳からが多いようです。その要因としては、酒を勧められる機会が増えること、アルコール度の強いお酒が手軽に手に入りやすくなったこと、現代社会の物の豊かさに比例して、現代人のこころの中に、ストレス、緊張、不安、孤独感、疎外感などが生じていることなどが考えられます。

　そして、アルコールの常習は、成人と同様に、子どものこころの抑制をとり、高揚感を与えると同時に衝動性を高めるので、しばしば子どもを自殺や暴力へと走らせます。

　ある女子中学生は、服装や髪型にうるさい教師に反発して学校をさぼり始め、友人と公園で飲酒してうっぷんを晴らし、酩酊状態で川にはまり、警察に保護されました。

3 薬物乱用

▶アルコール嗜癖

　アルコール嗜癖は、最近流行している薬物乱用や、シンナー中毒や覚醒剤中毒とも密接に関係しています。薬物としては鎮痛・解熱剤や睡眠薬や精神安定剤の乱用が増えています。中枢神経に作用する薬物は、服用すると爽快感や高揚感をもたらし、身体的・心理的依存を起こしやすいことが知られています。特に、睡眠導入剤のトリアゾラムは、副作用として、多幸感や高揚感や幻覚妄想を引き起こしやすい薬です。中枢神経刺激薬のメチルフェニデートは爽快感や高揚感をもたらし、その結果、薬物依存を引き起こします。

　大麻はアルコールや覚醒剤と違い、中枢神経の作用を抑制しますが、心理的依存を生じやすく、犯罪につながることが多く、法律で強く禁止されています。

　飲酒は、シンナー中毒や覚醒剤中毒に発展していくことがあります。

ケース1

　ある中学生は学校に行っても勉強がわからず、教師にも叱られ、友人からも馬鹿にされ、放課後遊び仲間の家の2階で喫煙したり飲酒したりするようになりました。両親は離婚し、母親との2人家族で、仕事をしている母親は育児にはまったく無関心でした。彼は、夜はゲームセンターに行き、そこで暴走族の先輩からシンナーを勧められ、乱用が始まりました。シンナーを吸引すると現実を忘れ、夢の世界に入り、自分が物語のヒーローになったり、アイドルになるのです。怖いものがなくなり白昼堂々とスーパーに押し入り、万引きをして逮捕されました。少年院を出た後、再び暴走族に入り、覚醒剤に手を出し、ほかの暴走族との抗争事件に巻き込まれ、再び少年院に送られました。

覚醒剤はメタンフェタミン（商品名はヒロポン®）といい、あぶって鼻から吸うタイプと、静脈注射するタイプに分かれます。摂取により幻覚妄想状態を起こすケースや、止めた後飲酒や不眠で、幻覚妄想状態が再燃する「フラッシュバック」がみられることが有名です。長期間にわたり精神病院の入退院を繰り返さざるを得なくなるケースもあります。

▶フラッシュバック

4 子どものこころと薬物乱用

なぜ薬物嗜癖や依存や中毒が、思春期に起きやすいのでしょうか。それは子どもが、この時期に、自分自身、親、友だち、社会などと初めて真剣に向き合うからです。薬物依存に陥る子どもたちは、勉強や友だちづきあいや親子関係の葛藤を避け、社会からドロップアウトし、自分の世界に逃避します。そして、自己を愛し慰める安易な手段として、タバコ、アルコール、薬物、シンナー、覚醒剤などに手を出すのです。それは、自己愛的かつ自己破壊的行動であり、同時に、既成の大人社会に対する抗議でもあります。その際に、彼らの更正を支えるのは、忍耐強い親や、本人のことを真剣に思う身近な人の愛情です。彼らが、親や友人に愛されていること、そして、かけがえのない存在として、みんなに必要とされていることをわからせることができるのは、そのような愛情でしかないのです。

▶自己愛的かつ自己破壊的行動

（海老島　宏）

58　突然、ひきつけを起こすが？

1 てんかん

ひきつけが起きる場合には、いろいろな原因が考えられますが、ここではてんかんについて述べます。

てんかんはいろいろな原因で起こる脳の慢性疾患で、特有な発作（てんかん発作）を繰り返します。発作は、脳の神経細胞の異常な電気活動の結果です。

てんかんの有病率は一般人口では0.5～1％で、小児では0.82％で、熱性けいれんは8％です。てんかんの60％は6歳以下に発症します。原因は半分が不明で、残りは、周産期の妊娠・出産の異常や、出生後の外傷や髄膜炎などの障害により、また1割弱が遺伝によるといわれています。

従来は、原因不明のてんかんはすべて遺伝と考えられていましたが、家族内の発症は8％にしか過ぎません。たとえ安産であっても、出産時に小さな脳の傷が生じ、そ

1・症状編

れが原因ではないかと考えられています。CTやMRIなどの進歩により、少しずつ原因が明らかになりつつあります。

2 てんかんの種類

てんかんの種類について説明します。

▶大発作　　まず大発作は、四肢のけいれんと意識の消失を主症状とし、抗けいれん剤が有効です。

▶小発作　　次に小発作は、数秒間の意識の消失のみを示し、小児期にのみみられる予後のよい発作です。

▶精神運動発作　　そして精神運動発作は、突然怒ったり泣いたりする感情（精神）発作と、突然口をモグモグさせたり首を振ったりする運動発作を併せ持ち、薬が効きにくい発作です。

そのほかに、難治性のてんかんとして、首と四肢の瞬間的なけいれんを示し、抗けいれん剤が効かず、食事療法やホルモン療法が有効な点頭てんかん（ウエスト症候群）や、脱力発作を主症状として多彩な症状を示し、抗けいれん剤でコントロールしにくいレノックス症候群などがあります。

3 てんかん発作の引き金

過半数のてんかん発作は幼児期に起こりますが、思春期以降になって突然てんかん発作が生じる場合もあります。その場合、勉強や仕事の疲れ、受験、失恋、旅行、家族や友人との軋轢などがきっかけとなって、ひきつけが起こることもみられます。しかし詳細にひきつけの発生状況を調べると、発熱、下痢、便秘、不眠、過労、暴飲暴食、生理などの生理的・身体的要因や、雨、梅雨、台風、気圧などの天候や季節の変化などが関連していることが多いようです。

▶前兆　　普通のてんかん発作の場合でも、これらの生理的あるいは心理的ストレスが誘因となって発作の数週間前〜数日前から、不眠、疲れやすさ、不機嫌、情緒不安定、頭痛、悪心、嘔吐、易怒などの「前兆」がみられ、それに引き続いて発作がしばしば起きます。この場合は、発作の誘因を避け、前兆を早期に発見することが大切な予防となります。

4 てんかんの現れる疾患

▶発達障害　　さらに、知的障害、自閉症、AD/HDなどの発達障害が基礎にある場合には、思春期以降にてんかん発作や脳波異常を示す事例が多くみられます。特に自閉症では、10歳以降、1/3にてんかん発作がみられ、1/4に脳波異常がみられます。3歳時に自閉症の診断を受け、その時に脳波検査を受けて異常がなくても、できれば年に1回は脳波検査を受けることを是非ともお勧めします。10歳以降に、こだわり、自傷行為、

パニック、他害行為、気分変調などがエスカレートする自閉症児の中に、脳波異常やてんかんを有する事例が多くみられます。抗けいれん剤の投与が、それらの問題行動の改善に役立ちます。

新生児期や幼児期に突然ひきつけが生じた場合には、なんらかの脳障害の存在を疑うことは当然のことですが、思春期以降に生じた場合にも、てんかん、脳腫瘍、脳血管障害などの脳障害の存在をまず疑って精密検査を行うべきです。てんかんとわかったら、きちんと薬物療法を行うべきです。ひきつけの予防だけではなくて、問題行動の改善にも役立つ場合が多いようです。

（海老島　宏）

59　重いからだの病気だが、こころへの影響はあるか？

❶ 病気の受け止め方

▶こころの発達
▶病気の受容

重いからだの病気は、子どものこころにさまざまな影響を与えます。幼児期から先天性心疾患、胆道閉鎖症、ネフローゼ、筋ジストロフィーなどの重い病気に罹患した子どもは、こころの発達の側面と、病気の受容をめぐるこころの葛藤の側面の2つに、大きな影響を受けます。

また直接生命に関係しなくても、気管支喘息、アトピー性皮膚炎、周期性嘔吐症などの場合においても、度重なる入院は子どものこころの成長に大きな影響を与えます。

ケース1

先天性心疾患のために新生児期から二度の手術を受けたある小学2年生の男子は、水泳やマラソンなどの過度な運動を制限され、冬は風邪をひくといけないと、外出を制限されているために、友だちができにくく、体力にも自信がなく、学力的にも友だちについていくのが難しい状態でした。何事も自分で決められず、母親頼みの生活が続いています。主治医からは、そろそろなんでも自分でやるようにと言われていますが、相変わらず自立心が育ちません。身の回りのことや自分のことは自分でやるようにと母親が言うと、「どうして自分だけこんな病気にかかったのか、誰も自分の気持ちはわかってくれない」と言って泣きました。しかし、ある日、年下の車椅子の子が、歩けないからだなのに、最後まで1人で着替えをする姿を見て、「自分はからだが動くのだから神様に感謝しなければいけない」と思い、それからはなんでも1人でするようになりました。

てんかんの子どもたちも、危ないからあれをしてはいけない、これもしてはいけないと言われた結果、我慢や頑張りのない子になりやすくなります。人に譲ったり、我慢をすることができないと、友だちはなかなかできません。さまざまな生活制限が、子どものこころの成長を遅らせ、社会性の発達を阻害します。

❷ 病気とともに成長する

普通、重い病気は、子どもに物心がつく前から生ずることが多く、子どもは、病院と家との往復の生活に慣れ、病気の治療のために、すべてのわがままが許されるようになりやすい場合があります。常に母親や看護師に囲まれ、人にやってもらうのが当然という生活の結果、友だちと遊んだり、勉強したりする機会が奪われます。それではいけないので、小児病棟にはプレイルームや院内学級がおかれるようになりました。院内学級がない場合には訪問学級が行われ、教育が保障されています。子どもたちは10歳頃になると、自我意識が成長し、病気をもった自分を客観的にみつめるようになります。自分の運命を呪い、不幸を嘆き、親や兄弟にあたります。自殺を考える子もいます。しかしその時に支えとなるのは、家族と友人です。親は子どもの気持ちを受け止めながらも、わがままや自暴自棄な態度には、毅然とした態度で臨むことが必要とされます。病気をもたない友だちに対しては、初めは嫉妬や恨みの感情をもちます。しかし、病気の子どもと、純粋な気持ちで遊んだりしゃべったりしてくれる相手に出会うことにより、閉ざされた子どもの気持ちも、少しずつ開かれていきます。

▶プレイルーム
▶院内学級

❸ 成長を助けるために

重い病気や障害をもちながら成長していくためには、他人の支えが是非とも必要になります。人は1人では生きていけないのです。周囲の人の援助を素直に受け入れ、病気や障害を理由にして、自分を不幸だと考えないようにしていくことが大切でしょう。

あるオリンピック選手の「自分には障害があったから優勝できた。障害をもって感謝している」ということばには胸を打つものがあります。

(海老島　宏)

60　ターミナルな状況だが、どのように対応したらよいか？

1 子どもと死

▶小児白血病

　ターミナルな状況の典型である小児白血病は、化学療法の進歩によって8割は治癒する時代になりました。しかし、治療の甲斐なく死に至る子どもも少なくありません。子どものターミナルな状況への対応には、いろいろな困難さがあります。

　通常の子どもでは、発達年齢によって、病気や死を理解したり受け入れたりする能力に差があります。子どもは3歳を過ぎると、親しい親との別離の際に分離不安が生じ、おぼろげながら死を意識し始めます。5〜6歳になると、死とは永遠の別れだということを理解し始めます。10歳になると、死を自分の問題として考えるようになります。

2 告知の仕方

▶寛解と再発

　小児白血病などの、ターミナルな状況におかれた子どもにとってまず大切なことは、子どもにわかりやすく病状の説明をし、これから始まる困難な治療に立ち向かう勇気を与えることです。そして病気が寛解と再発を繰り返す中で、病気の重さを知らせ（告知）、残された人生を悔いなく送り、勇気をもって死に立ち向かえるように援助することです。

3 怒り

　子どもは病状の説明を受け、検査や服薬や入院の必要性を告げられると、家族や友人や学校から別れる不運とつらさを恨み、親やきょうだいにあたり、無理難題を主張したり、じっと黙り込んだりするのが普通です。

　通常、我が子の病名を告知された母親は、自分の運の悪さを恨み、子どもへの不憫さから、我が子を溺愛しやすくなります。しかしその結果、夫やきょうだいが反発して、しばしば家族の危機が生じます。ここで専門家の援助が必要とされます。専門家は、母親に対して、長い治療を維持していくためには、子どもを平等に扱い、夫も共同治療者として家事や育児の責任を分担してもらうようにと、助言すべきです。

4 希望

　また、学校教育もできるだけ保障されなくてはいけません。子どもは、教師や同世代の仲間との交流を通じて成長します。当然のことながら、学校生活が、こころやからだの成長には不可欠です。そして、子どもは、新しい知識を得、いろいろな体験を

積み、遠足や運動会などの行事に参加することを通して、生活に達成感や充実感をもち、困難な治療に向かう意欲を獲得します。

5 絶望と不安

　その後、治療が進むにつれて、子どもや親にとっての正念場が出現します。子どもはうすうす病状の悪化に気づき、体調や生活の困難を覚えるようになります。同時に親にも、できることはすべてやった後での、虚脱感と絶望感が生じます。主治医から、死への覚悟が親に告げられる時期が訪れ、この時に、絶望に打ちのめされた親を支えることが専門家に要請されるのです。専門家から親に、親は十分頑張ったこと、親には子どもの病気の責任がないことなどが話されます。

　そして最終的に、主治医と相談のうえ、親から子どもに、病気の治らないことが告げられると（告知）、子どもは当然のことながら一時的に死への恐怖に捕らわれます。

▶告知
▶死への恐怖

6 死の受容

　しかしこの時点から、親子の間に、死に向かってのこころの準備ができてくるのです。そして子どもは、温かい友情や愛情に囲まれて充実した日々を送ると、自分が1人ではないこと、死ぬことは一時の別離でしかなくて怖いことではないこと、いずれあの世で友人や家族と会えること、そして、自分がまた生まれ変わることなどを、少しずつ感じるようになるのです。この時から、子どもは親の庇護が必要な未熟で弱々しい存在ではなくなります。むしろ親を心配させないために、笑顔を見せ、死に向かって、困難な治療を受け入れていく強さをもつ子どもに成長していくことがしばしばみられます。

7 悲しみを乗り越えるために

　その過程で、医師、看護師、臨床心理士、教師、ケースワーカーなどの、慎重で根気強い援助が子どもと親に対して必要です。その結果、子どもの死後、残された親が、子どもへの罪障感を抱きながらも、充実してともに過ごした時間を懐かしみながら、亡き子どものためにも、勇気をもって生きていけるように、我々が支援できれば幸いだと思います。

▶罪障感

（海老島　宏）

1 精神遅滞について

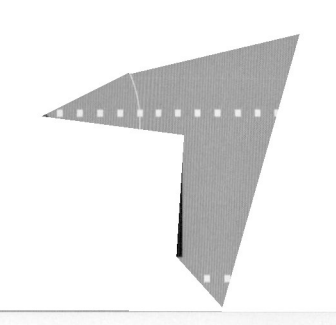

●●●はじめに

▶知的障害
▶精神遅滞

　新聞・テレビで見聞きする「知的障害」とここで説明される「精神遅滞」は同じです。

　人格が低劣であるかのような印象を与える呼称「精神薄弱」(mental deficiency)を「精神遅滞」(mental retardation)とアメリカ精神薄弱学会(現アメリカ精神遅滞学会)が改めた(1973年)後、我が国でも医学や心理学の分野で「精神遅滞」が用いられるようになりました。

　一方、日本精神薄弱者福祉連盟(現日本知的障害者福祉連盟)は「精神薄弱」に代わる用語に「知的障害」を採用し(1993年)、国も「知的発達障害」簡略化して「知的障害」を用いるに至り(1999年)、行政や福祉の分野ではこちらの用語が広く使われるようになりました。

1 定義

　「精神遅滞」はアメリカ精神遅滞学会によって下記の3要件を満たす状態と定義され(1992年)、そのほかの国際的な診断基準もこれに準拠しています。

①知能指数IQ(小児では発達指数DQ)が平均より2標準偏差以上、低い。すなわちIQ70ないし75未満。
②適応能力が年齢水準より明らかに低く、表8に挙げる10領域中2領域以上に遅れがある。
③発達期、すなわち18歳未満に発症。

　知能指数が70未満でも、適応技能(表8)に問題のない場合は「精神遅滞」ではありません。しかし適応の度合は環境によっても変化しますから、「精神遅滞」の診断やその重症度は固定したものではありません。
　知能指数IQによる重症度分類を表9に示します。
　IQ70未満の人は人口の2.2〜2.5％と報告されてきました。しかし適応技能に問題のないことが多いIQ50以上の人が、その80〜90％を占めるので、2003年現在、

福祉サービスの利用によって行政が把握している我が国の精神遅滞児・者は約46万人です。

表8．精神遅滞の診断で評価される適応技能の10領域

1.	理解伝達	ことばや絵、表情や動作で諾否・意図・感情などを理解伝達できる
2.	身辺自立	トイレ・食事・更衣・清潔や身だしなみの保持が自立している
3.	家庭内生活	料理、ほかの家事・買い物プラン・家財家計の管理ができる
4.	社会性	相手の反応を理解し、節度ある誠実な友だちづきあいができる
5.	地域生活	交通機関や公共施設を利用する。買い物ができる
6.	決断	自ら決断して計画実行できる。必要な援助を求め、義務を果たす
7.	健康安全	衛生や社会ルールの知識をもち、自分の安全を確保できる
8.	実務の学習	自立生活に必要な知識と読み書き計算を学校で学ぶ
9.	余暇	1人または複数でする遊びや楽しみを知り、発展させる
10.	就労	必要な社会性と技能を備えて、パートかフルタイムで働く

（文献1）より要約して引用）

表9．精神遅滞の重症度分類

重症度	知能指数 IQ（成人での精神年齢）	生活技能
軽度	50〜70（9〜12歳相当）	身辺自立。外出や買い物可。通常の会話可。学業が困難。単純な就労の可能性あり
中度	35〜49（6〜9歳相当）	多くの見守りと身辺の一部介助を要す。日用の会話が可。読み書き計算の可能性はある。就労は難
重度	20〜34（3〜6歳相当）	常に見守りと身辺の多くに介助を要す。簡単なことばを理解。限られた言語表現の可能性はある
最重度	〜20（3歳以下相当）	常に身辺の介助を要す。限られた指示理解と発語の可能性はある

（文献2）に補足して引用）

用語解説　【DQ（発達指数）】

乳幼児の精神発達水準を明らかにするための発達検査において、精神発達程度を表すために考案された指数です。知能だけでなく、姿勢や運動（歩けるか、座れるかなど）、社会性のような分野も加えて平均的な発達からの隔たりを測ります。十分に標準化されていない点があります。

2 原因

▶生理的精神遅滞
▶環境性の精神遅滞

精神遅滞をきたすことがある原因を**表10**に挙げます。しかし、精神遅滞児・者の過半数では原因が特定できません。その中には親族全般の知能が低めにある「生理的精神遅滞」や不十分な教育環境で低めの知能が出る「環境性の精神遅滞」が含まれます。原因が単一でないこともしばしばです。

原因疾患が特定された場合に食餌治療や酵素補充を用いて精神遅滞の発現を防いだり、軽減できるのは、新生児マススクリーニングが行われている6種の先天性代謝性疾患と甲状腺機能低下症など、精神遅滞全体の中では例外的な少数です。しかし将来、遺伝子治療や骨髄移植を用いて遺伝性疾患・代謝疾患の精神遅滞を治す日がくるかも知れません。

表10. 精神遅滞をきたすことがある原因

1. 出生前に発症	
分類	例
A. 染色体異常	ダウン症候群、ターナー症候群、脆弱X症候群
B. (先天性の)症候群	結節性硬化症、ある種の筋ジストロフィー
C. 先天性代謝異常	フェニルケトン尿症、ガラクトース血症、ミトコンドリア脳筋症、ムコリピドーシス、糖原症、ウィルソン病
D. 脳形成過程での異常	孔脳症、原発性小頭症
E. 妊娠中の環境	薬物・催奇形物質、風疹などの感染症、放射線被曝
2. 周産期に発症	
分類	例
A. 子宮内での障害	胎盤機能不全、多胎、未熟児、異常分娩
B. 新生児期の障害	出産時の頭部外傷、呼吸障害、低酸素性脳症、出生後水頭症
3. 出生後に発症	
分類	例
A. 頭部外傷	頭蓋内出血、脳挫傷
B. 感染症	各種の髄膜炎、脳炎、HIV感染症、亜急性硬化性全脳炎
C. 脱髄性疾患	感染後の急性播種性脳脊髄炎、シルダー病
D. 変性疾患	レット症候群、進行性ミオクローヌスてんかん、白質脳症
E. けいれん性疾患	レノックス症候群ほか小児期のてんかん、てんかん重積
F. 脳の中毒・代謝疾患	急性脳症、ライ脳症、低血糖症、鉛中毒、水銀中毒
G. 栄養障害	低カロリー、低蛋白、長期の経静脈栄養
H. 成育環境	心理社会的ハンディ、虐待、放任、刺激の乏しい環境
I. 脳神経線維の低結合症候群	低結合症候群

(文献1)より抜粋して引用)

3 診断

血液・尿検査(染色体・代謝物質)、CT・MRI(脳の形態)、電気生理検査(視力・聴力・脳波)、知能・心理検査などが原因の解明・診断と状態評価のために行われます。しかし原因疾患に治療法がないのに、診断評価する意義はなんでしょうか?

近年、能力と弱点に適した方法を用いて、適応技能を伸ばす治療教育が実践的に研究開発されてきました。これらは介入が早いほど、効果を期待できます。

4 精神遅滞をもつ人は

(1) さまざまなや精神障害や行動の問題を合併しやすい

症状が典型的でなかったり、言語表現が不十分なため、精神遅滞に合併する精神障害の厳密な診断はしばしば困難で、それぞれの正確な頻度はわかりませんが、精神遅滞のない人に比べて頻度が高いと報告される障害(うつ病、幻覚・妄想状態または統合失調症)はあっても、頻度が低いと判明した精神障害はありません。精神遅滞は脳障害ですから、同じ原因が知能以外の脳機能も障害し得ること、精神遅滞故の適応困難、誉められるより叱られることが多いために形成された低い自己評価、場合によっては、てんかんや行動障害のために内服する向精神薬のやむを得ぬマイナスの影響なども考慮すれば理解できることです。

▶自閉症

●a. 自閉症

①対人交流の問題(情緒的交流の乏しさ、人の気持ちを読む困難など)、②言語の問題(ことばの遅れや特異な使い方など)、③固着傾向(習慣を変える困難、限局した強い関心、常同的な遊びや行動など)をもち、④3歳前に始まっていること、が診断の要件です。これら4要件が揃わなくても、2〜3要件を備えた精神遅滞の人は少なくありません。逆に自閉症の人の3/4が精神遅滞を合併するといわれます。自閉症は、部分的な脳の障害とされ、同部位に障害を受けた精神遅滞の人が自閉症と同様の症状を呈することは理解できます。ことによるとしかし固着傾向などは、周囲を理解できなかったり、理解されないことが多い彼らが、適応しようとして確かさを求める試みなのかも知れません。

▶統合失調症(精神分裂病)

●b. 統合失調症(精神分裂病)

これにも診断の難しさが残ります。診断基準を満たす例は、一般人口での頻度と比べて同率とも高率とも報告されますが、診断基準を満たさずとも、空想世界の中で生涯を送る人は多く、また少量の薬が効いて一過的なのですが、繰り返す幻覚・妄想や退行状態は高頻度です。このような症状は、脳障害の直接の現れかも知れませんが、あるいは一部は、自閉症の場合と同様に困難な現実を回避する適応行動かも知れない、と筆者は考えています。

▶感情障害

● c．感情障害

この障害は頻度の高いことが示されています。うつ状態が多いのですが、それを「問題行動が減ったよい状態」と誤解されるなど、見落とされがちです。

▶うつ状態

● d．興奮、自傷、他害、異食、反芻、常同行動ほか

重度遅滞例では幼児期から問題化することが多く、その場合、向精神薬を要することも少なくありません。

▶注意欠陥／多動性障害(AD/HD)

● e．注意欠陥／多動性障害(AD/HD)

気が散りやすい、課題を遂行できない、着席していられない、すぐケンカになるなど、不注意・多動・衝動性が目立つ小児期発症の障害です。しかし「その程度が発達水準に相応しないこと」が診断の条件なので、厳密な診断は重度遅滞では困難です。これらの行動特性は、いずれにしても精神遅滞児・者には一般的なものです。

● f．てんかん

精神遅滞の15〜30％に合併し、精神遅滞が重いほど頻度を増します。爆発的な不機嫌を呈したり、発作の少ない時期に幻覚・妄想などの精神症状が顕著になることが時にあり、その場合は抗てんかん薬のほかに抗精神病薬などを要します。

● g．痴呆

ダウン症でよく知られています。40歳前後で急な老化と知能低下をきたすことがあります。

(2) 変化を好まないらしい

後半生に達した精神遅滞者をみる時に印象的なのは(筆者が知るのは施設かグループホームで暮らす方ばかりですが)、決まった部屋の決まった場所で日長、常同動作を続ける重度の方ばかりでなく、身辺自立した軽度の方が、しばしば何十年も、極めて規則的な変わらぬ暮らしを好み、そこで精神的安定を見い出している様子です(このような観察を可能にした隔離策の是非は別の問題です)。施設外生活という選択肢がかつてはほとんどなかったので年長者で比較できる対照はないのですが、今日、自由を得た軽度遅滞の若い人がやはり、馴染んだ環境で親しい人との変動の少ない生活を選び、環境の変化が訪れると動揺する場面にまま遭遇します。

自閉症の特徴である変化への抵抗は、程度の差はあれ、精神遅滞をもつ人に広く共通した特性にみえます。それは確かさを求めて自らみつけた情動安定策にもみえます。ともあれ見通しをよくする、曖昧な応対を避けるという自閉症者に適した対応は、精神遅滞の人にも助けになります。

(3) 「世の光」

戦後間もなく養護施設を開き、精神遅滞児の療育に献身した糸賀一雄が「この子らを世の光に」と言ったのはよく知られています。精神遅滞をもつ人としばらく一緒に過ごした人なら、彼らの他愛ないことばやふるまいに微笑み、あるいは非を示されて

恥じた経験をもたない人はないでしょう。精神遅滞をもつ人々は、彼らとともに生きる社会に保温と指南の機能を果たしている、というのは筆者の私見です。

5 医療の役割

ほとんどの原因疾患に治療法がない現在、医療の役割は精神遅滞という状態の改善です。

精神遅滞の原因を特定し、能力と弱点を評価します。これにより、家族、教員・保育者、また療育施設へ療育指針を提示します。家族が障害を受容する過程を支援し、就学や進路決定に助言し、療育機関や社会資源を紹介します。病院と教育・福祉担当者との連携は成人まで続きます。

▶環境調整
▶行動療法
▶向精神薬

合併精神障害や問題行動が生じた時、まず環境調整と行動療法、ことばのある子どもではカウンセリングも行われますが、これのみで改善しないことは多く、その場合に向精神薬が用いられます。抗精神病薬、抗不安薬、睡眠薬、抗うつ剤、抗てんかん薬などです。精神科入院が必要な場合もあります。重度精神遅滞の子どもの自傷、他害、こだわりに由来した不穏は、多く幼児期から出現します。また思春期は、一般の青少年も不安定になり、統合失調症や抑うつ状態の頻度を増す時期ですが、精神遅滞をもつ子どもたちも思春期を迎え、それまでみなかった幻覚・妄想状態や不穏、抑うつなどを呈することがあり、青年期を過ぎるまで精神科が助けになることはよくあります。身体合併症であるてんかんは、重度の精神遅滞で稀でありませんが、不機嫌や幻覚・妄想を伴うことがあり、この場合のてんかんと精神症状の薬物調整は精神科の守備範囲です。

「障害を伴っているので難しい」といわれ、急な病気の時に入院先がすぐみつからないことも残念ながら時々あります。あるいは歯科治療で全身麻酔を要する場合があります。連携する専門医療を活用するうえでも、なんでもいつでも相談できるかかりつけの小児科医または精神科医は強い味方です。

6 教育の役割

▶療育プログラム

社会性を育てます。先述のとおり、子どもの弱点に適した対応や療育プログラムがあり、早く始めるほど効果が期待できます。例えばことばによる理解や伝達が難しくてパニックを起こす自閉症の子どもには、サインや絵カードによるコミュニケーションを教えます。あるいは一方的なおしゃべりを敬遠されても理由がわからず、自ら困惑している生徒には「1分話したら、いったん切る」といった規則を教えます。相手の気持ちを読む能力が自然には身につかないので、運転技術でも学ぶように対人技法を身につける必要があるのです。

▶ショートステイ

療育機関や施設のショートステイ（短期宿泊）を家族の休息を兼ねて利用することは、

後日、家庭外生活への移行を楽にするでしょう。

またその他の技能を育てます。身辺自立と生活範囲の拡大を図ります。軽度であれば就労訓練もあり得ます。

7 社会の役割

精神遅滞をもつ人の教育・就労(作業)・居住・経済保障に関して制度をつくるのは行政ですが、援助のチャンスは、どこでも誰にもあります。「あと少し、個別にみてくれる幼稚園(学校)があれば、他児と学び合えるのに」「理解ある雇用者さえあれば働けるのに」といった事態が繰り返されているからです。

▶障害者支援費制度

新制度では、「どのようなサービスを受けたいか」「どこで暮らしたいか」など、精神遅滞をもつ当事者の意志が聞かれるようになりました。2003年4月に始まった障害者支援費制度です。

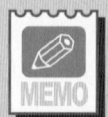

MEMO　両親にサポートを勧める時

両親が子どもの問題を認めて援助を求めることがないところで、教育や医療が勝手に動き出すことはできません。しかし保育(教育)者や医療関係者は、しばしばこの前段階で、発達の問題をもつ子どもの両親と出会います。

明らかな重度の遅れは、遅くても1歳半か3歳時の健診で指摘され、その場合の多くの両親は援助の必要を理解し、既にこれを受けている方もあります。生まれてすぐか、お誕生前のわりあい短い一時期に、両親は「事態の否認・怒り・落胆・諦念」といわれる闘いの終盤に至り、「それでは何ができるか」を求める境地に達していることが多いようです。

幼児期以降に障害受容と直面するのは、より軽度の子どもの家族です。

乳幼児健診を問題なく通過し、お気に入り絵本の読み聞かせを楽しむBちゃんのお母さんは、幼稚園で「長いお話を聞いていられないようだけど」と言われて戸惑いました。

運動障害があり、入園まで戸外で遊ぶことがなかったC君のお母さんは、彼が仲間に入れなかったり、困るとすぐ泣くのは、経験不足のためだから、園で特別扱いは一切しないでほしいと言っていました。運動会の対抗リレーでは、前日にお母さんが特訓。本番は、お母さんの希望で、ハンディなしのコースをマイペースで走るC君を一同それぞれの思いで見守りました。

後日、C君のお母さんは、実は精神面の発達を心配して悩んでいたことを保育者に打ち明け、Bちゃんのお母さんは、自身のつらかった生育史をひとしきり保育者に吐露した後、「Bちゃんに遅れがないのを確かめるため」といって、二方とも保育者の勧める発達相談につながりました。

病院を受診して診断や療育指針をもらうことは、今日明日を争う危急事ではないでしょう。教育保育に携わる方はお母さんの訴えにまず傾聴してください、半時間でも1時間でも。もし本当に対応を要する子どもなら、お母さんは話し足りぬほどの思いをおもちのはずです。迷っているお母さんと一緒にウロウロしましょう。そこからです。

> **通常学級？　特殊学級？　養護学校？**
> 　精神遅滞児の就学には、通常学級・普通小中学校内の特殊学級（心身障害学級）・養護学校などの選択があります。決定は教育委員会に委ねられますが、本来は当事者と保護者の考えが尊重されるべき事柄です。精神遅滞の重症度に応じて提供される三選択肢ですが、一口に通常学級、特殊学級といっても、学校や担当教員の姿勢、クラスの状況によって受け入れ態勢はまちまちです。迷う時は、ぜひ学校を見学して教員と話し合い、場合によっては教育委員会と議論してください。
> 　子どものためを思わぬ親はないのですが、知らずに親の願いを子どもの利益より優先させることがありませんように。親が障害を受容できないために子どもに負担を強いたり、あるいは困難を予見しながら、まだ不十分な体制の下で「ともに学ぶ」という理念の犠牲にすべきではないでしょう。教員が協力的なクラスでも、（殊に軽度の）子どもにとって重要な交友関係までは保護しきれないことがあります。また学年が進んだ後、転級の適切な時期を逃さないことも大事です。この時をスムーズに通過するためには、とりわけ自意識のある軽度の子どもの場合、当人が自分の長所と弱点を理解していることが必要で、これは両親の障害理解を反映するものです。

（高梨愛子）

【参考文献】
1) Mental Retardation – Definition, Classification, and System of Supports. 9th Edition, American Association On Mental Retardation, Washington DC, 1992.
2) 中根充文，岡崎祐士：ICD-10「精神・行動の障害」マニュアル．医学書院，東京，1994.
3) 栗田　広（編）：精神遅滞の精神医学．ライフサイエンス，東京，1997.

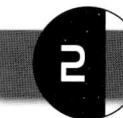

2　自閉症とは

●●●はじめに

▶発達障害

　自閉症は発達障害と考えられています。では発達障害とはなんでしょうか？　ほとんどの場合生まれつきの障害であること、症状が発達期に現れること、基本的に生涯にわたる障害であることが特徴です。自閉症ということばからは、いかにも自分の殻に閉じこもっている子どもといった印象を与えますが、内気な子どもとかひきこもりの子どもというわけではありません。親の育て方や家庭環境が原因で起こるような心理的な障害ではなく、根本は脳の機能に生まれつきの障害があるために生じる障害です。

1 自閉症の行動特性

　自閉症の子どもはどんな行動をするのでしょう。自閉症の人は目で見たり、耳で聞いたり、手で触ったり、舌で味わったり、肌で感じたりしたことを理解することが多数派の人とはちょっと違っています。目が見えないとか耳が聞こえないわけではありません。物を見ることもできるし、音を聞くこともできるのですが、目の付けどころや聞こえ方が多数派の人とは異なっていることが多いのです。このため友だちと遊んだり、おしゃべりを楽しんだり、人が何を考えているか推測することが苦手です。自閉症なら誰でも3つの領域に発達の偏りがあります。3つの領域とは、①社会性、②コミュニケーション、③イマジネーションの3領域です。

▶社会性の障害

　社会性の障害は人への関心の在り方や人とのかかわり方の問題として現れます。自閉症の子どもは同年齢の子どもと遊ぶよりも一人遊びを好む傾向があります。たとえほかの子どもに関心が出てきても対等のやりとりをすることが難しくリードされて遊ぶことが多いようです。このような社会性の障害は1歳前からみられることもあり、母親が抱っこしようとして近寄っていっても手を差し出さない、抱っこしてもそっくり返る、あやしても笑わない、などがよくみられる特性です。子どもは1歳を過ぎると興味のあるものを指差して母親を振り返りにっこりする行動が現れてきます。このように第三者と興味や関心を共有することを喜ぶといった行動が自閉症では遅れがちです。

▶コミュニケーションの障害

　次にコミュニケーションの障害について説明しましょう。よくみられるのがことばの発達の遅れです。定型発達の子どもは1歳前後に「ワンワン」とか「ママ」といったことばを話すようになります。自閉症の子どもの多くは1歳半を過ぎても意味のあることばをしゃべりません。ことばをしゃべるようになっても相手の言ったことをそのまま繰り返すオウム返し（「いってらっしゃい」と母が言うと子どもも「いってらっしゃい」と応える）がみられたり、駅のアナウンスやテレビのCMなどを独り言のように繰り返すなどの言動がみられます。もう少しことばの能力のある子どもでは、同じことを繰り返し話題にしたり、既に知っていることを何度も聞いたりすることも

用語解説　【高機能自閉症】　一般に高機能自閉症とは知的障害のない自閉症を指します。知能指数が70以上の場合を指すことが多いようですが85以上とする専門家もいます。何が高機能かという正確な定義があるわけではありません。「高機能」というと、標準以上の知的能力があるような印象がありますが、必ずしもそうではないことに注意してください。実際に知能指数80くらいの自閉症の子どもは普通学級の授業を理解することが難しいことも少なくありません。

2・疾患編

あります。このように自分から話すことの発達の遅れや偏りがあるのですが、大人の話すことの理解も遅れることが多いのです。例えば「テレビを消してから、カーテンを閉めて」などと2つの指示を一度に出したりすると混乱することもあります。ことばをしゃべったり理解することだけでなく、しぐさやジェスチャー、表情などのことば以外のコミュニケーション、いわゆるボディランゲージによるコミュニケーションも乏しかったり発達が遅れたりします。

▶イマジネーションの障害

3番目はイマジネーションの障害（こだわり）です。自閉症の子どもは手をひらひらさせたり、くるくる回ったり、からだを前後に揺すったりといった同じ動作を繰り返すことがあります。このような同じ動作を繰り返すことも「こだわり」の1種です。幼稚園に行く時に同じ道順を通らないと気が済まない、同じ色の服を着たがる、学校へ行くと必ずトイレのドアが閉まっているかどうか確かめる、などが典型的なこだわりです。小学生くらいになると時刻表をいつも読んでいたり、エレベーターの型番をノートに記録することに熱中するなど、一般の子どもが興味を示さないことに強い関心を示すこともあります。状況に合わせて臨機応変に対応することはほとんどの自閉症の子どもが苦手です。学校の時間割が突然変更されたり、ゆっくりと遊ぶ気だったのに急に切り上げるように言われたりすることは、自閉症の子どもにとっては私たちの想像以上に苦痛なことです。

2 その他の特徴

自閉症の子どもにはさまざまな感覚障害があります。感覚障害とは音の刺激や光の刺激などに過敏であったり鈍感であったりすることです。掃除機の音やトイレのエアタオルの音を嫌がってパニックを起こしてしまう子どもは珍しくありません。このような場合は自閉症によくみられる聴覚過敏だと考えられます。同じ子どもが、遊んでいる時に大声で名前を呼んでも知らん顔をしていることもあります。このような場合は音刺激に対して鈍感なわけです。このように音の種類によって鈍感だったり敏感過

用語解説　【アスペルガー症候群】

アスペルガー症候群とは英国の児童精神科医のWing Lが提唱した概念です。自閉症と同じように社会性、コミュニケーション、イマジネーションの3領域に障害があります。自閉症との違いは、3領域の障害の現れ方が自閉症よりも微妙で、一見正常にみえることでしょう。例えば社会性の障害の現れ方は典型的な自閉症では孤立的なことが多いのですが、アスペルガー症候群の子どもは対人関心を積極的に求めることがあります。しかし相互的な交渉はうまくとれず、一方的なために対等の友人関係を築くことが難しいのです。

ぎたりすることもよくあります。視覚の領域に感覚障害が現れると眼前で手をひらひらさせて見つめたり、横目で人を見たりします。味覚の領域の感覚過敏がある子どもは偏食が極端であったりします。

3 自閉症の子どもはどのくらいいるか？

では自閉症の子どもはどのくらいいるのでしょうか。まず自閉症についての最近の研究では1万人あたり10～40人くらいであるといわれています。アスペルガー症候群については子ども人口の0.2～0.5％くらいではないかといわれています。自閉症、アスペルガー症候群、およびその周辺の子どもを全部合わせて自閉症スペクトラムとすると子どもの0.5～0.8％くらいは自閉症スペクトラムではないかと予測されています。つまり自閉症スペクトラムは以前考えられていたよりも多く、稀な障害ではありません。

4 対応

一番大切なことは自閉症の特性を理解することです。子どもが困った行動をした時には単なるわがままやしつけの問題として対応するのではなく、自閉症特性から考えて対応を考えましょう。自閉症特性を意識した教育を行うことによって行動が改善し、本来もっている能力を発揮することができるでしょう。自閉症の子どもは領域によって発達の偏りがあることが多いので、子どもの能力を領域別に正確に評価し、子どもにとって無理のない課題設定をする必要があります。また見通しがつかないと不安になることが多いことと、余分な刺激によって気が散りやすいために、余分な刺激の少ない環境で、時間割りや予定表などでこれから何をするか予告したうえで教育をする必要があります。自閉症の子どもにとって世の中は理解できないことや、つらい刺激の連続かも知れません。子どもが自閉症であれば、その子どもの自閉症の特性を周囲の大人が理解して、できるだけ苦痛を与えず、リラックスして過ごせるような配慮が必要でしょう。

（内山登紀夫）

用語解説　【自閉症スペクトラム】　自閉症スペクトラムとはアスペルガー症候群と同じようにWingが提唱している概念です。社会性、コミュニケーション、イマジネーションの3領域に障害があることは自閉症やアスペルガー症候群と同じです。典型的なアスペルガー症候群や典型的な自閉症とはいえないけれど、Wingの三つ組の障害（上記3領域の障害を指します）をもつ場合も含めて自閉症スペクトラムと呼びます。

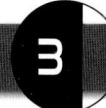

3 言語・運動の特異的発達障害とは

●●●はじめに

　言語や運動の発達において、ほかの領域と比較した時に、特に際だった発達の遅れがみられる場合があります。言語の領域に及んだ場合を特異的言語発達障害、運動の領域に及んだ場合を発達性協調運動障害と呼びます。

1 特異的言語発達障害

(1) 概念

①標準化された検査を個別的に施行すると、非言語的知的能力に比べ、言語発達のレベルが十分低いこと。

②広汎性発達障害の診断基準を満たさないこと。

③精神遅滞、言語-運動または感覚器の欠陥、または環境的不備が存在する場合、その結果から生じると予想されるレベルを超えた言語の問題があること。

用語解説　【広汎性発達障害】

　広汎性発達障害とはアメリカ精神医学界の診断基準であるDSM-ⅣとWHOの国際疾病分類第10版(ICD-10)で採用されている概念です。自閉症スペクトラムと同じように相互的な社会的関係をもつ能力の障害、コミュニケーション能力の障害、常同的な運動や「こだわり」があることで特徴づけられます。広汎性発達障害には自閉症、レット症候群、小児期崩壊性障害、アスペルガー症候群、特定不能の広汎性発達障害(非定型自閉症)などが含まれます。レット症候群とは乳幼児期の女児に発達の退行が生じ、重度の知的障害をきたす障害です。両手を合わせて揉むような独特の常同運動があります。レット症候群は精神科的障害というより小児科的障害であり、小児科医(あるいは小児神経科医)による治療が必要になります。小児期崩壊性障害とは、2歳までの精神発達は正常で、その後対人関係の障害など広汎性発達障害の症状が明らかにある場合を指します。特定不能の広汎性発達障害(非定型自閉症)とは広汎性発達障害と診断されますが、上記の4障害(自閉症、レット症候群、アスペルガー症候群、小児期崩壊性障害)に当てはまらない場合に下される診断名です。広汎性発達障害は広義の自閉症と考えてよいでしょう。また広汎性発達障害と自閉症スペクトラムは類似の概念ですが、自閉症スペクトラムにはレット症候群は含みません。

▶特異的言語発達障害　　以上の3点を主な要件とする言語発達の障害を、特異的言語発達障害と呼びます。以前に小児失語、発達性失語と呼ばれてきたものにほぼ相当します。①の「非言語的知的能力に比べ、言語発達のレベルが十分低い」とは、具体的にどの程度の隔たりをいうのか、日本ではこの点についての明確な指標となるものがないため[1]、やや漠然とした印象は拭えませんが、このようなカテゴリーを設ける必要のある子どもたちは、少数ながら確かに存在します。

(2) 原因と臨床像

　原因がはっきりわかっているわけではありませんが、なんらかの中枢神経系の問題によって引き起こされる、と考えられています。社会性の障害やイマジネーションの障害などがなく、言語発達の領域にほかの領域とは不釣り合いな程度の問題をもつ子どもを意味することになるわけですが、後述される注意欠陥/多動性障害（AD/HD、190頁）や学習障害（LD、188頁）などの症状を合併する場合もあります。

▶表出性言語障害
▶受容−表出混合性言語障害

　DSM-Ⅳでは、主として音声や身ぶりによる言語表出に問題をもつ表出性言語障害と、表出だけでなく理解の面にも問題をもつ受容−表出混合性言語障害とに分けられています。

・注意点・

- 地域によっては、子どものことばの発達が遅れるのは親の愛情のかけ方が足りないから、という一方的な解釈のもと、「絶対受容」を殊さらに強調する指導が親に対してなされているところが、今なおあります。環境面での配慮が大事でない、という意味ではありませんが、現代の日本では、子どものことばの発達を遅らせる直接の原因となるほど深刻な環境要因には、小児精神科の外来ででもそうはお目にかからない、というのが率直なところで、そうでなくても自分の育児姿勢に不安をもちやすい親に、この点でさらなる圧力をかけてしまうことのないよう、関係者は助言の仕方に十分注意する必要があるだろうと思います。

・重要事項・

- 広汎性発達障害ではないことの確認が重要です。広汎性発達障害は意外に頻度の高いもので、「視線が合うから」「にこにこしてそばに寄ってくるから」というだけで広汎性発達障害ではない、とはいえません。ことばの遅れを主訴として来診する子どもの中で特異的言語発達障害と診断される子どもの数はそう多くはなく、広汎性発達障害や精神遅滞がほとんどです。
- この鑑別のためには、小児精神科もしくは小児科（できれば発達領域に詳しい言語聴覚士のいる病院）の受診をお勧めします。特異的言語発達障害と診断されれば、言語聴覚士による評価・指導が必要になってきます。

▶発達性協調運動障害

❷ 発達性協調運動障害

(1) 概念

①運動の協調が、暦年齢や知能に比して明らかに苦手であること。

②脳性麻痺や片麻痺などの一般身体疾患によるものではなく、また広汎性発達障害の診断基準を満たさないこと。

③精神遅滞が存在する場合、その結果から生じると予想されるレベルを超えた運動の困難があること。

からだを動かしにくい身体疾患があるわけではないのに、スポーツが下手だったり絵や文字を書くのが下手だったり、いわゆる「不器用」さが前面に出た状態のことを指します。従来「発達性失行」「不器用児」などと呼ばれてきたものにほぼ相当します。

(2) 原因と臨床像

なんらかの中枢神経系の問題によって引き起こされる状態、と考えられています。

這ったり座ったり歩いたりなど、運動発達が遅れることが多いといわれ、その後もからだの筋肉を一緒に働かせて(協調させて)するような運動が一般に苦手ですが、そのことを主訴として来診することは、さほど多くありません。大抵は前述の特異的言語発達障害同様、AD/HDやLD症状と抱き合わせの形で相談される場合がほとんどです。

・注意点・　彼らの中には、自分が人と比べて運動の面で不器用であることを恥ずべきことだととらえてしまい、それが明からさまとなる場面(例えば体育の時間など)を回避するようになる子どももいます。苦手を克服する、という視点からの働きかけだけでなく、子どものプライドにも十分配慮した働きかけが大切だと思います。

・重要事項・　DSM-Ⅳでは、運動の協調障害がみられる場合でも、広汎性発達障害があれば診断上そちらが優先されることになっています。前述の特異的言語発達障害同様、広汎性発達障害を見落とさないことが重要で、小児精神科もしくは小児科(できれば発達領域に詳しい作業療法士のいる病院)の受診をお勧めします。発達性協調運動障害と診断されれば、作業療法士による評価・指導が必要になってきます。

(藤岡　宏)

【参考文献】
1) 日本聴能言語士協会講習会実行委員会(編)：コミュニケーション障害の臨床1；言語発達遅滞. アドバンスシリーズ, p196, 協同医書出版社, 東京, 2001.

4 学習障害とは

1 概念

▶学習障害(LD)　　学習障害(LD)という用語は、3つの異なった意味合いで使われます[1]。それは、教育用語として用いられる場合、医学用語として用いられる場合、そして学習困難の意味で用いられる場合、の3つです。

(1) 教育用語として用いられる場合

まずは教育用語として用いられる場合ですが、この場合のLDは以下のような状態を指しています。

「学習障害とは、基本的には全般的な知的発達に遅れはないが、聞く、話す、読む、書く、計算するまたは推論する能力のうち特定のものの習得と使用に著しい困難を示すさまざまな状態を指すものである。……学習障害は、その原因として、中枢神経系に何らかの機能障害があると推定されるが、視覚障害、聴覚障害、知的障害、情緒障害などの障害や、環境的な要因が直接の原因となるものではない」

（学習障害及びこれに類似する学習上の困難を有する児童生徒の指導方法に関する調査研究協力者会議　最終報告書, 1999）

これを要約すると、「精神遅滞はないが、聞く、話す、読む、書く、計算する、推論するという領域のいずれかに著しい困難がみられる」ということになります。

(2) 医学用語として用いられる場合

DSM-IVでいうところのLDは「聞く」「話す」が含まれず、「読む」「書く」「計算する」の3領域に限定され、以下のように区分されています。

▶読み障害
　　●a．読み障害　Reading Disorder(DSM-IV、1994)

①読むことの正確さ、あるいは読むことの理解力が個別に施行された標準化されたテストにより測定された結果、その子どもの暦年齢、測定された知能、年齢に相応した教育から期待されるよりも著しく低い。

②①の問題があるために読みの能力が要求される学業や日常生活に著しい支障がある。

③感覚器の障害がある場合、読みの能力障害は感覚器障害に通常随伴する程度を超

えている。

▶算数障害

● b. 算数障害　Mathematics Disorder(DSM-Ⅳ、1994)

①算数の能力が個別に施行された標準化されたテストにより測定された結果、その子どもの暦年齢、測定された知能、年齢に相応した教育から期待されるよりも著しく低い。

②①の問題があるために算数の能力が要求される学業や日常生活に著しい支障がある。

③感覚器の障害がある場合、算数の能力障害は感覚器障害に通常随伴する程度を超えている。

▶書字表出障害

● c. 書字表出障害　Disorder of Written Expression(DSM-Ⅳ、1994)

①字や文章を書く能力が個別に施行された標準化されたテストにより測定された結果、その子どもの暦年齢、測定された知能、年齢に相応した教育から期待されるよりも著しく低い。

②①の問題があるために文章を書く能力(例:文法的に正しい文章を書いたり段落を構成して文章にすること)が要求される学業や日常生活に著しい支障がある。

③感覚器の障害がある場合、文字や文章を書く能力障害は感覚器障害に通常随伴する程度を超えている。

▶学習困難

(3) 学習困難の意味で用いられる場合

英国ではLDは知的障害、もしくは教育上特別な配慮が必要な子どものことを指す用語として用いられる場合が多く、この場合のLDは、Learning Difficultyの略です。

2　原因と臨床像

上記❶(1)の定義にも示されているように、学習障害の原因としては、中枢神経系のなんらかの機能障害が想定されています。

多くの子どもは読み・書き・計算などの学習上の困難や、知能のわりに学業成績が芳しくない、といったことなどを主訴として相談に訪れることが多く、WISC-ⅢやK-ABC、ITPAなどの知能検査を行うと、各領域でさまざまな程度のアンバランスさがみられるのが通常です。

・注　意　点・　LDを疑われて来診する子どもの中に、LD以外の発達障害をもつ子どもが多数います。その多くは、自閉症やアスペルガー症候群など、自閉症スペクトラムの子どもたちです。従来よりLDを言語性LDと非言語性LDとに分けて考える考え方がありますが、このうちの非言語性LDの大部分は自閉症スペクトラムなのでは、と筆者はこれまでの経験から感じています。

・重要事項・ LDの診断にあたっては、学校教育に精通している臨床心理士や教職経験者の協力を得ながら、小児精神科医が進めていく形をとるのが望ましいと思われます。LD症状を主訴として来診する子どもでも、上述したようにAD/HDや広汎性発達障害を合併している子どもが少なくありませんので(筆者の経験では、LDだけ、という子どもの方がむしろ少数です)、このようなほかの発達障害も見落とすことのないよう、時間をかけて丁寧に発達歴を聴取し、障害特性の広がりを慎重に吟味することがとても重要です。

(藤岡　宏)

【文　献】
1) 内山登紀夫, 水野　薫：学習障害の診断と治療. 臨床精神医学 31(9)：1025-1033, 2002.

5 注意欠陥/多動性障害とは

●●●はじめに

注意欠陥/多動性障害(Attention-Deficit/Hyperactivity Disorder；AD/HD)とは、不注意、多動性、衝動性を主症状とした発達障害の1つと考えられています。診断基準と名称をめぐって過去1世紀以上にわたって議論されてきたものですが、名称として広く知られるようになってきたのはここ数年という、古くて新しい障害です。診断名と状態像が身近なものとして広まるにつれ、医療・相談機関を訪れる養育者や関係者が急増しています。

▶不注意
▶多動性
▶衝動性

しかし、AD/HDは、その病因、診断、治療、あるいは経過予後をめぐり、さらに検討されるべき課題の多い障害でもあります。医療者と保育・教育、心理、母子保健・福祉、司法などの専門家たち、および養育者・家族が、最新の知見を冷静に整理し共有していく必要があります。

1 疫学と成因

報告者や子どもの年齢により異なりますが、AD/HDの有病率(発生率)は学童期の子どもの3～5％といわれています。男女比は、4～5：1と男児に多く認められますが、女児の場合は発見されにくいのではないかとの意見もあります。

AD/HDは中枢神経系の(発達)障害と考えられていますが、その原因はまだ特定されていません。中枢神経系の反応としては、刺激に対して瞬時に全方位的に忙しく反

応してしまうという特徴があると考えられます。こうした子どもの示す言動に対して、心理・社会的に悪い評価を絶え間なく下してしまうことが悪循環的に大きな影響を与え、「困った行動」が「症状」になると考えられます。

2 診断

AD/HDの基本症状は、年齢不相応に著しく認められる不注意、多動性、衝動性の3症状で、これらが7歳以前で、6ヵ月以上絶え間なく、2ヵ所以上の生活場所で認められる場合に疑われます。具体的な診断基準は、**表11**を参照してください。

表11. 注意欠陥／多動性障害の診断基準

A．(1)か(2)のどちらか
(1) 以下の不注意の症状のうち6つ（またはそれ以上）が少なくとも<u>6ヵ月間</u>持続したことがあり、その程度は不適応的で、発達の水準に相応しないもの：
不注意
 a．学業、仕事、またはその他の活動において、しばしば綿密に注意することができない、または不注意な間違いをする
 b．課題または遊びの活動で注意を持続することがしばしば困難である
 c．直接話しかけられた時にしばしば聞いていないように見える
 d．しばしば指示に従えず、学業、用事、または職場での義務をやり遂げることができない（反抗的な行動、または指示を理解できないためではなく）
 e．課題や活動を順序立てることがしばしば困難である
 f．（学業や宿題のような）精神的努力の持続を要する課題に従事することをしばしば避ける、嫌う、またはいやいや行う
 g．課題や活動に必要なもの（例：おもちゃ、学校の宿題、鉛筆、本、または道具）をしばしばなくしてしまう
 h．しばしば外からの刺激によってすぐ気が散ってしまう
 i．しばしば日々の活動で忘れっぽい
(2) 以下の多動性－衝動性の症状のうち6つ（またはそれ以上）が少なくとも<u>6ヵ月間</u>持続したことがあり、その程度は不適応的で、発達水準に相応しない：
多動性
 a．しばしば手足をそわそわと動かし、またはいすの上でもじもじする
 b．しばしば教室や、その他、座っていることを要求される状況で席を離れる
 c．しばしば、不適切な状況で、余計に走り回ったり高い所へ上ったりする（青年または成人では落ち着かない感じの自覚のみに限られるかも知れない）
 d．しばしば静かに遊んだり余暇活動につくことができない
 e．しばしば"じっとしていない"、またはまるで"エンジンで動かされるように"行動する
 f．しばしばしゃべり過ぎる
衝動性
 g．しばしば質問が終わる前にだし抜けに答え始めてしまう
 h．しばしば順番を待つことが困難である
 i．しばしば他人を妨害し、邪魔する（例：会話やゲームに干渉する）

B．多動性－衝動性または不注意の症状のいくつかが<u>7歳以前</u>に存在し、障害を引き起こしている

C．これらの症状による障害が<u>2つ以上の状況</u>［例：学校（または職場）と家庭］において存在する

D．社会的、学業的、または職業的機能において、臨床的に著しい障害が存在するという明確な証拠が存在しなければならない

E．その症状は広汎性発達障害、統合失調症、または他の精神病性障害の経過中にのみ起こるものではなく、他の精神疾患（例：気分障害、不安障害、解離性障害、またはパーソナリティ障害）ではうまく説明できない

（文献1）より引用）

AD/HD のある子どもたちを、客観的に判断できる医学的指標や診断テストは現時点で存在していません。発達段階あるいは年齢による特徴的な状態(**表12**)を頭に入れながら、面接から得る情報と診察室での行動観察、養育者から聞き取る生育歴や関係者からの情報など時間をかけて総合的に判断し、診断することになっています。

3 合併症状あるいは鑑別診断

AD/HD の合併症としては、特異的言語発達障害、発達性協調運動障害、学習障害といった発達障害群、反抗挑戦性障害や行為障害といった破壊的行動障害群、あるいは不登校やひきこもりなどのいわゆる適応障害や不安障害、気分障害といった情緒的障害群、チックや吃音、夜尿などの排泄障害といった神経性習癖群という疾患群と、てんかんなどがあります。

現在注目されているのは、広汎性発達障害、特に言語発達(あくまでも言語表出能力において)に遅れを認めないアスペルガー症候群との鑑別と、子どもの虐待あるいは不適切な養育態度との関係です。

4 対応について

AD/HD に対する治療的アプローチは、子ども、養育者、関係者それぞれに適切に行われるべきです。

すべての基本は、子どもの行動に注目するということです。それには子どもが示す行動を「よい行動」と「よくない行動」に大人側で分別して、子どもが「よい行動」を示した時は常に肯定し認め、励まし、誉めることでその行動を持続させることです。

表12. 発達段階に応じた特徴

段　　階	特　　徴
妊娠中	激しく子宮を蹴るような胎動
乳幼児期	よく泣く、なだめることが難しい、睡眠障害(フラフラになるほど眠りたくても、眠ろうとしない)、食事が時間に合わせて規則正しく摂れない
幼稚園・保育園時代	じっとしていない、好奇心旺盛、破壊的な遊びを好む、指示に従わない、かんしゃくが強い、トイレなどの排泄自立が遅い
学童期	容易に注意をそらす、上の空、衝動的である、怒りをあらわにしやすい、王様のようにふるまう、最後まで課題に取り組めない、友だちと円満な関係が結べない
思春期	ルールに従えない、家族と衝突しやすい、かっとなりやすい、学習意欲がない、友だちとうまくいかない、自尊感情が低い、夢も希望もない、事故を起こしやすい・遭いやすい
青年期	仕事が長続きしない、精神的不調感を訴えやすい、アルコールや薬物を濫用しやすい、忘れっぽい、ものをなくしやすい、無理な計画を立てやすい、予定どおりに計画を実行できない、時間の管理が苦手、誤解されやすい言動をとりやすい

2・疾 患 編

・注 意 点・　AD/HDのある子どもは、その成長段階に応じて、様子が異なります。**表12**に示したような発達段階あるいは年齢による特徴的な状態に注意してください。

(1) 子どもへのアプローチ

●a．薬物療法

現在 AD/HD の治療に最もよく使用される薬物は、中枢刺激薬メチルフェニデート（リタリン®）と呼ばれるものです。この薬物は前頭部の脳機能を活性化させ、注意集中力を改善させるといわれています。

▶リタリン®

効果は、内服後 40 分前後から現れ、4 時間前後は持続します。薬物量には個人差がありますが、幼児で 2.5 mg、学童では 5 mg くらいから開始し、副作用（食欲不振、頭痛、腹痛、不眠など）に注意しながら 2、3 日ごとに 2.5 mg ずつ増量して適量を見い出すことが一般的です。有効率は 70 〜 80％と報告されていますが、服用後の行動改善の有無を、行動評価表などを用いて担任に学校場面での行動をチェックしてもらい判定しなければなりません。

また、この薬物は AD/HD のある子どもの治療薬として、我が国ではまだ承認されていませんので、養育者と担当医とがよく相談して使用を決めているのが現状です。

●b．ソーシャルスキル・トレーニング

▶自己評価の向上

遊びは、子どもの社会的能力と自己評価の向上を生み出すものです。ゲームに含まれる認知・学習課題を通し、注意と記憶を喚起しつつ集団に上手に参加するスキルや、協調運動を向上させるような運動ゲームは、いくつかの専門機関が行っています。今後さらに研究、発展が望まれる分野です。

(2) 養育者へのアプローチ

養育者に対しては、これまでの養育へのねぎらいと自責感情の解放が重要な対応になります。また、AD/HD の基礎的な情報を正しく伝え理解してもらう必要もあります。

家庭でのかかわり方については、子どもの様子に従い、できるだけ具体的に指示し、子どもと向き合える方法はまだあるという事実を伝えることが肝心です。

▶ペアレンティング・トレーニング

基本的なかかわりは、先ほど述べたように「誉める・認める・勇気づける」ですが、最近養育者への支援策として親訓練あるいはペアレンティング・トレーニングが注目されています。これは少人数の養育者を対象に 10 回前後のプログラムで構成されているものです。AD/HD についての基礎的学習から、子どもへの適切なかかわりを学び実践するというもので、養育に多くの悩みとたくさんの困難さを抱えている養育者が孤立せず（私だけではなかったという気づきのもと）に、子どもとの向き合い方を変

えることで、AD/HDのある子どもとのかかわりに自信がもてる、自責的な感情も減少するといった治療効果を期待しています。ソーシャルスキル・トレーニング同様、取り組んでいる機関はまだ少なく、技法の確立、効果の点検など、今後のさらなる実践と研究が俟たれています。

(3) 関係者へのアプローチ

AD/HDのある子どもとのかかわりでは、常に関係者と養育者が子どもをまん中において、情報を共有して有効な手立てを検討する必要があります。

▶連携・ネットワーク活動

連携・ネットワーク活動として大切なのは、医療と教育・保育の関係者が養育者とともに一堂に集まれるような状況をつくり出すことです。それぞれの敷居は高く、専門職の壁は厚いのですが、日常生活で困っているAD/HDのある子どもへの支援は、互いの立場を乗り越えたところにあります。責め合い非難し合う集まりにしないで、互いに協力し合うために、顔を見せ合う対人関係レベルでのネットワークを構築することから始めてほしいと思います。

関係者が求めているものは、「今すぐできるかかわり方」という即時的なことが多いため、教室での過ごし方についての助言を伝え、次にAD/HDについての基礎的な学習資料を提供することが効果的です。表13にかかわりの一例を挙げておきますが、ネットワーク会議などを通じて蓄積・深化させていくことが、専門家たちの課題といえます。

5 経過と予後

諸外国のデータによると、AD/HDのある子どもの長期予後は、成長に伴い症状が軽減する改善群が30％、成人になっても症状が持続し、生活上さまざまな困難を示す持続群が40〜60％、ほかの精神科的問題や反社会的問題などに発展する増悪群が10〜30％と、およそ3群に分かれるといわれています。今後早期発見だけでなく、増悪群に対する予防的な検討が求められています。

・重要事項・ 誰に相談したらよいか？

養育者は、配偶者あるいは医療に相談することをお勧めします。児童精神科がよいでしょう。診断結果などに納得ができない時は、必ずほかの医療機関を受診されて別な意見も聞いておいてください。関係者は、孤立したり丸抱えせず、まず同僚たちに相談してみてください。日頃から組織の結束力やチームワークをよりよく築いておくことが重要です。

表 13. 戦略例

①注意力への戦略
- 注意が散漫にならないように、邪魔なものは机や教室から排除する
- 単純明快で簡潔な指示を心がける
- 気が散らないように最前列、教師の近くに座らせる
- 机と机の距離をとり、容易に四方の生徒に手が伸びないように配慮する

②衝動性への戦略
- 些細なことはできるだけ無視し、何かよい場面があれば、すぐに誉める
- どうしてもよくない行動(興奮、乱暴)に対しては、説教や批判をせず、その場から離し、1人で考える場所と時間を与える。落ち着いたら、先の行動を責めるのでなく「どうしたかったのか?」を尋ね、そのために必要なよりよい行動を伝えるため、実際にロールプレイなどで示し、その子から意見を聞く
- あらかじめ行動のルール、約束を取り決めておく(約束が守れた時は、賞賛する)

③多動性への戦略
- 大切なことは、多動性を押さえようとせず、「動ける保証」をすることである
- 授業中に小休止を設定したり、ストレッチ体操などを取り入れる
- 子どもに完璧な態度を求めず、多少の態度のだらしなさは容認する
- 移動教室使用時は、単独行動でなくグループで移動させるか、なんらかの役割をもたせる

④学習困難への戦略
- 学習障害と重なることが多く、子どもの学習上の弱点を神経心理学的に査定する
- 大切なことは、「できる」という気持ちをもたせること
- 子どもの弱点は、「努力で報われる」ものではなく、さまざまな「その子に合った学び方」を駆使することで、少しでもよい方向に向かわせるような配慮がほしい
- 本人のもつ自己評価に気を配る

⑤不安定な情緒面への戦略
- 常に確認し、励まし、誉めて、優しく接する
- どのような場合でも、子どもに脅かしや、怒りをぶつけてはいけない
- 担任と1対1で話ができる保障をする、校内にほっとできる安全地帯を設置する

⑥社会性への戦略
- 子どものいる小集団全員の集団争意識を競争から協力へと変更する
- 自分から上手にSOSが出せるように配慮する
- クラス内に弱者意識をもたせない(いじめの温床になりやすい)
- 何事も協力し合い、助け合い、認め合えるようなクラスづくりを目指す

⑦破壊的な行為への戦略
- ちょっとした行動は問題視せず、よい行動はすぐその場で認め、誉める
- 先入観で判断しない、説教や批判はしない、過去のことを蒸し返さない

⑧自尊心への戦略
- 子ども同士の励まし合いを学級内につくり出す
- 間違った行動は、叱責・指摘せず、正しい行動を教える
- 集団の中で「恥ずかしい」経験をしないよう配慮する

⑨社会性への戦略
- 重要なのは、ルールを守ることと、自分の思いを相手に伝えることである
- ゲーム感覚で、社会性を養うと有効なことが多い

(文献3)より引用)

●●●おわりに

AD/HDは、軽度の発達障害として理解するべきものです。かかわるものの影響も大きいため、多職種の関係者が地域と連携して養育者と本人を支え続けることが、すべての改善に向けての大きな力になるはずです。

(田中康雄)

【参考文献】
1) American Psychiatric Association : Diagnostic and Statistical Manual of Mental Disorders. Fourth Edition, Text Revision : DSM-IV-TR, APA, Washington DC, 2000 ［高橋三郎，大野　裕，染矢俊幸(訳)：DSM-IV-TR 精神疾患の診断・統計マニュアル新訂版．医学書院，東京，2004］．
2) 田中康雄：ADHDの明日に向かって．星和書店，東京，2001．
3) 田中康雄：注意欠陥/多動性障害(AD/HD)の診断と治療．臨床精神医学 31：1057-1065，2002．
4) Whitham C : Win the Whining War & Other Skirmishes. Barry Wetmore, 1991 ［上林靖子，中田洋二郎，藤井和子，ほか(訳)：読んで学べるADHDのペアレンティングトレーニング．明石書店，東京，2002］．

6　反抗挑戦性障害・行為障害とは

●●●はじめに

　反抗挑戦性障害と行為障害という名称は、医学的診断名として広まる前に重大な少年犯罪と関連してマスコミに報道されたため、どうも必要以上に悪い印象で広まってしまいました。

1 症状

▶反抗挑戦性障害

　反抗挑戦性障害とは、理屈っぽく頑固で、かんしゃくを起こしやすく、大人の要求や規則に従うことを徹底して拒否するといった、拒絶的、反抗的、挑戦的な行動態度を少なくとも6ヵ月以上、継続的に示した時につけられる診断名です(表14)。

表14．反抗挑戦性障害の診断基準

A．少なくとも6ヵ月持続する拒絶的、反抗的、挑戦的な行動様式で、以下のうち4つ(またはそれ以上)が存在する：
　1．しばしばかんしゃくを起こす
　2．しばしば大人と口論をする
　3．しばしば大人の要求、または規則に従うことを積極的に反抗または拒否する
　4．しばしば故意に他人を苛立たせる
　5．しばしば自分の失敗、無作法を他人のせいにする
　6．しばしば神経過敏または他人によって容易に苛立つ
　7．しばしば怒り、腹を立てる
　8．しばしば意地悪で執念深い
　注：その問題行動が、その対象年齢および発達水準の人に普通認められるよりも頻繁に起こる場合にのみ、基準が満たされたとみなすこと
B．その行動上の障害は、社会的、学業的、または職業的機能に臨床的に著しい障害を引き起こしている
C．その行動上の障害は、精神病性障害または気分障害の経過中にのみ起こるものではない
D．行為障害の基準を満たさず、またその者が18歳以上の場合、反社会性パーソナリティ障害の基準は満たさない

(文献1)より引用)

▶行為障害

行為障害は、**表15**に示したように他者の基本的人権または年齢相応の主要な社会的規範や規則などの侵害を6ヵ月以上反復・持続するもので、人や動物に対する攻撃性や所有物への破壊行為、嘘や窃盗、重大な規則違反といった反社会的行為の有無により診断します。10歳以前に認められた場合は小児期発症型とし、10歳になるまでに特徴的な症状を認めなかった場合、青年期発症型と呼びます。

❷ 年代と性差

学齢期以前に認められやすい反抗挑戦性障害は、発症頻度は3～10％、思春期以前では男児に多く、以後は男女差が目立たなくなるといわれています。

表15. 行為障害の診断基準

A．他者の基本的権利または年齢相応の主要な社会的規範または規則を侵害することが反復し持続する行動様式で、以下の基準の3つ（またはそれ以上）が過去12ヵ月の間に存在し、基準の少なくとも1つは過去6ヵ月の間に存在したことによって明らかとなる
〈人や動物に対する攻撃性〉
　1．しばしば他人をいじめ、脅迫し、威嚇する
　2．しばしば取っ組み合いの喧嘩を始める
　3．他人に重大な身体的危害を与えるような武器を使用したことがある（例：バット、煉瓦、割れた瓶、ナイフ、銃）
　4．人に対して残酷な身体的暴力を加えたことがある
　5．動物に対して残酷な身体的暴力を加えたことがある
　6．被害者に面前での盗みをしたことがある（例：人に襲いかかる強盗、ひったくり、強奪、武器を使っての強盗）
　7．性行為を強いたことがある
〈所有物の破壊〉
　8．重大な損害を与えるために故意に放火したことがある
　9．故意に他人の所有物を破壊したことがある（放火以外で）
〈嘘をつくことや窃盗〉
　10．他人の住居、建造物、または車に侵入したことがある
　11．物や好意を得たり、または義務を逃れるためしばしば嘘をつく（すなわち、他人を"だます"）
　12．被害者と面前ではなく、多少価値のある物品を盗んだことがある（例：万引き、但し、破壊や侵入のないもの；偽造）
〈重大な規則違反〉
　13．親の禁止にもかかわらず、しばしば夜遅く外出する行為が13歳以前から始まる
　14．親または親代わりの人の家に住み、一晩中、家を空けたことが少なくとも2回あった（または、長期にわたって家に帰らないことが1回）
　15．しばしば学校を怠ける行為が13歳以前から始まる

B．この行動の障害が臨床的に著しい社会的、学業的、または職業的機能の障害を引き起こしている

C．その者が18歳以上の場合、反社会的パーソナリティ障害の基準を満たさない

①発症年齢に基づいてタイプを特定すること
　小児期発症型：10歳前に行為障害の基準となる特徴が少なくとも1つが始まっているもの
　青年期発症型：10歳前には行為障害の基準となるいかなる特徴もないもの
②重症度を特定すること
　軽　症：品行上の問題があったとしても、診断に必要な項目数を超えることはほとんどなく、その問題が他人にはほとんど害を与えないもの
　中等症：品行上の問題の数や他人への害は軽症と重症の間のもの
　重　症：品行上の問題が診断に必要な項目数よりもはるかに多いか、その問題による他人への危害が著しいもの

（文献1）より一部改変して引用）

行為障害は、小児期発症型では攻撃的行動が強く成人後も問題を残し反社会的人格障害に発展しやすいと考えられやすく、青年期発症型では、攻撃的行動が少なく友人関係もよいことが多く、軽症例が中心になりやすいといわれています。行為障害の発症頻度は1.5～3.4％程度で、男女比は3～5：1と男児に多いのですが、小児期型は男児、青年期型は女児に多いともいわれています。

3 原因

　反抗挑戦性障害と行為障害は、子どもにある生物学的要因と、養育・保育・教育を中心とした環境的要因が、その時代の文化的要因の影響の中で複雑に絡み合い生じると理解するべきでしょう（図14）。

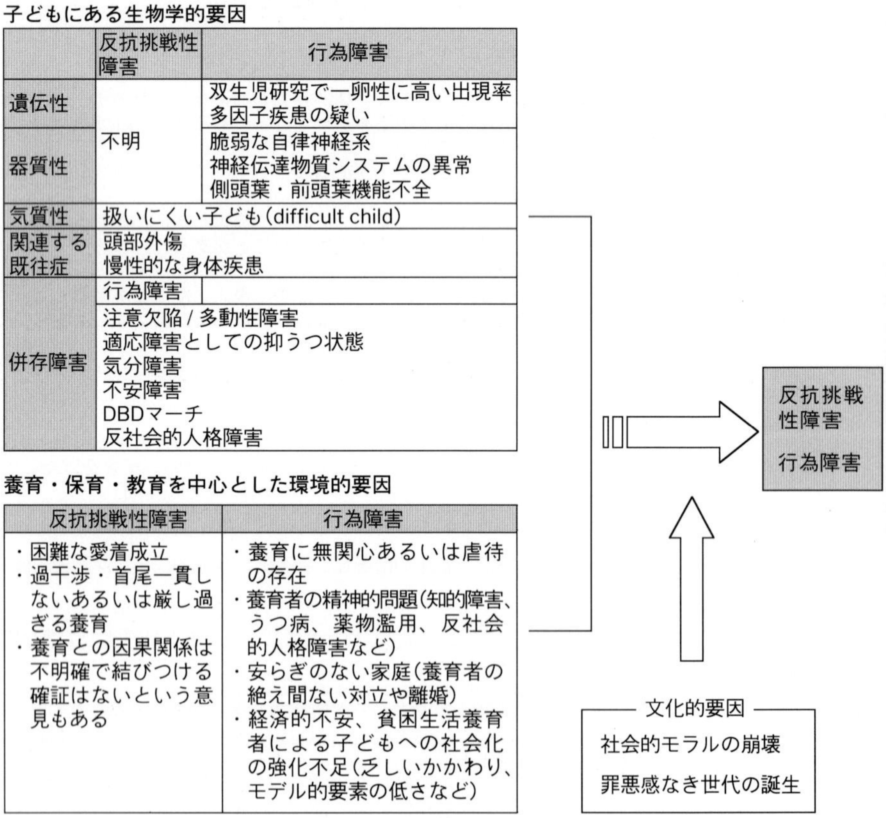

子どもにある生物学的要因

	反抗挑戦性障害	行為障害
遺伝性	不明	双生児研究で一卵性に高い出現率 多因子疾患の疑い
器質性		脆弱な自律神経系 神経伝達物質システムの異常 側頭葉・前頭葉機能不全
気質性	扱いにくい子ども（difficult child）	
関連する既往症	頭部外傷 慢性的な身体疾患	
併存障害	行為障害	注意欠陥/多動性障害 適応障害としての抑うつ状態 気分障害 不安障害 DBDマーチ 反社会的人格障害

養育・保育・教育を中心とした環境的要因

反抗挑戦性障害	行為障害
・困難な愛着成立 ・過干渉・首尾一貫しないあるいは厳し過ぎる養育 ・養育との因果関係は不明確で結びつける確証はないという意見もある	・養育に無関心あるいは虐待の存在 ・養育者の精神的問題（知的障害、うつ病、薬物濫用、反社会的人格障害など） ・安らぎのない家庭（養育者の絶え間ない対立や離婚） ・経済的不安、貧困生活養育者による子どもへの社会化の強化不足（乏しいかかわり、モデル的要素の低さなど）

→ 反抗挑戦性障害 行為障害

文化的要因
社会的モラルの崩壊
罪悪感なき世代の誕生

図14. 3つの要因
（田中康雄：反抗挑戦性障害/行為障害．小児内科32：1332-1338, 2000 より引用）

4 治療と経過

　反抗挑戦性障害と行為障害の経過は、図15に示したように反抗挑戦性障害の一部は改善し、一部は行為障害に移行する、行為障害もその一部は改善し、一部は反社会的人格障害へと移行すると考えられますが、大切なことは、こうした流れをできるだけ早い段階で停止させることです。

　治療としては、注意欠陥/多動性障害などと重なりをもつ障害もあり、専門医の診察が必要となります。子どもへの心理的治療と併せて、親と対処方法について検討したり、関係機関との連携(特に、学校や児童相談所)などが重要です。時に児童精神科専門病棟での入院治療も必要な場合があります。また、状況によっては、医療だけでは対応が困難な場合もあり、地域の理解や情緒障害児短期治療施設や自立支援施設などの利用も考えなければならないこともあります。

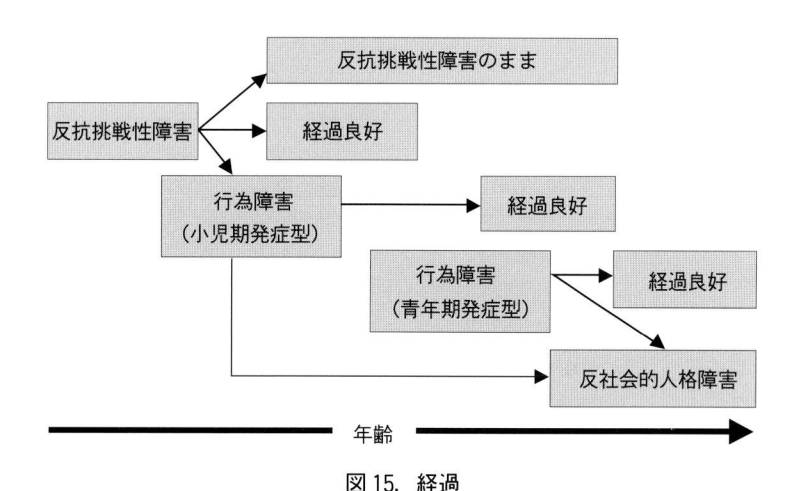

図15. 経過

(田中康雄：反抗挑戦性障害/行為障害．小児内科32：1332-1338, 2000より引用)

DBD(Disruptive Behavior Disorders)マーチ

　注意欠陥/多動性障害のある子どもの約4割が、成長過程において反抗挑戦性障害の診断基準を満たすことが認められており、そのうち約3割の子どもたちが、思春期前後から行為障害を示し、その一部は成人以降に反社会的な経過をたどるということが注目されるようになり、破壊的行動障害(Disruptive Behavior Disorders)の頭文字をとって、DBDマーチと名づけられました。

　重要なのは、こうした流れを悲観し恐れることではなく、この進展(マーチ)をできるだけ早い段階で食い止める、という努力をすることです。

- 注意点 -
大人への反発・拒否が強い子どもたちですから、単にわがままとか、子育て・しつけに失敗したとかという誤解から互いに責め合わないように、家族・周囲の方々は子どもたちの状況を正しく理解する必要があります。

- 重要事項 -
かかわる者たちは長く時間のかかるかかわりを覚悟して、安定した感情コントロールのため、個人で抱え込まずに定期的な会合を開き、目標を掲げて、経過の振り返りなどをしながら、支え合うことが大切です。特に家族は日常生活に疲労困憊していますから、適時の休息の保障などが求められます。医療・福祉機関と連動して、子どもの重症度判断を行い適切な対応を検討し、さらに地域資源を十分に活用することです。
また、かかわる側のそれぞれの職種の限界設定も明確にしておくことが大切です。

(田中康雄)

【参考文献】
1) American Psychiatric Association : Diagnostic and Statistical Manual of Mental Disorders. Fourth Edition, Text Revision : DSM-IV-TR, APA, Washington DC, 2000 [高橋三郎, 大野　裕, 染矢俊幸(訳) : DSM-IV-TR 精神疾患の診断・統計マニュアル新訂版. 医学書院, 東京, 2004].
2) 田中康雄 : 反抗挑戦性障害/行為障害. 小児内科 32 : 1332 - 1338, 2000.
3) 田中康雄 : 反抗挑戦性障害/行為障害. 小児内科 33 : 726 - 727, 2001.
4) Eddy JM : Conduct Disorders The Latest Assessment and Treatment Strategies. Compact Clinicals, 1996 [藤生英行(訳) : 行為障害. キレる子の診断と治療・指導・処遇, 金子書房, 東京, 2002].

7 分離不安障害とは

●●●はじめに

▶不安

　人間の行動は、不安という邪魔さえ入らなければ協力し合い満足を得て、互いに安心を提供し合えるという最終目標に向かって積極的に進むものである、と提言した精神科医がいます。それほど、人間にとって不安の存在は、根本的な問題をはらんでいるといえます。
　就学前までの子どもの中には、親(主に母親)から離れることに不安を抱き、何かというと母親の後を追いかけ、母親と一緒でないと親戚の家にも行けない、保育園や幼稚園などに行き、親から離れる時に激しく泣き、時には初めから行きたがらないと

いった行動を示す子どもがいます。こうした行動が、過剰に継続的に認められる時、小児期の分離不安障害という診断がつくことがあります。

■1 症状について

歩き始めたばかりの子どもが、信頼をおいている母親から実際に離れて不安をみせるのは当たりまえの反応でしょう。見知らぬ場所に行って、突然1人ぼっちになれば、恐ろしくて泣きじゃくるのは当然の反応です。

分離不安障害とは、こうした「場所への恐怖」や「慣れないことへの不安」という反応ではなく、愛着をもっている大切な人から「別れてしまう、あるいは失ってしまうのではないか」ということへの不安の有無が大きなポイントになります。

表16に示したDSM-IV-TRの診断基準にあるように、家庭あるいは愛着をもっている人からの分離、あるいはその人に危険がふりかかるかも知れないという持続的で過剰な心配、あるいはなんらかの事情で、そうした人から引き離されるのではないかという過剰な心配、その人のいない家で1人でいることへの過剰な恐怖や拒否、分離をテーマにした悪夢や分離を予測しただけで生じる頭痛、腹痛、嘔吐などの身体症状の訴えなどが、主な症状と考えられています。さらに、こうした特徴が18歳未満に

▶持続的で過剰な心配

▶身体症状

表16. 分離不安障害の診断基準

A．家庭または愛着をもっている人からの分離に対する、発達的に不適切で、過剰な不安で、以下の項目のうち3つ(またはそれ以上)が証拠として存在する
　(1)家庭または愛着をもっている重要人物からの分離が起こる、または予測される場合の反復的で過剰な苦痛
　(2)愛着をもっている重要人物を失う、またはその人に危険がふりかかるかも知れないという持続的で過剰な心配
　(3)厄介な出来事によって、愛着をもっている重要人物から引き離されるのではないかという持続的で過剰な心配(例:迷子になる、または誘拐される)
　(4)分離に対する恐怖のために、学校やその他の場所へ行くことについての持続的な抵抗または拒否
　(5)1人で、または愛着をもっている重要人物がいないで家にいること、またはその他の状況で頼りにしている大人がいないこと、に対する持続的で過剰な恐怖または抵抗
　(6)愛着をもっている重要人物がそばにいないで寝たり、家を離れて寝ることに対する持続的な抵抗または拒否
　(7)分離を主題とした悪夢の繰り返し
　(8)愛着をもっている重要な人物から引き離される、または分離が起こる、または予測される場合の、反復する身体症状の訴え(例:頭痛、腹痛、嘔気、または嘔吐)

B．この障害の持続期間は少なくとも4週間

C．発症は18歳以前

D．この障害は臨床的に著しい苦痛、または社会的、学業的(職業的)、または他の重要な領域における機能の障害を引き起こしている

E．この障害は広汎性発達障害、統合失調症、または他の精神病性障害の経過中にのみ起こるものではなく、青年期および成人期においては、広場恐怖を伴うパニック障害ではうまく説明されない

(文献1)より引用)

4週間以上持続するという条件がつきます。年齢的には就学前後に最もよく認められ、思春期以降からはあまりみられなくなり、6歳以前という早い時期に認められる場合は早発性と考えるようです。

　こうした分離不安から学校登校が困難になる場合もあり、これをかつては学校恐怖症と呼んでいました。現在は、「学校に行かない」状態を示すことばとして不登校という概念が登場し、学校恐怖症はその中の一部と考えられています。

2 分離不安の意味について

　発達段階的に考えると、子どもは生まれてから3ヵ月くらいまでは自他の区別がつかず、子どもは世界と一体化したかのような状態におかれています。その後、日常生活で最も多くかかわる人(主に母親)に愛着行動を示し、一体感を抱くようになります。こうした蜜月の時を経て、子どもは次第に愛着を示した人から離れる練習を始めます。母親のもとを離れては、また戻ってくるという遊びを繰り返す時期です。自ら分離することの不安に揺れながらもおおよそ3歳頃になると、自分自身を個人として認識し始め、母親イメージをこころに留め置くことができるようになり、実際の愛着対象の不在に耐えられるようになるといわれています。こうした自律性の確立の証明が、3歳頃に認められる「第一次反抗期」といわれる現象です。

　このように子どもは、別な言い方をすれば3歳前後までに「1人でいられる能力」を鍛えているといえます。1人でいられる能力は、個人のこころの中に、よい対象・よい関係が育ったことを意味しています。つまり、個人が適切な愛着対象からの世話を通じて、よい環境を信用する機会をもつことで安心を手に入れたといえます。

　そう考えると、成長過程に生じる分離不安障害、「別れること、失ってしまうこと」への過剰な不安は、この「1人でいられる能力」が一時的に発揮できなくなった状態(機能不全状態)と考えることはできないでしょうか。

　「1人でいられる」ことは、個人としての自信の現れです。こころの中のよい対象(主に母親でしょう)に支えられ環境を信用した証です。1人でいられなくなったということは、こころの中につくり上げたよい対象の支えだけでは、乗り越えられない事態に直面して、現実のよい対象にすがりつくことで現実の安心を手に入れたい状況にまで追い詰められたと考えることができます。

3 対応について

　一般的に幼児期に認められる不安は、軽快と再現を繰り返し持続しつつも、比較的よい展開を示すといわれています。典型的な分離不安障害のある子どもは、現実の安心感を手に入れると、再び「1人でいられる能力」を発揮して、自ら外へ歩き出す場合が少なくありません。

子どもの言動に一喜一憂せずに、適度な安心感を提供しつつ、いずれ離れていく子どもを見送る心構えが大切なように思われます。

・注意点・ 子どもが示す言動には、すべて意味があります。また発達とは常に前進していくことではなく、一時的後退もあります。それまでの子どもの育ちを信じ、親としてはその子の特性を一番知っているという自負を大切にし、関係者はできるだけ多面的な理解を心がけ、早急な判断を控え、しばらくそばに寄り添ってあげてください。

・重要事項・ 不安は伝染するようなところがあります。まず、親や大人が先に安心する必要があります。気軽に児童精神科医や小児精神科に相談することを勧めます。不安を棚上げしていても、真の安心は得られません。

(田中康雄)

【参考文献】
1) American Psychiatric Association：Diagnostic and Statistical Manual of Mental Disorders. Fourth Edition, Text Revision：DSM-Ⅳ-TR, APA, Washington DC, 2000［高橋三郎, 大野 裕, 染矢俊幸(訳)：DSM-Ⅳ-TR 精神疾患の診断・統計マニュアル新訂版. 医学書院, 東京, 2004］.
2) DW Winnicott：The Maturational Process and the Facilitating Environment. The Hogarth Press Ltd, London, 1965［牛島定信(訳)：情緒発達の精神分析理論. 岩崎学術出版, 東京, 1977］.
3) 中根 晃：新児童精神医学入門. 金剛出版, 東京, 1997.

8 緘黙とは

●●●はじめに

言語の発達は正常範囲で、ごく普通に話ができるのに、自発的な発話が困難を示す状態を「緘黙」といいます。すべての生活状況において発話が認められない場合を「全緘黙」と呼び、特定の生活状況において話をしない時に「選択性緘黙あるいは場面緘黙、部分緘黙」と呼びます。子どもの相談で多いのは、圧倒的に選択性緘黙です。

▶全緘黙
▶選択性緘黙

1 選択性緘黙の特徴

それほどよく認められるものではなく、発現率は1％以下といわれています。女児

の方に多く認められ、保育所や幼稚園、学校という集団生活に参加してから診断を受けることが多いようです。ことばの理解には問題はなく、家ではまったく不自由なく、時には非常におしゃべりと評価されている子どもが、家を一歩出たとたんにまったくしゃべらないというもので、集団状況への過敏さや緊張のしやすさ、強い不安が背景にあると考えられています。家庭では特に問題視されることが少なく、気づかれにくく、家族も授業を参観して初めて気づくということも少なくありません(**表17**)。

　内向的で緊張しやすく、分離不安の強い子どもによくみられ、強い叱責や話し方のからかいや、大声を出すように言われたことなどがきっかけになりやすいようです。しかし、まったく原因らしきものを認めない場合もあります。家族関係や子どもの知的あるいは発達の問題が病因の可能性をもつと指摘されてもいますが、確実なものはなく、むしろ不特定の対象への過剰な不安・緊張から、緘黙を呈して身を護っていると考える方がよいと思われます。

2 治療的かかわり

　選択性緘黙は、ことばを発しないということが問題ではなく、不特定の対人場面における不安、拒否であるため、「話ができるようになること、あるいは声を発することができるようにすること」を目的にすべきではありません。むしろ無理にことばを出させようと、子どもの緘黙という仮の鎧を急いで脱がそうとしないことです。分離不安障害のところでも述べたように、安心感の提供が最も望まれ、そのため外の世界でのふるまいに自信をもたせることを主眼にするべきでしょう。

　医療的な場面で関係性を築くことは比較的困難で、主に遊びやゲームなどを通してかかわりを深める努力をします。日常的なかかわりとしては、環境が子どもにとって脅威にならないように、護られているといった実感をもたせられるような調整が必要になります。特に学校などで認められる症状ですから、関係者は、無理にしゃべらせようとせず、しかししゃべらない子どもと決めつけもせず、腫れ物に触るような対応

表17. 選択性緘黙の診断基準

A. 他の状況では話すことができるにもかかわらず、特定の社会状況(話すことが期待されている状況、例:学校)では、一貫して話すことができない
B. この障害が、学業上、職業上の成績、または対人的コミュニケーションを妨害している
C. この障害の持続期間は少なくとも1ヵ月(学校での最初の1ヵ月に限定されない)
D. 話すことができないことは、その社会状況で要求される話しことばの楽しさや知識がないことによるものではない
E. この障害はコミュニケーション障害(例:吃音症)ではうまく説明されないし、また、広汎性発達障害、統合失調症、または他の精神病性障害の経過中にのみ起こるものではない

(文献1)より引用)

▶クラスの一員　ではなく、適度にクラスの一員という認識のもと、焦らないで居場所づくりのお手伝いをしてほしいと思います。

・注意点・
子どもが、言語能力がありながらも話をしない場合、別にヒステリー（転換症状）による失声という状態も検討する必要があります。ほかにも脳炎や自閉症の一部でも発語が認められない場合があります。
また、選択性緘黙の予後は従来良好と考えられてきましたが、時になかなか改善がみられない場合もあり、児童精神科医などの診察や相談を検討しておくべきでしょう。

・重要事項・
不安から始まる症状という理解に立ち、無理にしゃべらせることはせずに、できるところでの会話を楽しむことから始めてください。会話がないからといって対人社会との接点を狭めない配慮の方が大切でしょう。

（田中康雄）

【参考文献】
1) American Psychiatric Association：Diagnostic and Statistical Manual of Mental Disorders. Fourth Edition, Text Revision：DSM-IV-TR, APA, Washington DC, 2000［高橋三郎，大野　裕，染矢俊幸（訳）：DSM-IV-TR 精神疾患の診断・統計マニュアル新訂版．医学書院，東京，2004］．
2) 中根　晃：新児童精神医学入門．金剛出版，東京，1997．

9　吃音症とは

●●●はじめに

一般的には「どもり」と表現され、おしゃべりがスムーズにできない状態をいいます。緊張した時や驚いた時には、多くの人でも一時的に認められるものですが、それが慢性的に持続している場合、吃音症と呼びます。

1　吃音症の特徴（表18）

子どもの1％程度に認められ、男児にやや多いと報告されています。3歳から学齢前の5歳頃に最も多く認められるようです。

無意識に生じるもので、一般的には「あ、あ、あ、あ、あのね」のように音を繰り

表18. 吃音症の診断基準

A. 正常な会話の流暢さと時間的構成の困難(その人の年齢に不相応な)で、以下の1つまたはそれ以上のことがしばしば起こることにより特徴づけられる
　(1)音と音節の繰り返し
　(2)音の延長
　(3)間投詞
　(4)単語が途切れること(例：1つの単語の中の休止)
　(5)聴き取れる、または無言の停止(音を伴ったあるいは伴わない会話の休止)
　(6)遠回しの言い方(問題のことばを避けて他の単語を使う)
　(7)過剰な身体的緊張とともに発せられることば
　(8)単音節の単語の反復(例：「てーてーてーてがいたい」)

B. 流暢さの障害が学業的または職業的成績、または対人的コミュニケーションを妨害している

C. 言語－運動または感覚器の欠陥が存在する場合、会話の困難がこれらの問題に通常伴うものより過剰である

(文献1)より引用)

▶連発型
▶伸発型
▶難発型

返す連発型、「ぼーーーくはね」と音を引き伸ばす伸発型、「・・・・・そ、そ」と最初の音がなかなか出にくい難発型に分類しています。

　原因については、大きく分けて2つの立場があります。1つは、幼児期には誰もが経験する吃音のようなことばのつまずきを、周囲が必要以上に気にかけ、過剰に干渉してしまうことで、自然消滅する一過性のつまずきが吃音に移行するという説や、なんらかの精神的圧力から、あるいは「きちんとすらすらと話そう」という過剰な思い

▶心理的原因説

から吃音が生じたという心理的原因説です。

　もう1つは、脳の機能的な障害、ことばをつくり出す舌を中心にした器官の異常、

▶生物学的原因説

そのほか身体的な部分に原因を求める生物学的原因説です。

　しかし現時点では、単一の原因では説明困難で、それぞれのこころの状態、身体機能の状態などを複合したさまざまな要因が重畳した結果であると考えられています。

2 日頃のかかわり

　吃音症は聞き手が違和感を感じることが多いため、それに伴い吃音を呈す者自身が「うまくしゃべれていない」と感じ、二次的に対人場面での緊張や不安をより強く抱くことや、緊張からさらに失敗体験を生むという悪循環が生じ、個人の自己価値観が低迷してしまうことが最大の課題であろうと思われます。

　吃音症は、特別な指導や助言がなくても8割前後は自然に症状が消失するといわれています。しかし、安易に放置するのではなく基本的な注意点は心がけておくべきです。時にはなかなか流暢におしゃべりができないままの子どももいます。

　親(主に母親)に対しての指導としては、会話に1秒程度の間をおいて急がせないこと、また会話はできるだけゆったりした雰囲気の中で行うことなどです。しかし、これらも子どもに「もっと、ゆっくり」とか、「深呼吸して」などの声かけをした指示

的・教条的なかかわりにならないよう、自然な雰囲気の中で行ってもらいたいものです。また会話に用いる文章はできるだけ簡潔明瞭にするような配慮も必要です。話の内容は子どもの興味関心に沿い、聞き返しは控え、こちらで「○○ということね」とさりげなく確認して、コミュニケーションの成立を伝えてほしいと思います。

・注意点・　自然治癒する可能性が高いからといって、放っておけばよいということではありません。吃音は、本人の前に周囲、特に養育者が気づくことが多いので、周囲に理解してもらいながら、望ましい言語環境を準備していくことが必要です。

時に言語教育の専門家からの助言も参考にしてください。

・重要事項・　話すことに楽しみをみつけたいわけです。周囲は十分に間をおいて、短いことばのやりとりを心がけ、子どもの話の内容に合わせて、抑揚をつけてゆっくりと話す、という姿勢を大切にしたいものです。

無理にことばを引き出そうとせずに、日々の生活に沿ったことばを使い、同時に身振り手振りをわかりやすく混ぜて対応してみることが重要です。

(田中康雄)

【参考文献】

1) American Psychiatric Association : Diagnostic and Statistical Manual of Mental Disorders. Fourth Edition, Text Revision : DSM-IV-TR, APA, Washington DC, 2000 [高橋三郎, 大野　裕, 染矢俊幸(訳) : DSM-IV-TR 精神疾患の診断・統計マニュアル新訂版. 医学書院, 東京, 2004].
2) 中根　晃 : 新児童精神医学入門. 金剛出版, 東京, 1997.

10　チック症とは

1 チック症状の種類

　チックとは不随意的、突発的、急速、反復的、非律動的、常同的な運動あるいは発声のことをいいます。不随意的、つまり自分の意思とは関係なく生じる、素早いからだの動きや発声であり、何度も繰り返して生じます。非律動的とは特定のリズムで生じるのではなく、その都度、テンポとか素早さが違うということです。子どもはチックの動きを抑えきれないと感じることが多いのですが、ある程度は意思によって抑制

▶運動性チック
▶音声チック
▶単純性チック
▶複雑性チック

できることがあるようです。

運動のチックは運動性チック、声が出るチックは音声チックと呼びます。それぞれ単純性チックと複雑性チックに二分類されます(**表19**)。

表19. チック症状の種類

単純性チック
　単純性運動性チック
　単純性音声チック

複雑チック
　複雑性運動性チック
　複雑性音声チック

(1) 単純性運動性チック

最もよくみられるチックです。瞬き、首の急な動き、肩すくめ、顔しかめなどがあります。

(2) 複雑性運動性チック

複雑性運動性チックはからだの複数の部分が同時に動くような複雑な動きで、顔の表情が変わる、手を振る、飛び上がる、押す、足を踏み鳴らす、からだをくねらせるなどの症状があります。特殊なタイプの複雑性運動性チックとして他人の動作を自動的に真似してしまう動作(エコプラキシア)や卑猥な動作をしてしまう(コプロプラキシア)があります。このような動作はチックに関する知識が周囲にないと、ふざけているとか大人を馬鹿にしているなどと誤解されやすいので注意が必要です。複雑性運動性チックは単純性運動性チックより持続時間が長く、数秒から数十秒続くこともあります。

(3) 単純性音声チック

咳払い、鼻を鳴らす、ウッウッと喉を鳴らすような声出しのことを指します。意味のあることばではありません。

(4) 複雑性音声チック

意味のある単語や文章の発声を繰り返すチックをいいます。人を非難するような悪口や猥褻なことばを口走るコプロラリアがみられることもあります。

❷ チック症状の変動性

チックは基本的には子どもが意図的に行っている行為ではありませんが、ある程度は意思でコントロールできることも多いようです。チックそのものは心理的な原因で生じるわけではありませんが、ストレスが高まったり、楽しいことでも気分が高ぶることにより増えることや、逆にとても緊張した時には減少することもあります。

❸ チック症状のタイプ

(1) 一過性チック障害

1種類あるいは複数の運動性チックまたは音声チックが少なくとも4週間は続くが1年以上は続かない場合を指します。診断のためには発症は18歳以前とされていますが、実際には幼児期後半から学童期にかけて発症する場合が多いのです。

(2) 慢性運動性または慢性音声チック障害

1種類または多彩な運動性チック、または音声チックが、疾患のある時期に存在したことがあるが、両者がともにみられることはない場合を指します。チックは1年以上の間、毎日あるいは間欠的にみられます。

(3) トウレット症候群

▶トウレット症候群

トウレット症候群(トウレット障害)は複数の運動性チックと1つまたはそれ以上の音声チックが同じ子どもにあることで診断されます。運動性チックと音声チックは同時期にみられることもありますし、時期的に前後してみられることもあります。

4 頻度

年齢では6〜7歳頃からチックが出現する子どもが多いようです。最も多いのは瞬きチックです。男女差では女児よりも男児に明らかに多くみられます。チックの多くは一過性に出現するので、正確な頻度を出すことは難しいのですが、チックはそれほど珍しいものではなく子どもの6％程度に一時的にチックがみられるようです。トウレット症候群は以前はかなり稀な障害とされていましたが、最近スウェーデンで行われた調査では子どもの0.6％がトウレット症候群と診断されており、以前考えられていたより多い障害なのかも知れません。

5 チック症に関係する障害

チック症はほかの障害と合併することが多いことが知られています。多いのは強迫性障害、注意欠陥/多動性障害、自閉症スペクトラムなどです。したがって、チックの子どもを診る場合には上記のような障害特性がみられるかどうかの検討が必要になります。

6 チック症の原因

チックは長い間、心理的なストレスで生じるとみなされてきましたが、現在では生物学的要因が強く関係していると考えられています。チックやトウレット症候群は明らかに家族集積性があり、発症には遺伝が関係しています。もともとチックになりやすい素質がある子どもに、ストレスなどの心理的要因が重なるとチックになりやすいようです。

7 治療

チックは子どもがわざとやっているわけではありません。子ども自身も止めたいと思っているのに止められなくて悩んでいることが多いので「止めなさい」と注意すると、さらに子どもを追い詰めてしまうことになってしまいます。家族と子どもに正確

な情報を伝えることが大切です。親は「育て方が悪かった」「ストレスを与え過ぎた」と思って悩んでいることが多いのです。「大抵は放っておいても少しずつよくなっていくから大丈夫」「もしどうしても止まらなくて困る時にはよく効く薬もある」と伝えます。

　チックの有無だけに目を奪われないで、たとえチックがあっても充実した学校生活や家庭生活が送れているようなら無理にチックを止める必要はありません。ただチックが複雑性運動性チックであり実際の生活に差し支えるとか、音声チックのために授業に出席しづらくなり子どもがそのことで悩むようなら薬物療法を考慮してもよいでしょう。

▶薬物療法

　チックは比較的薬物療法の効果が期待できる障害です。日本ではハロペリドール、リスペリドン、ピモジドなどのドパミン遮断薬が使われます。

　注意欠陥/多動性障害によく使用されるメチルフェニデートはチックを悪化させることがあり注意が必要です。チックと注意欠陥/多動性障害が合併しているような場合には専門医を受診した方がよいでしょう。

(内山登紀夫)

【参考文献】
1) 高橋三郎, 大野　裕, 染矢俊幸(訳):DSM-IV-TR　精神疾患の診断・統計マニュアル, 医学書院, 東京, 2002.

11　食事・排泄に関係する障害とは

1 抜毛症

▶抜毛症

　抜毛症(あるいは抜毛癖)は繰り返し自分の体毛を抜くために体毛の喪失が目立つようになる障害でトリコチロマニアともいいます。髪の毛、眉毛、睫毛を抜くことが多いのですが、陰毛や腋毛、手足の体毛などを抜くこともあります。時には抜いた毛を食べる(食毛)こともあり、それほど稀な障害ではありません。爪噛みや皮膚の自傷を伴うこともあります。原因は不明ですが、家族関係のストレスや神経伝達物質の異常などが想定されています。頭髪が薄いところと濃いところの境界が不鮮明であり、自分で毛を抜いているところを観察できれば抜毛症が強く疑われます。抜毛症と区別しなければならないのは、白癬(カビの一種)や円形脱毛症のために自然に脱毛する場合です。本人が自分で抜いていることを否定する場合にはまず皮膚科医を受診した方がよいでしょう。なお抜毛症と混同されやすい円形脱毛症はまったく別の病気で、現在

では免疫異常が関与していると考えられています。

　抜毛症では一般に体毛を抜く直前に緊張感が高まり、体毛を抜いている時には快感や満足感があるといわれています。中にはまったくくせのように無意識に抜いていることも少なくなく、いろいろなタイプがあります。

　自閉症、知的障害などの発達障害の子どもが抜毛することもありますし、もともと発達にはなんの問題もない子どもが家庭内での持続的葛藤が原因で抜毛する場合もあります。抜毛の点にだけとらわれずに、治療のためには児童精神医学的な評価を十分に行うことが大切です。食毛がある場合には毛髪が胃の中で固まり（胃石）、腹痛や腸閉塞をきたすこともあり注意が必要です。

　治療は子どもの状態を包括的に把握したうえで家族療法や個人遊戯療法、行動療法、認知行動療法などが選択されます。多くの親は毛を抜かないようにと最初は叱ったり説教しますが、効果はほとんどないようです。薬物療法としてはSSRI（選択的セロトニン再取込み阻害薬）やクロミプラミンが効果があるとされています。

❷ 排泄の障害

(1) 遺糞症

▶遺糞症

　子どもは4歳くらいまでに排便の失敗がなくなります。遺糞症とは4歳を過ぎても、衣服や床などトイレ以外の場所に大便を排泄してしまう場合を指します。知的障害などの発達障害がある場合は精神年齢が4歳以上になっても大便の失敗を繰り返す場合に遺糞症と診断されます。遺糞症では便秘が原因の1つとなっていることがあります。稀ですが、生まれつきの大腸の病気などで便秘をきたし、遺糞症の症状が出ていることがあります。ヒルシュスプルング病、甲状腺機能低下症などが関係していることがありますから、遺糞が続く時には小児科医にからだの病気の有無について診てもらいましょう。原因はよくわかっていませんが、厳し過ぎるしつけ、トイレに対する恐怖感などが考えられます。治療としては便秘がある場合には繊維分の多い食事を摂るなどの食生活の指導、下剤の使用、家族へのカウンセリングなどが有用です。

(2) 遺尿症

▶遺尿症

　年齢あるいは精神年齢が5歳を過ぎても衣服の中などに排尿をしてしまうことが頻繁にある場合（週に2回以上）に遺尿症と診断されます。睡眠中に生じる場合を夜尿症、日中にある場合を昼間遺尿症と呼びます。また、生後ずっと排尿が自立していない場合を一次性遺尿症、一度は排尿が自立したのに、お漏らしが始まる場合を二次性遺尿症として分類することもあります。昼間遺尿症や一次性遺尿症の場合には膀胱尿管逆流現象、二分脊椎や尿道奇形、ホルモン異常などが原因になっている場合があり泌尿器科医など専門医の診察を受けることが必要です。

　夜尿症の原因としては遺伝の関与は明らかで、心理的ストレスや早過ぎるトイレッ

▶トイレットトレーニング

トトレーニングなども関係しているようです。夜尿症は頻度が高く、自然治癒することが多いので子どもの成熟をゆっくりと待つ姿勢が大事です。治療としてはまず生活指導を行います。夜間に起こして排尿させている場合は、夜尿を却って恒常化させることが多いため止めるようにします。夕方以降に塩分や水分を摂ることを控えます。薬物療法では小建中湯、三環系抗うつ薬、抗コリン薬、酢酸デスモプレシンなどが有効なことがあります。また最近はSSRIも効果があるとされています。しかし小児で保険適応があるのは小建中湯、三環系抗うつ薬のみですし、副作用に注意する必要があり、薬物療法を行う場合には専門医の指導を受けることが大切です。

3 異食

▶異食

　異食とは、食物以外のものを食べることです。食べるものはさまざまで、石、チョーク、絵の具、毛、布、木の葉、花、粘土、土、釘、便、昆虫などさまざまなものがあります。1歳半を過ぎても食物でないものを食べることは異常と考えられます。異食は子どもに多いのですが、妊婦でも土や糊を食べることがあります。子どもで異食がみられる時は精神遅滞か広汎性発達障害を合併していることが少なくなく、発達障害の有無を調べる必要があります。正常知能の子どもでは異食の頻度は高くありませんし、たとえ幼児期にみられても発達とともに減少していきます。

　食べるものによっては命にかかわることがあり注意が必要です。危険なものは髪の毛の大量異食、糊、タバコ、釘などです。原因は不明ですが、ビタミンや亜鉛、鉄分の不足が想定される場合もあります。

　発達障害を合併する異食の場合には、1日の過ごし方そのものを再検討する必要があります。1日のスケジュールや学習課題、作業課題などが子どもに合っていない時に異食が生じることが多いからです。

4 偏食

▶偏食

　偏食は食べられるもののレパートリーが少ない場合を指します。子どもの場合多少なりとも偏食傾向があるのが普通です。偏食には医学的な定義はありません。単なる食べず嫌い、自閉症にみられる偏食のような感覚過敏が基底にあると考えられる場合、摂食障害のように高カロリーのものを避けるための偏食などがあります。定型発達の子どもの偏食は年齢とともに改善していくことが多いのであまり心配ありません。自閉症によくみられる偏食は味覚の過敏、口腔内の触覚の過敏が関係していることが多いので、無理な偏食指導は禁物です。イチゴジャムや果肉入りのヨーグルトのようなゼリー状のジャムの中に顆粒が入っている食物を嫌う場合には口腔内の感覚過敏が関係していると考えられます。摂食障害の場合の偏食はあくまで症状の一部分なので、偏食改善を目標にするのではなく摂食障害全体の治療を第一に考えることが必要です。

5 反芻

▶反芻

　反芻とは食物を食べた後に吐き戻したり噛み直したりすることを繰り返すことです。生後3ヵ月から1歳の乳児、精神遅滞、自閉症の子どもにみられることが多く、思春期においては摂食障害（神経性食欲不振症、大食症）の児童が反芻行為をすることがあります。乳児の場合には自然に軽快することが多いのですが、低栄養状態や脱水、成長障害の兆候がみられる場合には小児科的な治療が必要になります。また、消化器系の先天異常や食道裂孔ヘルニアが原因となっていることがあるため、身体疾患を除外するために小児科的な検査を要します。原因についてはよくわかっていませんが、母子関係の問題が関与しているという説、精神遅滞・自閉症の場合には自己刺激行動の一種とみる説などがあります。治療については決定的な方法はありませんが、母子関係障害が想定される場合には子どものおかれた環境の改善、心理療法などが試みられます。精神遅滞・自閉症が想定される場合には障害特性に配慮した環境設定、行動療法などを行います。

（内山登紀夫）

12　物質依存とは

1 物質依存の概念

▶物質依存

　物質依存とはDSM-Ⅳで採用された概念です。DSM-Ⅳにおける物質とは乱用される薬物、治療薬剤、毒物のことを意味します。薬物依存といわず物質依存というのは、アヘンなどの自然界に存在する物質やシンナーなどの溶剤は薬物とはいわないからです。本稿では青少年で問題になることが多いアルコールと薬物・シンナーの依存について解説します。

2 乱用と依存、中毒の概念の整理

　物質依存に関連して、いろいろな用語が使われていて混乱することが多いので、まず概念と用語について整理してみます。

▶物質乱用

(1) 物質乱用

　乱用とは、社会的ルールに反した目的のために物質を摂取することです。覚醒剤などは使用そのものが法律で禁止されていますから、1回でも使用すれば乱用です。未成年がアルコールを飲用した場合も、たとえ1回でも乱用になります。成人の場合、

飲酒そのものは乱用ではありませんが、「一気飲み」は危険が伴い社会的ルールを逸脱しているので乱用になります。したがって乱用ということばは医学的というより社会的・法律的用語であると理解できます。

(2) 物質依存

依存とは物質を乱用した結果、その物質なしではいられなくなった状態を指します。止めよう、止めようと思っても止められない、つまり「止めなきゃとわかっちゃいるけど、止められない」状態を指します。依存には「精神依存」と「身体依存」があります。

▶精神依存

▶身体依存

精神依存とは、いつもその物質をほしくてたまらない状態を指します。ただ、その物質を摂取しなくても、身体依存でみられるような身体症状が出現することはありません。身体依存とはある物質が体内にある間は問題は生じませんが、切れてくると手のふるえや発汗などの身体症状が出現する状態を指します。アルコール依存の人が飲酒しないと手がふるえたり、汗をかいたり、吐いたりするのは身体依存が生じているからです。

(3) 中毒の概念

▶中毒

中毒とは特定の物質が体内に摂取されたために生じたからだの状態のことで、依存とは別の概念です。中毒の場合は物質を摂取したことにより一定の症状が生じることで、その症状は物質を摂取しないともとに戻ります。例えばアルコール中毒の時は、息がアルコール臭く、ろれつが回らなかったりしますが、アルコールが体外に排出されるともとの状態に戻ります。

3 依存性物質とは

日本の青少年が摂取しやすい依存性のある物質には、シンナー、大麻、覚醒剤、睡眠薬、アルコールなどがあります。

用語解説　【サプリメント】　栄養学では食事の欠陥を補足強化する栄養素という意味で使われ、健康補助食品ともいいます。量的には少なくてもからだに必要な栄養素が多くあるため、食事からは摂りにくい栄養素をカプセルや錠剤などの形状で摂取できるサプリメントは手軽で便利なものです。医薬品ではないため、簡単に手に入ります。しかし過剰摂取や不適正使用による健康被害も起きているので、医師や専門家のアドバイスをもとに使用した方がよいでしょう。

(1) シンナー乱用

▶シンナー

シンナーとは英語で書けばthinnerであり、文字どおり薄めるための液体のことを指します。シンナーは単一の物質のことではなく、揮発性があり塗料などの物質を薄めるという共通の特性をもった液体(有機溶剤)を意味します。物質依存を話題にする場合にはボンドなどの接着剤も含めてシンナーと呼びます。シンナーを最初に使用する年齢は14～16歳に集中しています。逆に中年期になってからシンナーを始めることはほとんどなく、シンナー乱用は基本的に未成年者の問題であるといえます。

シンナーの害は吸引した際に生じる急性症状と、繰り返し吸引することによって引き起こされる慢性症状に分けられます。吸引時の症状はアルコールに似た酩酊状態であり、気分が大きくなり、いわゆる「ラリった」状態になります。物が大きく見えたり小さく見えたりといった知覚異常や錯覚、自分のからだが浮く感じなどがし、自分が望んでいるような幻覚をみることもあります。大量に吸入した場合には意識がなくなったり、時には呼吸障害などで死亡することもあります。繰り返し吸引することにより、「歯が溶ける(歯の腐食)」、大脳皮質の萎縮、視力障害などが生じます。次第に集中力や気力が低下し、何もやる気が出ない状態になることもあります。また、被害妄想などの統合失調症に似た精神病的症状をきたすこともあります。

(2) 大麻

▶大麻

大麻とは麻(アサ)のことで、日本では繊維として古くから利用されてきました。大麻草に含まれる成分が中枢作用をもち、マリファナ、大麻樹脂、大麻オイルなどの形で売買されています。急性の作用としては酩酊作用がありますが、さらに知覚変容作用があるために、超現実的な音や場面を伴ったイメージが湧き出すことが多く、ロックシンガーやイラストレーターなどが使用し、それが若者に影響を与えてきた歴史があります。大麻によって生じたこのような知覚変容体験をトリップ(未知の世界への旅)と呼ぶことがあります。大麻の慢性的な作用についてはよくわかっていないこともあり、ほかの依存物質よりも安易にあまり罪悪感がなく使われることも多いようです。しかし大麻をきっかけに、より毒性の強い依存物質に手を出す青少年が多く、注意が必要です。

(3) 覚醒剤乱用

▶覚醒剤

覚醒剤とは、覚せい剤取締法第2条で規定されている薬物のことで、アンフェタミンとメタンフェタミンの2薬物が規定されています。日本で乱用されているのはメタンフェタミンであり、終戦直後にはヒロポン®として市販されていました。ちまたではシャブ、エス、スピードなどと呼ばれています。静脈注射、結晶をあぶって煙を吸う、結晶をすりつぶして鼻から吸う、錠剤を飲むなどの方法で摂取します。

覚醒剤を摂取すると、気分の高揚や幸福感、うっとりとするなどの気分の変化がみられますが、人によっては不安感や不機嫌さが強まることもあります。一見エネル

ギーが高まった状態になりますが、同じことを繰り返したりするなど無目的な行動も目立つようになります。食欲が減少するために「やせ薬」として利用される場合もありますが、リバウンドで食欲が亢進して、結果的にはたくさん食べてしまうことも少なくありません。眠気がなくなるため、数日間にわたって不眠になることもあります。そのため覚醒剤が切れた時には極端な疲労状態になります。

4 麻薬とは？

▶麻薬

　麻薬は厳密な意味での医学用語ではありません。法的には「麻薬および向精神薬取締り法」で規定されている麻薬のことを指し、アヘン系の物質（モルヒネ、ヘロインなど）、コカの葉の成分（コカイン）、合成麻薬などが麻薬とされます。合成麻薬とは人為的に合成された物質でLSDやMDMAが有名です。LSDは偶然発見された合成薬ですが、強力な幻覚体験を起こします。MDMAはエクスタシーと呼ばれる強い依存性のある幻覚剤です。日本では平成4年に麻薬に指定されています。なお繁華街などで「合法ドラッグ」として販売されていた幻覚性キノコ（いわゆるマジックマッシュルーム）はサイロシビンという幻覚剤を含んだ毒キノコのことですが、平成14年に麻薬に指定され所持も売買も非合法になりました。

5 若年者のアルコール依存

▶アルコール依存症

　若年者のアルコール依存症については最近まで実態がよくわからなかったのですが、1996年に中学生・高校生を対象にした全国規模の飲酒実態調査が行われました。この調査では実に中学生の2.9％、高校生の13.7％は一定以上の飲酒を継続的に行っている問題飲酒者とされ世間の注目を浴びました。もともと飲酒の時期が早いほど将来、アルコール依存症になるリスクは高まることがわかっており、若年者の飲酒の制限は重要な社会的課題です。

6 対策

　日本では物質依存症の青少年の治療体制が不十分です。親だけで対策を立てようとすると、いわゆる「尻拭い」の連続になり結果として物質依存の時期を長引かせてしまうことにもなりがちです。できるだけ早めに物質依存に詳しい専門スタッフのいる相談機関に相談しましょう。児童相談所、精神保健福祉センターなどの一般の機関に加えて、警察や麻薬取締官事務所などでも相談を受け付けています。民間の機関としては薬物依存症のための自助グループであるNA（Narcotics Anonymous）やリハビリテーション施設のダルク（Drug Addiction Rehabilitation Center）などがあります。

（内山登紀夫）

【参考文献】
1) 和田　清：依存性薬物と乱用・依存・中毒；時代の狭間を見つめて．星和書店，東京，2000．
2) 白倉克之，樋口　進，和田　清(編)：アルコール・薬物関連障害の診断・治療ガイドライン．じほう，東京，2003．

13　統合失調症(精神分裂病)とは

●●●はじめに

▶統合失調症

　病は年齢を問いません。したがって、子どもにもこころの病気は存在します。こころは脳にあると考えられますから、こころの病気は脳の病気ともいえ、その1つに統合失調症(精神分裂病)があります。現在、「精神分裂病」という病名は、「統合失調症」という病名に変更されました。この病気はその本質がさっぱりわかっておらず、厳密な意味での原因は不明です。

　健康とは、心身のバランスが統合されている状態といえます。しかし、日常生活を健康に送っている時のこころの内実は、本当は混沌としたものです。人間は建てまえと本音をうまく使い分けたり、矛盾した感情をもちながら生活しています。こころが健康な状態とは、たとえ内実が混沌としたものであっても、その人の生活全体がバランスよく統合されていることなのです。

1　統合失調症の基礎知識

▶人格の病

　躁うつ病が感情の病といわれるのに対比して、統合失調症は人格の病といわれました。人格を構成する要素のすべてに変化を受ける点で、重篤な精神疾患の1つです。一般的な定義としては、「主として青年期に発病し、慢性の経過をたどり、その一部は次第に人格の解体をきたす疾患である」とされています。また、最近の研究から、この病気は1つの原因から起こる1つの病気ではなく、いろいろな原因から起こるいろいろな状態の集まりであるという考えが受け入れられています。

　国を問わず人口の1％前後の人が罹ります。統合失調症の特徴で、この病気にしか現れない特異症状は何かという点についての答えはまだありません。しかし、精神の統合がさまざまな程度、さまざまな状態で障害される結果、思考や感情、行動に症状として現れます。具体的には程度の差はあれ、以下のことが挙げられます。

　a．思考の障害として：話のまとまりが悪くなり、文脈の意味が理解できなくなる思考過程の障害や、妄想を代表とする思考内容の異常などがみられます。

　b．感情の障害として：喜怒哀楽を示さず無感情となり、自分の過去・現在・未来や家族のこと、他人のこと、社会のことなどに対して無関心となるような感情の変化

が生じます。

c．行動面での異常として：一つひとつの言動にまとまりが欠け、目的や意図が理解できず、周囲と無関係に興奮して動き回る活動性の亢進や、見えない相手との対話調の独語や空笑がみられることがあります。また、終日何もしないでも退屈さえ訴えずまったく無為自閉の生活となる場合もあります。

2 子どもの統合失調症について

統合失調症は、思春期・青年期に好発する病気なので、子どもの統合失調症は稀です。統計的には、5歳前に始まる統合失調症は極めて稀で、5～10歳の間に次第に増加し、10～15歳まで発病率が増え続け、15歳を境に大人の病気として急激に増加していきます。また、男子に多いとされています。

▶自然な成長発達

子どもは成長発達をし続けている存在ですから、どのような病気でも、発病すること自体が、自然な成長発達の障害となります。統合失調症はこころの病ですから、身体・精神機能が成長発達、統合していくすべての過程に影響を及ぼします。実際、こころの不調和は、からだの調子や日常生活の中でいろいろな症状として現れます。

3 症状の理解

(1) 基本的なこと

健康な子どもは、からだが成長曲線に沿って発育していくように、こころも年齢に応じた発達課題を積み重ねながら成熟していきます。したがって、なんらかのこころの不調和が生じると、日常生活の中で、不自然で異常な現象がみられることになります。

▶生活のリズム

健康な生活を支えているものは生活のリズムです。具体的には睡眠パターンと食生活です。

睡眠覚醒リズムがきちんと保たれたうえで、年齢相当の睡眠時間が十分とれているかどうか、寝つきがよいか、悪いか、夜泣きはひどいか、普通か、寝顔が自然で、ぐっすりと眠っているか、音に敏感で何度も目が醒めてしまうか、などが健康かどうかの目安となります。

また、食事は子どもにとってコミュニケーションの元型となります。他人から与えられた食べ物をきちんと自分のからだに受け入れ、消化し、満腹感と満足感を感じることができるか、それをきちんと表情なりことばで表現して相手に伝えることができるかなど、すべてがコミュニケーションの基本となります。実際には、食事の回数と時間帯、偏食の程度、歯はきちんと生えているか、咀嚼と嚥下の状況、着席行動がきちんととれるか、利き手の器用さと不器用さ、食卓での全体の動きと表情、美味しそうに食べているか、視線の動き、などが健康かどうかの目安になります。

統合失調症は重篤な精神疾患であり、人間としての存在の基盤が揺さぶられる病で

▶基本的な生活様式　　す。ですから、この病気の発病の際には基本的な生活様式を維持しきれなくなるという視点が重要と考えられます。

(2) 身体症状

頭痛、発熱、めまい、腹痛、肩凝り、全身の痛み、骨の痛み、関節痛、悪心、嘔吐、下痢、便秘、手足のしびれ感、ふるえなどの自律神経症状や不定愁訴がありますが、普通検査をしても異常がありません。但し、これらはほかの精神障害でもみられます。

(3) 行動面での異常

全体として年齢に相応しない行動様式をとります。自分のおかれた立場や状況をまったく無視した意味不明の言動が出現することがあります。その結果、自閉的で孤立した独自の生活空間が生じます。日常生活の中で、一方的にしゃべりまくる、急に無口になりまったく反応しない、イライラしてすぐ怒る、物にあたる、壊す、自分自身のからだを傷つける、自殺企図、表情がとても硬くなる、急に乱暴になり暴力を振るう、物を盗る、泣き出したかと思ったらケロッとする、赤ちゃん返りをして異常に甘えてくる、性的行為が目立ってくる、意味もないことにこだわったり同じことばかりする、家から一歩も出られなくなる、人を避け怖がる、夜一睡もしない、食事もまったく食べない、などが精神症状を背景として出現します。但し、これらはほかの精神障害でみられることもあります。

(4) 体験の異常

思考が障害されると妄想に発展し、知覚が障害されると幻聴や幻視が出現します。いずれも時空を越えた対象からの被害的メッセージとして受け止める場合がほとんどで、自分自身の存在感が揺さぶられるほどの恐怖体験となります。言語発達の程度に
▶病的体験　　応じて、そのような病的体験をことばで具体的に説明してくれる子どももいます。

こころが健康に成熟することは、他者と違う自分をきちんと認識できるようになることと等価です。自分と他者との違いを認め、今を主体的に生きている実感をもって、自尊心に支えられた、自分は根本的には変わっていないという安心感がこころの健康には必要です。子どもは、安心できる場所で、生活が保障されていると意識できて初
▶出立の病　　めてこころが自由に健全に育ちます。
▶自己の自己化障害　　統合失調症は、その発病の状況などから「出立の病」とか「自己の自己化障害」と
▶基本的信頼感　　もいわれます。対人関係における基本的信頼感が確立できずに、生きることの危うさ

用語解説　【平均成長曲線】　ある時点での子どもたちの身長や体重を各年齢・月齢ごとに集計し、その平均をグラフ化したものです。このグラフに子どものこれまでの身長や体重の数値を書き込んでいくことにより、成長の度合を知ることができます。

が露呈してしまいます。

4 治療と予後

　病気の原因が不明なので、治療はあくまでも対症療法となります。重篤な疾患であるために、安心感に裏づけられた実生活を送れることが第一の目標となります。そのためには、家族の理解と協力が不可欠で、どうしても日常生活を家庭で支えることができない場合は入院治療となります。

　不眠・不安・緊張といった一般的な精神症状や、幻覚・妄想などの異常体験には薬物療法が行われます。

　また、生活のリズム、基本的生活習慣、対人関係など生活を構成している重要な要素のバランスが崩れていってしまうため、薬物療法だけでは不十分で、個人精神療法、生活指導、集団療法、リハビリテーションなどであらゆる角度から子どもの日常生活を支えます。

　治療の経過は、発症の時期やその状態などによりまちまちです。しかし、成人と違って、子どもの場合は成長発達の途中であるため、さまざまな治療的かかわりに対する反応を期待できるので希望がもてます。

●●●おわりに

　子どもの存在は生活を抜きにしては語れません。統合失調症という病は、生活全体を揺さぶり、生活していることの意味を問いかけてきます。治療には、生活全体をきちんと把握したうえで、今、子どもにとって必要なものが何であるかを現実的に考えることのできる主治医がキーパーソンになります。

（岡田　謙）

14　躁うつ病・うつ病とは

●●●はじめに

　人間は感情をもった動物であるといわれます。知・情・意のバランスがとれていて、喜怒哀楽の感情を日常の対人関係において、自然な形で表現できることが健康である証といえます。感情をコントロールできなくなってしまう「感情の病」として、躁うつ病とうつ病があります。感情のコントロールが効かなくなってしまい、感情の流れや勢いによって生活が支配されてしまう結果、生理的、身体的にも影響が現れて、生活のリズムが障害されてしまいます。以前は、うつ病は躁うつ病と呼ばれていて、躁

うつ病と一緒にされていましたが、最近の研究で躁うつ病とうつ病は別の病気であると考えられるようになってきました。総称として気分障害とも呼ばれます。

▶気分障害

❶ 躁状態とは

　過活動と感情の高まりを特徴とする状態を躁状態といいます。生活のバランスに必要な抑制力が働かなくなってしまう状態ともいえます。生活にブレーキが効かなくなってしまい、多弁・多動で人間関係のルールを無視して、偉い人のところへなれなれしく話しに行ったり、他人同士の会話に勝手に割り込んだりします。活動性が高まっても、まとまりがあるうちは「軽躁状態」といいます。日常生活の中で、急にストレスから解放されたり、急にストレスが生じた時には、誰でも一過性に「軽躁状態」になる場合があります。

▶躁病

　活動性がさらに高まって、まとまりがなくなると「躁病」になります。躁病の躁状態は何日過活動が続いても、疲労して倒れることがありません。その代わりその後、うつ状態となり、活動性の低下と気分の落ち込みが生じます。

　また、言動がコロコロと変わって、まとまりがなくなります。気分は上機嫌で、相手の波長に合わせてくれる「同調性」があります。爽快気分と上機嫌は「自己価値の高揚」へとつながり、誇大妄想へと発展してしまう場合があります。多弁で話にまとまりがない時でも、過去の話をすると気分が落ち着く場合があります。一見上機嫌そうにみえても、こころの底から愉快なのではなくて、その底には不快感が存在するともいえます。それが、些細な刺激で興奮する理由なのでしょう。

❷ うつ状態とは

　活動性の低下と気分が沈んだ状態をうつ状態といいます。人間は感情の動物ですから、気分の浮き沈みがあるということは、生きている証ともいえます。気分が憂うつになり、生活全体に抑制がかかり、沈滞、停滞してしまう背景には以下のようないくつかの状況要因が考えられます。

　a. 自分にとって大切なもの(人)を失ってしまった時：自分の生活の拠りどころとなっているもの、支えとなっているような大切な物をなくしてしまった時、人は落ち込みます。

　b. 自責感の生じた時：何か失敗につながるような出来事を自分の責任でやってしまった場合、気分は落ち込みます。この場合、必要以上に自分を責めてしまう時は、うつ病を疑います。

　c. 虚無感や空しさを訴える時：憂うつな気分、元気が出ないといった症状だけでなく、こころにぽっかり穴が空いているような空虚感や埋め合わせることのできない不全感のようなものを強く感じる場合があります。このようなうつ状態では、人格障

害を疑います。

　d．現実感が出てきた時：失敗体験や挫折体験は、一種の喪失体験のようなもので、当然気分は落ち込みます。しかし、その時こそ現実的な感覚が生まれ、掛け値のない、素の自分を意識することになります。気分は憂うつになっても、現実的に自分自身の能力の限界や適性、可能性を知るチャンスともいえるわけです。このようなうつ状態を経験することは、その人にとって人格の成長につながる場合があります。

▶抑うつ状態　　以上のように憂うつな気分、抑うつ状態はうつ病の中心症状ではありますが、その状況によっては、健康な人が日常生活の中で一過性に体験する場合も含まれています。

3 躁うつ病とは

　躁状態とうつ状態が、単独であるいはさまざまな組み合わせで、健康な時期を交えながら出現し、それぞれのエピソードそれ自体は寛解し、のちに精神荒廃（欠陥）に至らないことを特徴とする精神疾患です。

　原因は不明ですが、精神疾患の中では最も遺伝と関連した病気と考えられています。
▶遺伝子　　つまり遺伝子に拠るところが多いようで、この遺伝子をもつ人は、もともと睡眠時間が少なくて済む人が多いといわれます。また、この遺伝子をもつ家族には、社会的に成功している人が多いという研究報告もあります。

　症状として幻覚が現れる場合があり、統合失調症との鑑別が必要となります。また、躁うつ病全体としては、うつ病相の方が躁病相よりも多発する傾向があります。躁病相のみは極めて稀で、うつ病相のみの方が、躁とうつの両病相が出現する場合よりも多いといわれています。

4 うつ病とは

　統合失調症は、患者によって一人ひとり病状が異なるといわれますが、その点、うつ病は比較的個性のない病気、つまりどの人に起こっても共通点の多い病気といわれます。

　症状は抑うつ状態が中心となりますが、病気の本質は、脳が疲れた状態です。脳はからだを支配していますから、うつ病による脳の疲れが脳機能の低下となり、自律神

用語解説　【仮面うつ病】　うつ病ではあるが精神面の症状が乏しいものです。自律神経系の異常や不定愁訴が生じ、悲哀性、憂うつ感がはっきり自覚されないものです。肩凝りや腰痛、そのほかの身体的な不調が強く現れます。そのため、気づくのが遅くなりますが、抗うつ薬の投与で改善します。

経に影響を及ぼし、不眠、食思不振、口渇、便秘、味覚脱失、頭痛、肩凝りなどの症状が現れます。つまり、うつ病はからだとこころにわたる病気です。

▶脳の疲労

うつ病の原因は脳の疲労ですから、普通はいくらか脳が老化した中年期から初老期に発病します。しかし、最近は若い人や子どもにも比較的多く出現するようになりました。幼い頃から脳に無理をかけるような生活が増えてきたり、脳自体が昔の人よりも弱くなってきていることなどが関係しているのでしょう。

5 子どもの躁うつ病とうつ病

(1) 躁うつ病

子どもの場合は稀ですが、10歳前後からみられ、好発年齢は青年期から成人早期といわれています。年齢が低い躁病相では、注意欠陥/多動性障害や行為障害の鑑別が必要となります。活動性の異常な亢進や易刺激性が、日常生活の中でいろいろな形で現れ、周りの人が巻き込まれます。不眠・多弁・多動、落ち着きなく徘徊する、集中力の低下、攻撃的・破壊的言動、反抗的態度、反社会的な行動、性的逸脱行為、だらしなさ、自殺企図などが躁病相での特徴です。その後は、寛解するかうつ病相へ移行します。

▶活動性の異常な亢進

躁病相期の治療は薬物療法が中心となります。薬物の血中濃度を維持するためには、定期的な服薬管理が重要となります。躁状態が悪化し、家庭内看護に限界が生じた場合には入院治療となります。うつ病相期の治療でも薬物療法が中心となりますが、抗うつ薬の治療効果は成人のうつ病の方が高いようです。

(2) うつ病

子どもも抑うつ状態になったり、憂うつな気分に苦しむ場合があることは以前から知られていましたが、それを成人のうつ病と同様に考えてよいかどうかの議論が続いていました。最近では、比較的少ないにせよ、子どももうつ病に罹患し得るとする立場が増えているようです。

子どもの気分は、対人関係や生活環境に対して非常に敏感に反応します。したがって、抑うつ的な感情は、まず環境要因に対する反応である場合が多いようです。ストレス反応や適応障害によって引き起こされた抑うつ状態は、うつ病との鑑別に必要と

用語解説　【日内変動】

うつ病の中心症状の1つです。1日のうち、朝に症状が強く現れ、時間とともに少しずつ弱くなり、夕方には軽くなるパターンをたどります。朝起きた時にはとても調子が悪く、お昼頃に回復し始め、夕方から夜にかけて元気が出てきます。健康な人のうつ状態にはこうした日内変動がありません。

なります。具体的には、両親の養育能力や養育環境が問題となります。

発症年齢は、10歳以前は稀で、10歳以後の症例が多いようです。親自身もうつ病であったり、両親が子どもの抑うつ状態にまったく気づいてない場合もあります。

子どもは、言語表現能力が十分に育っていないため、自分の感情や気分、内的葛藤状況や異和感、不安感などを大人がすぐにわかる形で言語表現してくれません。言語化できないものの代わりに、身体症状としてからだの不調や行動の異常となり現れます。抑うつ状態の程度を判断するためには、子どもの発育状況(身長、体重)、摂食状況、睡眠のとり方、表情、目つき、目の輝きの程度、肌の色つや、体温、筋肉の状態(緊張の程度)、からだ全体のバランス、五感の状態、活動性の程度、家族関係、友人関係、集団生活での様子、集中力、学業成績など日常生活のすべての要素をチェックする必要があります。診断は専門医が下します。

▶身体症状

また、うつ病には、行為障害や摂食障害が随伴している場合もあります。さらに、自殺の可能性が常に存在することを留意するべきです。

▶自殺

治療は、原因が不明のため対症療法となります。具体的には薬物療法と精神療法が中心となります。個々の抗うつ薬の治療成績や細かな精神療法の技法に関してはまだ研究の段階です。

●●●おわりに

生きていると実感できる、はつらつとした感情や気分が障害されてしまうということは、子どもの生活が停滞し、空回りすることと同じです。子どもの異常に大人が気づき、子どもの生活全体を支え、保障することが必要です。

(岡田　謙)

15　恐怖症・不安神経症とは

●●●はじめに

人間が生きていくためには、個体としての生命活動の維持と、外界への適応(生体防御)という2つの機能が必要です。生命活動を維持するためには、個体の内部環境を一定に保つことが必要で、それを恒常性の維持(ホメオスターシス)といいます。この恒常性の維持とは、個体が変化しないことではなく、生命活動として時々刻々変化している動的機能が平衡状態に維持されていることをいうのであって、この動的平衡状態が破綻した時を病気といいます。

▶恒常性の維持

こころの病気の1つに神経症があります。こころの平衡状態が崩れた結果起こりま

す。こころとは実体はありますが、形をもたないので真なるものに接近することはできません。私たちの五感でとらえ得る形その他を介して、こころの状態が間接的に理解できるに過ぎません。実際上は身体症状、表情・態度、思考内容や感情体験、言語内容などによって、こころの状態がある程度推察できます。

　こころが健康に生き続けるために必要な調和(ホメオスターシス)が、なんらかの外的事情によって歪められた場合は、そのねじ曲げられたものを本来の姿に戻そうとする反応が生じます。その主体に生じる反応が、自然治癒力や回復力といわれるものの源であり、主体の行う自己治療活動ともいえます。神経症の治療においては、この自己治癒力が重要な役割を果たすといわれています。

▶自己治癒力

1 神経症とは

　神経症を知ることは、人間を知ることであるということばがあります。人間を知ることや人間を定義することが困難なように、神経症をことばで厳密に定義することは難しく、拠って立つ理論により異なり、統一したものはありません。さらに最近は、外に現れた症状ごとに分類して、神経症ということばを使わないようにする考え方もあります。

　ここでは、人間のこころの病気である神経症を構造的にとらえようとする立場で考えます。つまり、神経症とは、人格と個人を取り巻く外的環境(文化)と、生活上の出来事との関数の中で、結果としてこころが失調してしまった状態と考えます。失調現象として現れる症状は、どんなものでもよいと考えます。つまり、神経症とは、心理－社会－身体－倫理－行動的な病態であり、こころの不調和が病気の本態であり、こころの失調を是正しようとする主体の治療活動が病気の症状として形成されると考えます。神経症の治療において、現れた症状の意味や機能にこだわる理由はここにあります。なぜ、今、この人に、ほかの症状でなくこの症状が現れたのかを問題にすることが治療の糸口となります。

2 恐怖と不安

　恐怖とは、はっきりとした現実の外界対象に対して危険を感じて生じた反応と定義されます。恐怖の対象は、詰まるところ自己の消滅、すなわち死です。

　不安は、対象なき恐怖といわれますが、実際には対象がある場合があります。しかし、その場合の対象は、恐怖が現実の何かであるのとは異なり、これから先どうなってしまうのかわからない不確定性と、今自分のおかれている状況がどういうものかわからない不確実性、些細なことにすぐ影響されてしまう不安定性などに包まれた事態です。

　対象のない不安状態は、安全が保障されていないという感じであり、程度が強烈に

▶パニック発作

なるほど、不安感は恐怖感に近づき、発作的になります。これがパニック発作です。不安は、身の狭まる思いであり、それが激しいと自分の存在が崩れ去り、一切が破綻し、生命が失われ、破滅するなどの耐え難い苦痛に満ちた実感として体験されます。しかし、恐怖と不安は、程度に違いはあっても誰でもが体験する感情であり、それ自体は病的でも異常でもありません。

3 子どもの恐怖症

▶スリル

恐怖は、子どもが最も早く示す状態の1つです。健康な子どもでは、成長するにつれ恐怖の対象は次第に少なくなり、スリルによって恐怖を支配することを覚えます。

恐怖の体験が異常に強烈で、きちんと対応することができず、恐怖の原因がなくなった後までも心身の障害が残り、日常生活が困難になるような場合は病気と考えます。恐怖の対象となるものは無限にありますが、以下のように分類されます。

a．何か1つのもの、1つの場面が特にわけもなく怖い：動物や不潔なもの、先の尖ったもの、広いところ、高いところ、閉じたところ、特定の病気、乗り物などがその対象となります。

b．対人恐怖：社会恐怖ともいわれます。子どもの「人見知り」は社会恐怖の元型ともいえます。思春期に現れやすいものですが、社会的ひきこもりの原因となります。軽症の場合も多いのですが、中にはほかの病気の始まりの場合もあり、注意が必要です。

4 子どもの不安神経症

自分1人では生きていくことができないと本能的に知っている子どもは、外界に適応していく機能を獲得するまではさまざまな不安を体験します。乳幼児期においては、母親から離されたり、母親に拒絶されたり、その他の不幸な出来事に出会うなどの体験により正常な反応として不安になります。しかし、不安の程度により日常生活に多大な支障をきたす場合は病気と考えます。

5歳以下の乳幼児の場合は、泣く、不眠、落ち着きがないなどの症状と、空腹、寒さ、身体疾患、家庭内の緊張、日課の中断などの要因で引き起こされた混乱状態の場

用語解説　【先端恐怖】　先のとがったもの、例えば鉛筆やペン、ナイフやはさみなどに対する恐怖症です。先端が自分に突き刺さる、あるいは他人を傷つけるのではないかと恐れます。強迫性障害やうつ病でもみられます。

合があるため、子どもの不安がどこまで関与しているかを鑑別する必要があります。

不安は身体症状として現れやすく、食思不振、嘔気、嘔吐、腹痛、下痢、頭痛、口渇、頻脈、手に汗をかく、めまい、全身の発汗、頻尿、動悸、過呼吸発作、失神、全身のふるえなどがみられます。

5 治療と予後

▶薬物療法
▶行動療法

子どもの恐怖症と不安神経症の予後は比較的良好といわれています。薬物療法や行動療法が特定の症状に特に有効であるという報告もあります。専門医の診断が必要となります。

恐怖と不安が死と結びついているならば、生きることを考え、生きている実感を日常生活の中で体験できることが、子どもの生活を支え、子どものこころを保障し、子どもの成長・発達の糧となります。恐怖と不安は、生活の中から生じるのですから、子ども自身が、自由にして保護されていると意識できるような生活環境を提供することが大人の責任です。

(岡田　謙)

16 強迫神経症とは

●●●●はじめに

人は誰でも生活の中に何かこだわるものをもっていて、どうしても譲れないことがあるものです。何にこだわるのか、その内容にその人の価値観や人生観、哲学観や人間観が集約されている場合もあります。今、ここでこだわることで、今の自分の存在が実感として確かめられることすらあります。こだわることはすなわち、自分がここに存在している証であって、こだわる内容によっては、自分の自尊心の支えであることもあります。また、神経質で几帳面な人は、その性格上こだわり方にもこだわります。

一方、こだわってしまう内容が、生活の中ではほんの些細なことであったり、どうでもよいことであったり、あまり意味がなかったり、大したことでなかったり、どう考えても細か過ぎることであったりすると、こころのバランスが崩れます。また、こだわり方に異常にこだわってしまう結果、こだわり方だけが突出してしまい、こだわる内容がぼやけてしまうような場合も、こころが健康であるとはいえません。

▶こだわり

以上のように、健康的なこだわりが存在する一方で、異常なこだわり方をしてしまう場合があります。健康か異常(病的)かの境目は、こだわり方自体がその人の日常生

活にどのように影響し、どのような支障をきたしているのか、こだわってしまうことで周囲の人にどのような影響を及ぼしているのか、などの内容や程度によって判断します。

■ 強迫症状について

　異常で病的なこだわりを強迫症状と呼びます。また、強迫症状を中心とする神経症を強迫神経症と呼びます。

　強迫症状はいろいろありますが、代表的なものとしては、考えてしまうこだわりとしての「強迫観念」と、やらないと気が済まないこだわりとしての「強迫行為」の2つがあります。

(1) 強迫観念

▶強迫観念

　自分の意思に反して、侵入して繰り返し浮かんでくる持続的な思考、ことば、心的イメージ、衝動を強迫観念といいます。頭の中に侵入してくるものの内容は、自分にとって受け入れ難いものであって、不快であったり、異和感を生じたり、不条理に思えたり、ばかばかしかったり、反道徳的であったり、反社会的であったり、煩わしかったり、冒瀆的であったり、その全部であったりします。

　強迫観念は、自分の意思に反して「身に降りかかってくる」わけで、自分でコントロールすることができず、受け身となってしまうため、思わぬ時に意識の中に侵入されると、正常な思考や行動が中断してしまいます。ただ、強迫観念自体は、自分自身のものであるという自覚はあります。

▶不潔恐怖

　強迫観念は患者の意識の中心であり、恐怖症との関係が深く、それ故頻度としては不潔恐怖が最も多いといわれています。

(2) 強迫行為

　強迫観念を中心とする強迫体験に付随して起こる行為を強迫行為といいます。行為自体は、本質的には不合理で意味のないもので、本人にとっては楽しくもないし、本人に満足をもたらすこともありません。強迫行為は強迫衝動の結果としてなされる行為で、行為自体に本質的な意味はなくても、本人にとってははっきりとした目的を達成するためのものであり、意図的な目的行為です。その目的には、とにかく自分の気持ちを納得させるためにとか、強い不安やパニック状態にならないために、などが含まれています。

　本人がやりたくてやっているわけではなく、強迫衝動に駆り立てられた結果として止むに止まれずなされる行為です。実際上は、行為そのものが目的ではなく、なんらかの出来事や状況を防止したり、回避したり、取り消そうとする目的があります。しかし、実際の行為と目的との間には、論理的で現実的なつながりはありません。

　また、強迫行為はすべてが目に見える動的、身体的なものではなく、目に見えない

精神的な強迫行為も存在します。例えば、いつも決まったことがきっかけでこだわってしまう時は、必ず同じことばをこころの中で7回つぶやかないと次に進めなくなってしまう患者がいます。儀式のようでもあり、子どもの場合はおまじないにもなります。

　目に見える行為の場合は、反復的行動で、一定の規則や型に従って行われます。まったく理解できないものから、儀式的なもの、多少とも目的が理解できるものまでさまざまです。さらに強迫行為を自分1人で悩み自分1人で行う「自己完結型」と、人に手伝わせる「巻き込み型」とに分ける考え方があります。

▶自己完結型
▶巻き込み型

　最もよくみられる強迫行為は、確認行為と洗浄行為です。強迫観念だけの人はいますが、強迫行為は強迫観念と一体です。自己不確実性が高まると確認行為となります。手順や順番にまでこだわり、疲れ果てるまで止みません。

　すべてのことに強迫的になってしまうと患者は現実世界では生きていけません。実際は、こだわり以外の部分はまったく無関心、無頓着となる自己矛盾によって救われています。

2 子どもの強迫神経症

　強迫症状は6歳前後から生じやすいといわれます。特に強迫行為に関しては、脳機能障害をもつ子どもや、脳器質的疾患においてもみられるため、強迫神経症との鑑別が必要となります。

▶洗浄行為
▶確認行為

　具体的な症状としては、洗浄行為や確認行為が最も多くみられます。反復行動、強迫的に計算する、物を並べる、整える、軽く叩く、触るといった行為がいろいろな対象に向けて、いろいろな形で現れます。年齢が低ければ低いほど、日常生活の中で母親が巻き込まれます。対人関係の特徴として、他罰的、周囲への攻撃的な言動、自他への破壊性、著しい甘えや「やさしさ」の強要などがみられます。関係性の中に支配性、権力性が中心となり日常生活が硬直化してしまう子どももいます。

　治療は、症状に応じて薬物療法、行動療法、精神療法などを組み合わせて行われます。子どものこころの奥底にある安全保障感を揺さぶる恐怖や不安に留意することが大切です。

　予後を悲観的に考える必要はなく、子どもの成長、発達とともに症状は改善していく場合が多いといわれています。

●●●おわりに

　情緒的に健康な子どもが清潔過ぎるなどということはあり得ないといわれます。強迫症状はこころの葛藤を表しているともいわれます。葛藤は成長につながります。こころの発達を保障するのが大人の役目です。

(岡田　謙)

17 ストレス反応・適応障害とは

1 ストレスに対する子どもの反応

　ストレスの中には、どのような子どもでもストレスと感じるだろうという種類のものもあれば、大多数の子どもにとってはさほどストレスではないのに、ある子どもにとってはとても大きなストレスという種類のものもあります。また、子どもは、大人より環境に依存する割合が大きく、ストレスがあったからといって自ら生活環境を変えるというような対処ができにくいので、ストレスを大人より受身的に体験する立場にあります。ストレス後の回復に際しても、家族環境が心地よいものかどうかといった因子が、大人以上に決定的に重要です。大人との違いのもう1つは、子どもは、自分に何が起きているのか全体像を把握できない場合も多いということです。例えば、性的虐待を受けた子どもは、その時点では体験の意味がわからないこともあります。また、親の衝動性のために暴力を受けた子どもが、「自分が悪いから」というように解釈したり、父親が母親に暴力を振るうのを見た子どもが「お母さんを守れなかった自分が悪い」と解釈することが往々にしてあります。子どもは、健康ならば、日々心身ともに成長していきます。子どもに対するストレスの影響には、成長や発達に対する影響もあります。つまり、ストレス下におかれて何か症状が出る、という現象に加えて、成長がその段階で停滞したり、一般に「赤ちゃん返り」といわれるような退行がみられることがあります。子どもを援助する立場の者は、症状への対処だけでなく、その子どもが成長が期待できる環境にあるかどうか確認しておく必要があります。さて、具体的な病状にはさまざまなものがありますが、アメリカ精神医学会の診断基準DSM-Ⅳで取りあげられているものを中心に述べます。

2 急性ストレス障害と外傷後ストレス障害

▶PTSD

▶フラッシュバック

　阪神淡路大震災の後、大きなストレスの後の精神的不調が外傷後ストレス障害（posttraumatic stress disorder；PTSD）として、一般的にも知られるようになりました。表20が外傷後ストレス障害いわゆるPTSDの診断基準です。「子どもの場合は」という多くの注が示すように、大人ではフラッシュバックなどのようにこころの中で起きる現象が、子どもでは、行動で現れることがしばしばあります。PTSDを引き起こすストレスとして典型的なものは、自然災害、事故、激しい対人暴力など、重傷を負ったり死の危険性を感じさせるもので、基本的にはその子どもの病前性格にかかわらず、これだけのストレスが加われば、どんな子どもにも発症し得るというレベルのストレスです。診断基準のA項目にストレスの大きさについての説明があります。B

表20. 外傷後ストレス障害（PTSD）の診断基準

A．患者は、次の特徴をもつ外傷的な出来事にさらされたことがある
　(1)死や重傷を負うような出来事や、自分または他人の身体の保全を脅かす危険を体験、目撃した
　(2)患者の反応は強い恐怖、無力感、戦慄感を伴う
　　注：子どもの場合、まとまりのない、または興奮した行動によって表現されることがある

B．外傷的な出来事が以下の1つ以上の形で再体験され続けている
　(1)イメージ、思考、知覚の面での反復的で侵入的な想起
　　注：小さい子どもの場合、外傷を表す遊びを繰り返すことがある
　(2)その出来事についての反復的で苦痛な夢
　　注：子どもの場合は、はっきりとした内容のない恐ろしい夢であることがある
　(3)外傷的な出来事が再び起こっているかのように行動したり感じたりする
　　注：小さい子どもの場合、外傷の再演が行われることもある
　(4)外傷的出来事を象徴したり類似しているきっかけにさらされた場合に生じる強い心理的苦痛
　(5)外傷的出来事を象徴したり類似しているきっかけにさらされた場合に生じる生理学的反応

C．以下の3つ以上によって示される、外傷に関連した刺激の回避と反応性の麻痺
　(1)外傷と関連した思考、感情または会話を回避しようとする努力
　(2)外傷を想起させる活動、場所、人物を避けようとする努力
　(3)外傷の重要な側面の想起ができないこと
　(4)生活上重要な活動への関心が薄れたり参加できなくなったりすること
　(5)ほかの人から孤立していたり、疎遠になっているという感じ
　(6)感情の範囲の縮小
　(7)未来が短縮した感覚

D．持続的な覚醒亢進症状で、以下の2つによって示される
　(1)入眠または睡眠維持の困難
　(2)易刺激性や怒りの爆発
　(3)集中困難
　(4)過度の警戒心
　(5)過剰な驚愕反応

E．B、C、Dの症状の持続時間が1ヵ月以上

F．症状が著しい苦痛、社会的職業的、その他の重要な領域の機能の低下を起こしている

（DSM-Ⅳより抜粋）

▶悪夢

項目は、ストレスを受けた時の苦痛な光景が自分の意図に反して意識される体験で、大人では侵入的想起、フラッシュバック、悪夢などの形で現れますが、子どもでは、悪夢の内容を明確には認識できなかったり、あたかも事故に遭った現場を再現するように行動することがあります。C項目は、回避、感情麻痺といわれるもので、苦痛な体験を思い起こさせる場所に行けなくなったりするため、社会適応上支障をきたしま

用語解説　【フラッシュバック】

ちょっとした刺激で過去の記憶が突然よみがえってくることをいいます。犯罪や災害、テロや事故などに遭遇した、あるいは目撃した後、その恐ろしかった出来事を思い出したくないのに繰り返し再現されます。PTSD（外傷後ストレス障害）の代表的症状の1つです。

す。D項目は、苦痛や恐怖を起こしたストレス体験のために過剰にビクビクするという症状で、これも学校生活に支障をきたしやすくなります。年齢が低い子どもでは、回避症状が、落ち着きのなさ、気の散りやすさなどで現れるなど、B、C、D項目の典型的な症状が出揃わず、診断基準を必ずしも満たさないこともあります。注意欠陥/多動性障害やうつ病などの合併診断が併存して複雑な病状を呈することもあります。

▶回避症状

大きなストレスの後の症状がすべてPTSDというわけではありません。PTSDは症状が1ヵ月以上続いているというのが条件であり、自然災害にせよ、事故にせよ、多くの場合は、差し迫った大きな危険は既に去ったはずなのに症状が続いているというところが問題となります。一方、ストレスの直後1ヵ月以内にみられる急性ストレス障害(acute stress disorder ; ASD)は、ぼうっとしている、現実感が消失するなどの解離症状が特徴的です。これらの症状は、あまりにも苦痛な体験から身を守る反応とも説明されます。

▶ASD

治療には、ASDにせよPTSDにせよ、安全で安心できる環境づくりがまず第一です。自然災害などでは、住宅に対する被害が伴ったり、生活物資が不足するなど、安心感がもてない生活を強いられることが多くあります。そのうえ、家族も被災して子どもを保護する余裕もないことがあります。治療には、薬物療法、精神療法などがあります。家族が症状を正しく理解することが重要なので、家族への働きかけも行います。大規模災害のような場合は、学校などを利用して、同様の被害を体験した子どもたちへ集団の場で働きかけることにより、孤立感が和らぐ可能性があります。

3 適応障害

適応障害は、DSM-Ⅳでは、明らかなストレスの後3ヵ月以内に、学業や職業上大きな支障をきたす症状が出て6ヵ月以内に回復する場合、と定義されています。症状が、大うつ病などほかの診断基準を満たす場合はそちらの診断を優先します。臨床的には、不安と抑うつを示すケースが多くあります。転居、試験の失敗、親の病気や失業、両親の離婚などの後、不安が強まって登校できなくなるなどが典型的な例です。ストレスが一過性であれば、定義上この病態は数ヵ月で治まるものですが、その間にコーピング能力を高め、新しい環境への適応を促すための援助が有用です。

▶コーピング能力

用語解説 【コーピング能力】 生活上の課題や問題に対処(cope)する能力。精神症状があるとコーピング能力が低下しますが、このことの自覚がさらに自信喪失や不安を強めるという悪循環に陥りやすいので注意が必要です。

4 ストレスと反応との関係

子どもがストレスを体験して直後に反応が出るASD、PTSD、適応障害などは、子どもに対するストレスの影響がわかりやすいものです。一方、身近な人からの長年の虐待などは、相手が加害者であっても生活上依存しなくてはいけなかったり、既に述べたように、虐待の意味がわかりにくいなどの理由から、自分の生活の一部としてストレッサーを受け入れている場合があります。このような場合、ストレスが「自我親和的」と表現されますが、このような状況下では、顕在化した症状は出ないこともあります。一方、年齢相応の仲間体験や活発さ、自然な自己価値観は犠牲になることが多く、成長面での影響が大きいものです。このようなケースは介入のタイミングに苦慮することが多いのですが、もし子どもから援助を求めるサインがあった場合は、見逃さずに対応することが極めて重要です。

(西園マーハ文)

【参考文献】

1) American Psychiatric Association : Diagnostic and Statistical Manual of Mental Disorders 4th Edition. APA, Washington DC, 1994［高橋三郎, 大野　裕, 染矢俊幸(訳)：DSM-IV 精神疾患の診断・統計マニュアル. 医学書院, 東京, 1996］.

2) American Psychiatric Association : Quick Reference to the Diagnostic Criteria from DSM-IV. APA, Washington DC, 1994［高橋三郎, 大野　裕, 染矢俊幸(訳)：DSM-IV 精神疾患の分類と診断の手引き, 医学書院, 東京, 1995］.

用語解説　【アダルトチルドレン(AC)】

もともとはアルコール依存症の家庭の中で育った子どもを指していました。親の虐待や、家庭としての機能をなしていない家庭で育ったことによって、こころに傷を負い、成人後も後遺症に苦しむ人を指します。アイデンティティが確立できず、自己評価が低く、周囲からの見捨てられ不安が強く、過剰適応しようとします。狭義の虐待だけでなく、親の過剰な期待で縛りつけられたり、世間体ばかりを気にしたりという子育てもACを生み出すとされます。

18 解離性障害とは

❶ 解離性障害の特徴

▶解離性障害

解離性障害の基本的特徴は、意識、記憶、同一性あるいは環境についての知覚といった通常統合されている機能の破綻です。解離性障害に含まれる障害を表21に示します。

表21. 解離性障害

- ・解離性健忘
- ・解離性とん走
- ・解離性同一性障害(以前は多重人格障害)
- ・離人症性障害
- ・特定不能の解離性障害

(1) 解離性健忘

▶解離性健忘

解離性健忘は、重要な個人情報、通常は外傷的またはストレスの強い性質をもつ情報の想起が不可能であり、それがあまりにも広範囲にわたるため通常の物忘れでは説明できないことを特徴とします。河村ら[1]は1987年1月から1995年12月の9年間に名古屋大学病院精神科を受診した18歳未満の患者の解離症状について研究していますが、健忘の最小年齢が12歳でした。小中学生にも解離性健忘がみられることを示しています。

(2) 解離性とん走

▶解離性とん走

解離性とん走は、家庭あるいは学校から突然、予期せぬ放浪に出ることが特徴で、前述の河村らの論文では、とん走の最少年齢が14歳でした。

(3) 解離性同一性障害

▶解離性同一性障害

解離性同一性障害(以前は多重人格障害)は、2つまたはそれ以上の、はっきりとほかと区別できる同一性あるいは人格状態が存在しており、それらが繰り返しその人の行動を制御し、通常の物忘れでは説明できないような重要な個人情報の想起不能を伴っていることを特徴とします。前述の河村の論文では、経過中に別の人格が現れるという症状は、児童青年期の症例にもみられました。いずれも本人は自分の行為を覚えていませんでした。しかしこれらは解離性同一性障害の診断基準である「環境および自己について知覚し、かかわり、思考する比較的持続する独自の様式をもっている」といえるほどはっきりと区別された人格ではなく、これらの症例は「特定不能の解離性障害」のうち「1. 解離性同一性障害に類似しているが、その疾患の基準すべてを満たさないもの」と考えられます。

(4) 離人症性障害

▶離人症性障害

離人症性障害は、自分の精神過程あるいは身体から遊離しているという持続的あるいは反復的な感覚と正常に保持された現実検討を特徴とします。青年期には離人症状は稀なものではありません。小学生の離人症状は、本人の内的な体験であるために言語化されることが少ないと思われます。

(5) 特定不能の解離性障害

特定不能の解離性障害は、解離性症状が優勢な特徴ではありますが、特定の解離性障害の基準を満たしてはいない障害です。子どもの解離性障害は、昏迷・もうろうといった症状をもつものが多いのですが、これらの多くは、特定の解離性障害の基準を満たすことがなく、DSM-Ⅳでは「特定不能の解離性障害」のうち、「5．一般身体疾患によらない意識の消失、昏迷、または昏睡」に分類されます。

解離性症状は、急性ストレス障害、外傷後ストレス障害、および身体化障害の診断基準の中にも含まれています。解離性症状がこれらの障害のどれか1つの障害の経過中にのみ起こっている場合には、解離性障害とは診断されません。

❷ 子どもの解離性症状

解離性症状は、10歳前後からみられます。前青年期は空想遊びや想像の友人づきあいがみられ、それに意識の不連続な状態が加わると、いわば「正常な解離」が起こり得るといわれます[2]。発達段階からみると前青年期がPutnamのいう「現実を変える能力」「幻想の世界に入る能力」を習得する時期であり、解離性障害の最低年齢になると考えられます。

子どもの解離性症状は、昏迷・もうろうが多く、特定の解離性障害の基準を満たしていません。症候としては他者からも見てとることのできやすいものが多くあります。健忘およびとん走は症候としては、他者から見てとれるものですが、本人の主観的症状を聞かないと診断することはできません。経過中に別の人格が現れ本人は自分の行為を覚えていないという解離性同一性障害に類似した症状は、より複雑な症候であり、本人の主観的症状から診断されるものです。「環境および自己について知覚し、かかわり、思考する比較的持続する独自の様式をもっている」という診断基準を満たすほどはっきりしたものは、児童青年期には稀でしょう。このように児童期の解離性症状は、彼らが自らの主観的体験を言語化するということの難しさがあるために、複雑な症候が診断されないという結果となることは否定できません。

DSM-Ⅳでは、転換性障害は、解離性障害であるとはみなされていません。しかし、児童青年期の解離性障害をもつ症例では、転換症状を合併するものも少なくありません。

男女比については女児の方が明らかに多いという点で一致しています。

患児の性格は古典的にはヒステリー性格として演戯性、魅惑性、情緒不安定性、言語の誇張、依存性[3]が指摘されています。しかし、児童青年期の解離性障害の症例の性格は、必ずしもこれに当てはまりません。むしろ、強迫的で内向的といったものが多くあります。

3 解離性障害と虐待

欧米では虐待と解離性障害との関連がいわれています。成人の解離性障害についても、小児期早期の外傷体験との関連がいわれます。特に解離性同一性障害は、かつて、特に小児期に、重篤な身体的および性的虐待を受けた経験があると報告することが多くあります。小児期の記憶は曖昧なものであり、この障害をもつ人は強い被催眠性傾向、特に示唆的影響を受けやすい傾向を有するために、後方視的な研究は難しい面があります。本人に尋ねることも難しく、また、親に事実を尋ねても、そのような事実の否認や過小評価というようなことは避けられません。

4 解離性障害と外傷体験

外傷体験と解離との関係は、外傷的な体験によって症状が誘発されることもありますし、外傷的環境から離れることによって症状が消失することもあります。解離性症状は、急性ストレス障害や外傷後ストレス障害の診断基準の中にも含まれています。解離性症状がこれらの障害の経過中に起こっていることもありますし、解離性障害をもつ人が、外傷後の症状を呈していることもあります。

5 解離性障害の鑑別診断

解離性障害の鑑別診断としては、特定の神経疾患またはその他の一般身体疾患による意識や記憶などの障害を、まず考えなくてはなりません。また、詐病との鑑別が困難なことも少なくありません。病前にストレス因子のみられる時、疾病利得が意識的なものなのか、無意識的なものなのかによって判断することになるでしょうが、それは容易ではないことも多くあります。年齢の小さい子どもは正常でも記憶の曖昧なことがあります。非病理的な記憶の喪失との違いは考慮すべきです。

(猪子香代、西園マーハ文)

【参考文献】

1) 河村雄一, 本城秀次, 村瀬聡美, ほか:児童思春期に解離症状がみられた18例の臨床的研究. 児童青年精神医学とその近接領域 41(5):505-513, 2000.
2) Putnam FW: Dissociative Disorders in Child and Adolescents. Psychiatric Clinics of North America 14: 519-531, 1991.
3) Chodoff P, Lynos H: Hysteria; the hysterical personality, and "hysterical" conversion. American Journal of Psychiatry 114: 734-740, 1958.
4) 青木省三:青年期におけるヒステリー性神経症の臨床的研究. 児童青年精神医学とその近接領域 30:320-335, 1989.
5) 花田雅憲:ヒステリー. 小児内科 28:875-878, 1996.
6) 中根 晃, 山田佐登留:児童精神医学におけるヒステリー. 精神科治療学 7:707-715, 1992.
7) 西田博文:ヒステリー像の時代的変遷;大運動性ヒステリーの減少を中心に. 臨床精神医学 9:1193-1198, 1980.

8）西園昌久：ヒステリーの臨床. 臨床精神医学 9：1145-1156, 1980.
9）Pinegar C：Screening for Dissociative Disorders in Children and Adolescents. Journal of Child and Adolescent Psychiatric Nursing 8：5-14, 1995.
10）Putnam FW：Dissociative Disorders in Children；Behavioral Profiles and Problems. Child Abuse & Neglect 17：39-45, 1993.

19　身体表現性障害とは

1　身体表現性障害の特徴

▶身体表現性障害

　身体表現性障害は、一般身体疾患を思わせるような身体症状の存在です。しかし、その身体症状は、一般身体疾患で説明することのできないものです。DSM-Ⅳでは、**表22**に示すような疾患を身体表現性障害に入れています。これらは、鑑別診断で一般身体疾患を考慮すべき疾患です。身体的に説明できない身体症状は、小児科臨床では稀なことではありません。小児科領域における身体化障害、身体表現性障害は十分な研究がなされていません。

表22.　身体表現性障害
・身体化障害
・分類不能型身体表現性障害
・転換性障害
・疼痛性障害
・心気症
・身体醜形障害
・特定不能の身体表現性障害

▶身体化障害

(1) 身体化障害

　身体化障害は、多症状性の身体症状をもつものであり、疼痛、胃腸、性的、および偽神経学的症状が組み合わさっています。小児期には多症状性であることは少なく、身体化という用語については、広く身体症状について意味しているのか、身体化障害というように多症状性のものを指しているのか、考慮する必要があります。

(2) 分類不能型身体表現性障害

▶分類不能型身体表現性障害

　分類不能型身体表現性障害は、身体化障害の多症状性の基準を満たさない身体的愁訴を特徴とするものです。腹痛や吐気といった身体愁訴は子ども時代にもみられます。

(3) 転換性障害

▶転換性障害

　転換性障害は、随意運動または感覚機能についての説明できない症状または欠陥で、神経疾患またはほかの一般身体疾患を考えさせるものです。症状の始まりまたは悪化に先立って葛藤やほかのストレス因子が存在しており、心理的要因が関与していると考えられます。小児には、歩行の問題、心因性視力障害、けいれんなどがよくみられるものです。

(4) 疼痛性障害

▶疼痛性障害

　疼痛性障害は、重篤な疼痛をもつものです。疼痛の発症、重症度、悪化、または持

続に心理的要因が関与していると考えられます。疼痛はかなり深刻な問題であり、生活に影響を与えます。身体表現性障害に一般にいえることでしょうが、このような身体症状で生活を狭くしないようにすることが予後を考えると重要でしょう。

(5) 心気症

▶心気症

心気症は、身体症状または身体機能に対するその人の誤った解釈に基づき、重篤な病気に罹る恐怖、または病気に罹っているという考えにとらわれていることです。子どもには、身体症状はよくみられますが、重篤な病気に罹っているのではないかと子ども自身がとらわれているような状態は多くはありません。思春期以降にはみられますが、心配が過剰であるだけでなく、自分が病気でないという可能性を認めることができない時には、洞察の乏しさを考慮すべきです。

(6) 身体醜形障害

▶身体醜形障害

身体醜形障害は、想像上のまたは誇張された身体的外見の欠陥へのとらわれです。例えば、顔のにきびとか、顔の赤いこととかを、いつも考えていて気にしている。そして、周りの人が自分の身体的外見の欠陥に特別な関心を向けているかも知れないと考えることが多くあります。社会的に孤立するようになることもあります。また、その想像上の欠陥を修正しようと外科的治療を求めたり、頻繁に手術を受けるということもあります。このような外見へのとらわれは思春期に始まることが多いようです。思春期の子どもが顔のにきびにこだわっていたとしても周囲は気にしないように諭すといった対応で見過ごしてしまわれることも少なくありません。

(7) 特定不能の身体表現性障害

特定不能の身体表現性障害は、これまでに挙げたどの身体表現性障害の基準も満たさない身体表現性の症状をもつものです。

子どもの内科的に説明できない身体症状は、心理社会的問題と関連があることは稀ではありません。それは、家族に大きな問題を抱えていたり、学校に大きな問題があったり、学校を欠席がちとなったり、といったことに関連があることが多いようです[1)2)]。

■2 身体表現性障害の鑑別診断

身体表現性障害の鑑別診断では、身体的疾患である可能性は、いつも考えておかなくてはなりません。また、身体的状態も心理的状況から影響を受けることがあり、そのことも考慮しておくべきです。心理的状況とともに身体症状が変化するからといって、必ずそれが身体表現性障害とはいえません。また、不安性障害、うつ病性障害、もしくは、その他の精神疾患である可能性もあります。不安やうつは身体症状（食欲や睡眠など）をもつものです。また、身体表現性障害に不安性障害やうつ病性障害が伴っていることも少なくありません。虚偽性障害や詐病で身体症状のみられることも

あります。虚偽性障害や詐病と身体表現性障害の違いは、虚偽性障害や詐病の症状は意図的につくり出されたものですが、身体表現性障害はそうではないということです。代理人による虚偽性障害は、子どもでは、母親による症状の意図的産出という事例が多くあります。このような疾患の存在を知らないと、診断に苦慮し疾患を慢性化させ重症化させる事態ともなりかねません[1,2]。

　子どもたちの状態を適切に評価し、診断し、彼らの問題をどのように解決するか、ということが重要です。

（猪子香代、西園マーハ文）

【文　献】

1) John V Campo, Gregory Fritz : A management model for pediatric somatization. Psychosomatics 42(6) : 467, 2001.
2) Campo JV, McWilliams L, Comer D, et al : Somatization in pediatric primary care ; association with psychopathology, functional impairment, and use of services. J Am Acad Child Adolesc Psychiatry 38 : 1093-1101, 1999.

20　摂食障害とは

1　摂食障害は食の問題か？

▶摂食障害

　摂食障害には一般に拒食症といわれる神経性食欲不振症や、過食症などがあります。食べられない、食べ過ぎるという食の問題が病名になっていますが、単なる食行動だけの問題ではなく、身体像や自己像、また気分の問題が食行動のコントロールの障害と関連して生じる疾患です。子どもの場合は、過食症よりは神経性食欲不振症の方が多くみられます。

2　神経性食欲不振症

▶神経性食欲不振症

　アメリカ精神医学会による神経性食欲不振症の診断基準を**表23**に示します。A項目とD項目は、体重低下に関する診断項目です。既に月経がある年齢層では、体重低下によって月経が不規則になることが多く、病気に気づきやすいのですが、初潮が未発来の子どもでは、体重低下を過小評価してしまうことがあります。また、子どもの場合は大人より体脂肪の割合が少ないので、同じkg数が失われても、脂肪以外が失われる割合が高く、全身への影響は子どもの方が大きいと考えるべきです。B項目とC項目は、からだに対する感じ方についての項目です。やせていても太っていると感

表23. 神経性食欲不振症（無食欲症）の診断基準

A．年齢と身長に対する正常体重の最低限、またはそれ以上を維持することの拒否（例：期待される体重の85％以下の体重が続くような体重減少；または成長期間中に期待される体重増加がなく、期待される体重の85％以下になる）

B．体重が不足している場合でも、体重が増えること、または肥満することに対する強い恐怖

C．自分の身体の重さまたは体型を感じる感じ方の障害；自己評価に対する体重や体型の過剰な影響、または現在の低体重の重大さの否認

D．初潮後の女性の場合は、無月経、つまり月経周期が連続して少なくとも3回欠如する（エストロゲンなどのホルモン投与後にのみ月経が起きている場合、その女性は無月経とみなされる）

（DSM-Ⅳより抜粋）

▶ボディイメージの障害

じる「ボディイメージ」の障害は、以前から神経性食欲不振症に特徴的と考えられており、確かにこの症状をもつ患者は少なくありません。但し、子どもの場合は、ボディイメージの障害や「やせ願望」ははっきりせず、「食べると気持ち悪い」「お腹が痛くなる」といった心身症的訴えや、「食べるのが怖い」といった恐怖症的な訴えが中心となることもあります。

診断基準に挙げられている以外にも、神経性食欲不振症患者に比較的よくみられる精神症状があります。例えば、決められたことを決められた順序でこなさなければならないといった、自分で決めた規則に日常生活が縛られている強迫性や完全主義などです。体重が低下し始めた時期には、体力がないはずなのに動き回る「過活動」「運動強迫」といった症状も特徴的です。これは、症状なので、「やせているのに元気」「やせているのに明るい」という肯定的な評価をして治療が遅れないよう注意を要します。「家族に怒りを感じたことはない」「疲れていない」「好きな科目も嫌いな科目もない」

▶失感情症(アレキシシミア)

など自然の感情やからだの疲れを考慮せずに機械的に生活する態度は、失感情症（アレキシシミア）と表現されることもあります。

近年は、ダイエットが浸透し、低年齢層も影響を受けるようになっています。「おやつを抜く」「ご飯を減らす」程度ですべて病的とはいえませんが、診断基準に挙げられているように、その年齢の子どもに期待される体重増がない場合や体重が減少している場合、また、体重や食の心配で日常生活が支配されているような場合はなんらかの治療的手段をとった方がよいでしょう。

神経性食欲不振症の治療には、からだと精神両面への働きかけが必要です。まず治療の前提として、栄養や成長に関する正しい知識をもっていることを確認する必要があります。大人用のダイエット情報には体重が増えることは悪のように記載されていますが、子どもにとっては、体重が増えることが正常な成長の特徴であることを説明します。また、近年は、親の中にダイエットを実行している者があり、中には子どものダイエットを奨励する者もあります。これらの対象には正しい情報提供が必要です。

子どもの神経性食欲不振症には、両親間の不和、親世代と祖父母世代の間の葛藤、きょうだい間の葛藤など家族内の問題からくる緊張感や無力感が大きな影響をもつことも多いようです。精神面の治療には、子ども本人へのアプローチと家族へのアプローチがありますが、子どもの場合、家族へのアプローチは、成人の患者の場合以上に重要です。この場合も、誰が病気の原因かという犯人探し的な態度や、一方的なアドバイスは効果がありません。拒食という状況を前にして、本人およびそれぞれの家族はどんなことに困り、どのように対処したいと思っているかをお互いに聞く、などを糸口に、思っていることが自然に言語化できるよう助けていきます。子ども本人へのアプローチは、中学生以上であれば、言語を中心とした精神療法的アプローチが用いられることが多いようです。年齢が低ければ、プレイセラピーなども用いられます。中学生以上でも、言語化に問題があったりアレキシシミア傾向があまりにも強ければ、アートセラピーや作業療法的な手法が用いられることもあります。

　からだへの治療は、外来での栄養指導的な方法があまり効を奏さなければ入院治療で行います。非常に体重低下が激しく、腸管の消化吸収能力も低下していることが予想される場合は、鎖骨下の太い静脈に輸液する高カロリー輸液（中心静脈栄養）を行います。また、最初はベッド上絶対安静で面会も制限し、体重の増加に従って、少しずつ行動範囲を段階的に許可していく行動療法的アプローチも行われています。やせ願望がはっきりしないケースもいることは既に述べましたが、特に内面的な葛藤に焦点を当てなくても、丁寧なからだのケアと家族調整による本人への負担や緊張感の軽減を図るだけで事態が好転することも多いようです。思春期以降の神経性食欲不振症の治療に対する最近の考え方としては、行動療法のように、患者本人が受身的な立場をとる治療に対する疑問の声も強くなっています。しかし、子どもにおいては、治療計画上、患者の自己決定だけを重視するのは難しい場合もあります。子どもの場合は、大人のアドバイスに従う、という形式は、治療以外の生活でも体験していることなので、むしろ成人の患者の場合より受け入れられやすい場合も多いようです。発症前、身近な大人とどのような関係にあったかを参考にしつつ、程よい治療関係をつくっていくとよいでしょう。

▶中心静脈栄養

▶行動療法

用語解説　【現代型栄養失調】　炭水化物をきちんとした食事から摂取しないで、スナック菓子などを多食すると、血糖値が一気に上昇して反応的にインスリンが分泌され、低血糖状態が起きます。血糖値の乱高下は精神の不安定、攻撃性抑制困難、暴力の原因になり得るため、家庭内でも食事改善が必要です。

3 過食症

▶過食症

▶自己誘発性嘔吐

　過食症は小児よりも思春期以降に多くあります。神経性食欲不振症と同じく、自己価値観が体重や体型に左右されており、少しでも体重が増えると「自分は醜い」と気分も連動してしまいます。過食症には、自己誘発性嘔吐、過度の運動、下剤乱用、利尿剤乱用など、体重を減らす手段が伴います。特に嘔吐は手軽であり、食べ過ぎた後のリセットとして利用されやすいものです。友人の話やマスコミの摂食障害の報道にヒントを得て模倣されやすい症状でもあります。過食症の場合、体重が正常範囲だと、周囲も病気に気づかないことがあります。もし症状があることがわかったら、電解質異常などからだに影響がないか、一度はからだのチェックを行う必要があります。「過食をゼロにする」という目標を立てても、数日で過食が現れることが多く、結局は症状が続く結果になるので、少しずつコントロールしていくというアプローチの方がよいでしょう。安定した自己価値観をもてるような指導が重要です。

（西園マーハ文）

【参考文献】

1）American Psychiatric Association：Diagnostic and Statistical Manual of Mental Disorders 4th Edition. APA, Washington DC, 1994［高橋三郎, 大野　裕, 染矢俊幸（訳）：DSM-IV 精神疾患の診断・統計マニュアル. 医学書院, 東京, 1996］.

2）American Psychiatric Association：Quick Reference to the Diagnostic Criteria from DSM-IV. APA, Washington DC, 1994［高橋三郎, 大野　裕, 染矢俊幸（訳）：DSM-IV 精神疾患の分類と診断の手引き, 医学書院, 東京, 1995］.

21　睡眠障害とは

1 子どもにとっての睡眠

　子どもたちにとっての睡眠は、生理的にも心理的にも、大人にとってそうである以上に重要な意味をもっています。

　生後1年までの乳児は毎日の半分以上の時間を、分断された不規則な睡眠で過ごします。その子どもが学齢期までに、まとまった活動時間とまとまった睡眠時間という、1日を単位とするリズムを身につけていくのです。これは、脳の中に1日を周期とするリズムが時間をかけて形成されることを意味します。おおまかにいえば、夜間には心身の緊張が緩み、効果的に疲労の回復が図られ、覚醒とともにあらゆる機能のスイッチが入り、日中の効率的な活動の準備が始まります。したがって、1日の終わり

に眠気を経験するということは、1日という時間単位を生理的に感じ取るベースになっているわけです。

ところで、子どもたちにとって1日の終わりに眠たくなることには、生理的な休息指令以上の意味があります。先の出来事に対するはっきりとした見通しをもてない子どもにとって、入眠することは多くのものとの訣別を意味します。愛着を感じているものと触れ合い続けることを断念しなくてはならないため、1日の終わりは、大げさにいえば1つの人生の終わりのような、惜別の時なのです。このため入眠に際しては、この不安に対抗するためのさまざまな（時には儀式めいた）手続きが必要となります。安定した睡眠に入るためには、生理的にも心理的にも最も安定した環境を必要とするのです。

同じように、覚醒し活動を開始するためには、その生まれたばかりの1日に希望をもつ必要があります。このように生理的なリズムと心理的なリズムとがうまく同期できた時に、子どもたちは最も健康な睡眠周期を体験することができるわけです。

▶睡眠周期
▶睡眠障害

さて、睡眠障害とは、この最も安定した睡眠の周期が何かの要因で混乱することから起こります。

❷ 不眠・睡眠リズムの障害

そのようなわけで何日も続くような不眠は、生理的・心理的いずれかの安定した環境がかき乱されたことの現れであると考えられます。この点は子どもも大人も変わりがありませんが、夜を迎える意味が特別である分、子どもの不眠は不安感を伴います。入眠のための手続きが複雑化したり、抱っこ毛布やぬいぐるみがいつまでも手放せない、入眠時にだけ指をしゃぶるといった現象は、この不安を代償する行動でもあると考えられます。この問題を解消するためには、何が子どもの安定した入眠条件を乱しているのかを、上手にみつけ出す必要があります。

眠りが不安と結びついている時期を過ぎると、生活リズムの変化そのものが神経症的な症状としての行動変化の一部であるような時期がやってきます。不登校の初期に

▶昼夜逆転

みられがちな朝なかなか起きられないという問題や、ひきこもりと関連した昼夜逆転現象などがこれにあたります。睡眠の問題のようにみえますが、それは生活リズム全体の問題の一部ですから、睡眠だけを治療の対象にすることは、あまり意味がありません。

思春期以降に一度確立した生理的な睡眠リズムが、何かの理由で混乱を始めてしまう場合があります。例えば、睡眠の周期が24時間よりも延びてしまうといった問題

▶睡眠相後退（遅延）症候群

がこれに相当します［睡眠相後退（遅延）症候群］。このような場合、記録を取ってみると、入眠する時刻と覚醒する時刻が同じペースで毎日少しずつ遅くなっていきます。これは神経症的な昼夜逆転とは違い、直接に治療の対象になります。実際の臨床場面

では、日中のある時間帯にほとんど逆らい難い眠気に襲われるといった、定型的ではない睡眠障害に遭遇することも稀ではありません。

▶ナルコレプシー　　またナルコレプシーという特殊な型の睡眠障害があります。これは笑った時など、周囲の状況とは無関係に眠りに落ちてしまうものです。

❸ 脳の部分的な覚醒による睡眠障害

子どもが夜中に突然起き出し、声を上げて泣き出したり、恐怖に怯えたりすることがあります。それが短時間でたまに起こる程度であれば、普通にみられる夜泣きとして、治療の対象になりませんが、時にはそれが連日何時間も続くことがあり、睡眠中の両親を悩ませたり、近所の迷惑になったりする場合には、夜驚症として睡眠障害の1つと考えます。

▶夜驚症

夜驚症の場合、それが何時間も続き、話しかけにかなりはっきりと受け答えをしても、感情の嵐が去るとストンと寝込んでしまい、翌朝目が覚めた時には夜中に大騒ぎしたことをほとんど覚えていないのが特徴です。つまり、このエピソードが起こっている時には、意識が通常の覚醒状態とは異なっているのです。正確な説明ではないかも知れませんが、脳の一部が起きて、一部が寝ている状態と考えるとわかりやすいかも知れません。つまり、激しい感情を表出したり表面的なやりとりを行う部分は覚醒して活動しているのですが、脳全体は睡眠状態にあるために、行動全体が記憶に残ることはないのだと考えることができます。

▶夢中遊行　　夢中遊行(いわゆる夢遊病)は、このタイプの睡眠障害の、激しい感情の表出を伴わないものと考えられます。したがってこの場合も、自分のしたことや言ったことはまったく記憶に残らないのが普通です。しかし、記憶に残っていなくても、解離性障害のように別の人格になってしまっているわけではありませんから、その行動は大抵日中の活動では抑圧されている、潜在的な衝動を反映しています。同じような現象は、飲酒や睡眠導入剤の使用で脳の部分的な脱抑制と抑制が同時に生じた場合にも起こることがあります。この際の行動も記憶には残りません。

用語解説　【ナルコレプシー】　睡眠障害の1つです。時と場所に関係なく、日中繰り返し眠気が起こったり、突然倒れたりして、社会生活に支障をきたします。発症年齢は、10代〜20代前半に集中しており、特に14〜16歳にピークがあります。根治的治療方法はありませんが、対症的療法でかなりよくなります。治療は薬により症状を軽減するとともに、生活習慣を改善することが必要です。薬で症状の改善を維持することにより、通常の社会生活を続けることができます。

意識が部分的に覚醒し、身体活動の方が抑制されると、いわゆる「金縛り」が起こると考えられます。この場合には、逆説的な覚醒状態におかれた不安感が、強く記憶に残ることになります。

このタイプの睡眠障害に共通していえることは、日中の覚醒している状態での生活が（一見問題なくみえたとしても）多くの場合健康ではないという点です。日中に放出されることを許されなかったこころのエネルギーが、睡眠中という、意識によるコントロールの緩んだ隙をついて暴発した状態であると考えるのは、こうした現象に対する1つの解釈ですが、もしそうだとすれば、治療は日中の不自然な抑圧状態の解消であることになります。

4 睡眠の質と関連した睡眠障害

同じパターンの夢を繰り返してみることがあります。それが一晩に何度も出現したり、恐怖を誘う内容だったりすると、睡眠時間が休息ではなくなってしまいます。覚醒時の不自然な緊張状態が睡眠時間にまでずれ込んでしまっているためだと考えることができます。睡眠時の歯ぎしりが激しい場合などは、身体的な緊張状態が続いてしまっているのでしょう。いずれの場合も、睡眠の質はよいとはいえず、覚醒後にも疲れが残ります。

▶夜尿

逆に生理的な緊張が弛緩し過ぎると、夜尿が起きたりします。眠りの深さそのものには影響がないものの、夜尿を警戒し過ぎると眠りは不快になってしまいます。

いずれの場合も、睡眠の質の改善を直接求めるより、睡眠を含めた生活全体のバランスを考え直してみる必要があるように思われます。

（田中　哲）

22　人格障害とは

1 子どもの性格と人格

人格障害のことは、最近では一般の人々にもだいぶよく知られるようになってきました。ただ、厳密にはそれがどのような範囲のものを指し、どの程度以上のものをいうのかは、必ずしも簡単ではありません。また、人格障害という診断を下された側の立場に立つと、それをどうとらえてどうしたらいいのかは、もっとわかりにくいようです。そもそもそれは、極端な個性ということとどう違うのでしょうか。

個性は、もちろん子どもたちにもあります。ただそれは、ここでいう（大人の）人格

とは少し意味が違うかも知れません。子どもたちの性格的な特徴(キャラクター)は、こころが見たもの、感じたことに対して反応するパターンのことだと考えられます。例えば、おしゃべりな子どももいれば、おっとり屋も、きかない子もいるという具合です。そういう特徴は、部分的に青年期から大人にまで引き継がれます。

　それがすべてとならない理由の1つは、人が長ずるに従って、持ち前のキャラクターに修飾が加えられていくからです。失敗や他人からの指摘を受けて、意識的に修正をする場合もあります。無意識に加工されることもあるでしょう。大きいと思われるのは、社会生活が可能になるために、自分のうちにあるさまざまな要素をうまく使い分けなければならないことかも知れません。仕事をするためには仕事向きの自分がいて、家庭生活のためには家庭向きの自分がいます。こういう時の人間は、多様な側面をもつ多面体です。

　言い方を換えると、人は周りとの関係の局面の数だけ、異なる仮面をもっているということになります。その仮面を使って異なる舞台を演じ分けるわけです。こう考えると、人格を意味するパーソナリティということばが、ギリシャ語のペルソナに由来するというのもうなずけます。それはギリシャの古典劇で使われた仮面のことです。

　現代ではこの仮面は、複雑で多岐にわたる人間関係をうまく乗り切るために必要とされます。ということは、人格は、周りの人との関係を調整し、自分自身を守る役割(機能)をもっていることになります。この機能がうまく果たせなくなった状態が、つまりは人格障害なのだと考えることができるでしょう。

2 人格障害という考え方

　定義をし直しておくと、人が自分と周囲との関係を調整するために獲得した機能、つまり物事の受け取り方(認知)、感情コントロールの仕方、行動パターンなどの偏りのために社会適応が難しかったり、自分が極端に苦しんだりするのが人格障害です。

　人格の機能が他人との関係を調整することにあるので、人格の問題はその人の対人関係のもち方に特徴的に現れます。対人関係のうえで生ずるさまざまな問題の共通項を敢えて一言でまとめると、他人と適当なこころの距離を保つことの難しさということになるでしょう。この難しさの表現は、大きく分けると3つのパターンがあります。

▶妄想性人格障害
▶分裂病質人格障害
▶分裂病型人格障害

　1つは独自の世界観に固執し、自分のやり方で他人とのかかわりをつくっていくパターンで、不信と猜疑的な考え方で周囲を判断しがちな人(妄想性人格障害)、親密さを嫌い、社会的なかかわりを極力避けようとする人(分裂病質人格障害)、周囲からみると奇妙な(迷信的な)考えにこだわる人(分裂病型人格障害)などがこれに相当します。

▶反社会性人格障害
▶境界性人格障害

　もう1つは周囲を振り回すようなやり方でしか他人とかかわれないパターンの人々です。衝動的で非社会的な行動を意に介さない人(反社会性人格障害)、極端な愛憎が同居する不安定な(両価的な)人間関係に周囲を巻き込む人(境界性人格障害)、常に自

▶演技性人格障害
▶自己愛性人格障害

分が注目を集めていないと気が済まない人(演技性人格障害)、自分は特別な存在であって、そのことが周囲には正当に理解されていないと考える人(自己愛性人格障害)などがこれに相当します。

　最後の1つは強い不安という形で表現してしまう人たちで、否定される不安のために対人関係を避けてしまう人(回避性人格障害)、決断ができずに他人にしがみついてしまう人(依存性人格障害)、自分に関係することを完璧にコントロールしようとすることで不安を避けようとする人(強迫性人格障害)などがこれです。

▶回避性人格障害
▶依存性人格障害
▶強迫性人格障害

　こうした問題のために社会生活が困難になった時、人格障害という診断が可能になります。以上の分類はDSM-Ⅳを基準にしています。

3 環境・発達の要因と子どもの人格の形成

　さて、こうした人格上の問題は、当然ながらある日唐突に発生するわけではありません。もしその起源が幼児期にまで遡ることができれば、それは発達的な(バランスの)問題でしょうし、それ以降に起源があるとすれば、どこかにそのような発展をする必然性があったのだろうと想像することができます。人格障害を子どもたちのこころの問題として考えようとする時、その人がもともともっている資質のバランスの悪さと、そのような彼(彼女)が周囲に適応していくうえでの苦労や傷つきを考えに入れていく視点は、とても重要だと思われます。繰り返しになりますが、子どもの場合人格は形成過程にあるからです。

　虐待などの極端な養育環境におかれた場合、いじめなど深刻なこころの外傷を被った場合など、そうした人間関係上の体験は当然その人の対人関係のパターンに影を落とし、そのようにして人格の一部に取り込まれます。ただ、人格障害の特質の1つが、(診断基準にあるように)柔軟性のなさ、つまり「そのような様式をもはや自分では変えられないこと」であるとするならば、形成過程の人格にはまだ働きかける余地が残されていると考えることができるでしょう。

4 自分とともに生きることについて

　ここに、子どもの人格障害独特の、心理療法の可能性が拓けます。自分がしている

用語解説　【ボーダーライン・パーソナリティ】　近年は人格障害の1つとして分析されます。以前は統合失調症や神経症との関係が唱えられていました。その特徴は、①依存と攻撃を繰り返す不安定で激しい対人関係、②自殺企図、特にリストカットや薬物乱用のような衝動行動、③感情的な不安定性、④慢性的な空虚感、⑤自己同一性の障害などがあります。

行動のパターンや、周囲とうまくいっていない現実を認めることから出発して、物事の受け止め方を修正し、感情のコントロールの仕方を習得し、最も適当な対人的距離のとり方を学習し直すことができれば、人格的な「偏り」はあったとしても社会機能不全の水準に発展することは抑止できるはずだからです。

これはまた、偏りをもった自分をどのように受け入れて、そのような自分とともに生きていくか、つまりその人の自立の課題にどのような答えを用意していくかということでもあります。したがって治療的なかかわりは、自立への援助という側面ももつことになるのです。

こうした作業は援助者にとって、とてつもない困難と時間を要しますし、深く関与すればするほど、結果的に人格的な問題に取り込まれてしまうリスクがあることも承知しておかなくてはなりません。

そうした困難に対するためにも、また人格障害の最大の悲惨である社会的な孤立を回避させるためにも、援助者の作業が社会的な孤立に陥らない工夫を、常に用意しなくてはならないのです。

(田中　哲)

23　てんかんとは

❶ てんかん発作と「てんかん」

精神疾患を含め、ほとんどのこころの病気がかなり浅い歴史しかもっていないのに比べると、てんかんは古代ギリシャの医聖ヒポクラテスや新約聖書にも記録がみられる長い歴史のある病気です。それだけ人目を引く病気だったということになるわけですが、しかしこの不思議な現象の原因が脳に由来することが明らかになったのは遥か後、19世紀も終わり近くになってからのことです。その時代以降、脳の仕組みや働きが急速に解明されるようになりました。

今では、脳が人の感覚・思考・感情・行動の中枢であること、また脳細胞の活動が一種の電気活動であることを知らない人はいませんが、この微弱な電流をからだの表面から測定しようとするのが脳波記録です。頭蓋骨と皮膚を隔ててというかなりのハンディがありますが、脳細胞の数が膨大であるために、多くの電流の重なり合いを、一種の波動として観測することができます。CTをはじめとする新時代の脳の検査技術の前に、現在では幾分影の薄くなってしまった脳波ですが、てんかん発作の診断のためには最も有力な武器であることには変わりありません。

てんかん発作とは、脳に通常では起こらないような高振幅で周期的な放電が生ずることによってからだや行動や意識に起こる反応です。異常放電は、脳の一部に起きていることもあり、脳全体が同期していることもあり、その発生部位や放電のパターンによって発作の現れ方が異なります。

▶大発作
▶強直間代性けいれん

　けいれん発作の代名詞的な存在である大発作は、別名を「強直間代性けいれん」といいます。声を上げてからだ全体を数秒の間強く突っ張らせた（強直）後、ガクガクと律動させて（間代）から脱力し、激しい消耗のために深い睡眠やもうろうとした状態へと移っていきます。

▶小発作
▶欠伸発作

　大発作に対して、小発作あるいは欠伸発作と呼ばれるものがあります。周囲から見ている限り、一瞬こころがそこにないように見えたり、意味のない動作を繰り返すように見える（自動症）だけであるため、軽い発作のように思われがちですが、さにあらず、脳波では時に大発作を上回るほどに激しい変化がみられます。

▶部分発作

　大発作や小発作が大脳全体に同期した異常脳波によるのに対し、部分発作と呼ばれる脳の一部だけから発作波が出現する発作があります。症状は脳波異常の発生部位によって、ものの見え方の異常（後頭葉）、自律神経症状や精神症状（側頭葉）、独特の自動症（前頭葉）と極めて多彩です。部分発作が全般発作へと拡大する場合もあります。

　このようなてんかん発作を繰り返し起こすような脳の病態を「てんかん」と総称します。ですから、酸欠や外傷など特別な状態で起こるてんかん発作は「てんかん」ではありません。脳波の所見でいえば、「てんかん」の人の脳からは普通の状態でも異常な脳波が散発的に出現していて、その頻度は体調などの要因で増減します。そしてその一部が異常波の嵐となり、てんかん発作を引き起こすのです。てんかん発作は「てんかん」という病気の症状の一部でしかないことになります。

2 てんかん発作への対処

　大発作は激しい症状でとても苦しそうに見えるので、周囲は慌ててしまいがちですが、発作そのもので生命が危険になることはめったにないことは知っておかれるとよいと思います。強直期と間代期に呼吸が困難になるため唇が紫色になることがありますが、脱力して呼吸が回復するとすぐにもとに戻ります。舌や唇を噛んで危険なのは強直期くらいですから、無理に歯の間にものを押し込むことはあまり意味がありません。むしろ間代期に頭やからだを周囲にぶつけないように気をつけてあげてください。

　始めに声が出てから間代期に移るまでに何秒くらいかかったか、間代期が何秒くらい続いて、どのくらいで呼吸が戻ったかを測れるのはかなり冷静な人ですが、これがわかるとその後の対処でとても役に立ちます。

　呼吸が戻った後は自然に目覚めるまで静かに寝かせてあげればよいのですが、この時間帯の見守りがとても大切です。飲食の直後に発作が起きた時などは、嘔吐をして

しまうことがあります。唾液の分泌も多くなっていることがあるので、吐物や唾液を吸い込むことによって呼吸困難をきたさないようにします。背中に何かを挟んで側臥位にしてあげるのが最善ですが、数分の間手で支えて側臥にしてあげるだけでも十分です。

　もう1つ大切なポイントは、意識が戻らないうちに次の発作がきてしまわないかを見ていてあげることです。そのようにして発作が次々に押し寄せてくる状態は重積と呼ばれ、脳波が正常な状態に回復しないので大変危険です。救急医療機関で対応する判断をしてください。この時だけは急を要します。

▶重積

　大発作以外の発作の場合には、その現象が（異常脳波を背景にした）てんかん発作であることを認識することがまず重要です。精神症状のように見える部分発作でも、全般化して大発作に発展し、さらに重積状態になる可能性もあるからです。

3 長期的ケア

　先に述べたように、てんかんの人の脳からは異常脳波がなんでもなく見える時でも散発的に出ています。このような異常脳波をもち続けていることは、とりわけ幼い脳にとっては決して望ましい状態ではありません。この点についてはすべてが明らかになっているわけではありませんが、知的な発達だけでなく性格や行動にも何がしかの影響があると考えられています。

　また現在、「てんかん」は単一の病気ではなく、いくつかの病気をてんかん発作があるという点で一括りにしたものと考えられるようになっています。原因が違うということは、対処方法も、長期的な経過のたどり方（予後）もまったく違うということを意味しています。対処方法が適切でないと、発作を止めることができないだけでなく、薬の副作用の悪影響を長期間にわたって被ることになります。そこで、長期的なケアについて強くお勧めしておきたいことは、発作のコントロールが難しいてんかんの治療に関しては、専門医の診察を一度はお受けになっておくことです。

　しばらく発作がないからといって自分の判断で服薬を中断することは、反動で発作（時には重積）を招くことがあるので、とても危険です。体調が悪くても、ほかの薬を使う時でも服薬は休まないでください。疲労・睡眠不足・脱水・発熱などの時はそうでなくても発作が起こりやすくなっているからです。発作は大抵、こうした危険因子がいくつか重なった時に起こるのです。

　この病気は子ども本人にとっても周囲にも、ある種の受け入れにくさがあります。病気との気持ちの折り合いがつかないことから服薬を中断しようとしたり、友だちをつくりにくいことが起きたりするわけですから、子どもの気持ちにも気を配るとともに、子どもを支える周囲がこの病気に対してネガティブな感情を抱かないことはとても大切だと思われます。

（田中　哲）

24 心身症とは

1 こころとからだの関係と心身症の概念

　心身症は比較的新しい概念ですが、こころとからだがお互いに影響し合っているという考え方そのものは決して新しいものではありません。人間のからだを機能の面から細分化し、それぞれの機能の障害という観点から病気とそれに対する治療を洗練させていくという方法そのものが、そもそも近代西洋医学とともに生まれたものであるわけですから、それ以前の医学は、絶えず心身両面をもった人間全体を相手にしていたわけですし、東洋医学は現在でもそうだともいえるでしょう。

　心身症の考え方が導入された時、あるいは人間を機能で分断する方法論に対する批判の意識が働いていたかも知れません。しかしそこでは、前近代医学への回帰が目指されていたわけではなく、こころの影響を受けるからだという現実を近代的な分析の対象にしようとしたということですし、さらにいえば、そのようにしてつかみどころのない「こころ」というものを科学の土俵に乗せようとすることだったのかも知れません。

　心身症の概念は、ICDやDSMといった国際的な診断基準には登場しません。でもそれは西欧の診断基準が心身の相関を認めていないという意味ではなく、こころとからだが関係し合うのはむしろ当然だと考えられているためのようです。また、心身症の中にいったい何が含まれるのかについても、定説はありません。便宜上、子どもに多い心身症を**表24**にまとめておくことにしましょう。こうしたことから考えると、心身症というのは関係し合うこころとからだに焦点を当てる1つのものの考え方として大いに評価できます。

　心身医学の展開に伴って、例えば「痛み」や「吐き気」は生理的な問題であるとともに、心理的な問題でもあると理解されるようになり、また心理的な問題が自律神経を介して消化機能、循環機能などに、また免疫機能を介して（がんなどの腫瘍を含む）

表24. 子どもの「心身症」

循環器系	起立性調律傷害、特発性頻脈
消化器系	過敏性腸症候群、周期性嘔吐、消化性潰瘍、慢性膵炎
呼吸器系	過換気症候群、喘息
内分泌系	摂食障害、若年性糖尿病
神経/筋肉系	チック、緊張性頭痛
皮膚科系	アトピー性皮膚炎、円形脱毛症、慢性蕁麻疹
泌尿器科系	夜尿症、頻尿、遊送腎
婦人科系	月経不順
耳鼻咽喉科系	音声チック、吃音
歯科/口腔外科系	顎関節症、三叉神経痛

異物や感染に対する抵抗性や過敏性に、さらに代謝機能を介してさまざまな疾病からの回復過程にさえも大きな影響をもっていると考えられるようになったわけです。

このようにして「病んでいる」人のこころの問題に焦点が当てられたことは、人間理解のうえからも大きな進歩であったとは思うのですが、その理解の仕方に見合うだけのこころのケアの方法論の進歩があっただろうかと考えると、それはどうも疑わしいように思われます。

例えば、心身症としての胃潰瘍があり得るとの理論から、胃潰瘍を患った人の心理的な問題への理解が示され、ストレスを考慮した投薬がされるわけですが、こころに対するケアの方法として、果たしてそれで十分なのでしょうか。

2 子どもの心身症

子どもの場合、年齢が低いほどこころとからだの分化の度合が低く、互いに影響し合う度合は高いと考えられます。乳児を考えてみれば、身体的には、消化器系・神経系をはじめあらゆるシステムが未成熟でバランスを失いやすく、心理的には保護を失うことに非常にもろく、欲求やフラストレーションを相手にうまく伝える手段をもっていません。こういう状況では、からだとこころは常に深く影響し合いながら日々が営まれているに違いなく、大人でいう心身症的な問題は日常的なこととして起こり得る状態にあるといえます。

年齢が進むに従って、からだとこころは次第にそれぞれの独立した役割をとれるようになるわけですが、その過程で起こる心身症的な身体症状は、子どものこころの発達の観点からは、未解決の問題を抱えたこころによるからだを借りた表出と考えられます。彼（彼女）は間もなくそれを行動という形での表現にするようになり、やがてことばの力を借りて解決しようとするようになります。つまり、彼（彼女）にとっても次第にこころの問題の「意味」が明瞭になってくる過程でもあるわけです。

但し、大人でも（変な言い方ですが）心身症が起こるということは、我々の精神が、非常に未分化な部分を宿しながら成熟していくさまを表しているとみることもできそうです。大人に関しては、どのような人が心身症をきたしやすいか、つまり心身症の性格因についていろいろなことがいわれてきました。かつて心臓循環系の病気との関係で、タイプA行動パターン（あくせくしがちな人）が注目されましたが、その後、アレキシサイミア（alexithymia）ということがいわれ始めました。これは自分の感情を的確に表現できない人のことをいいます。つまり、感情をことばで表現して処理してしまうことができないため、それが内的なストレスとなって心身症の要因となるわけです。この考え方には反論もあるようですが、自分の感情とのつきあいが浅く、それを表現する言語を十分に手に入れていない子どもの場合、日常的にアレキシサイミア的な状況にあるといってもよいでしょう。

▶アレキシサイミア

3 子どものこころの問題としての心身症への対応

さてそこで、子どもの病気が心理的な背景を強くもった身体症状であるとの判断がついた時、どのような対応が必要かを考えてみることにしましょう。

▶手当て

応急の処置を意味する「手当て」ということばがありますが、それは元来は患部に手を当てることを意味していたのではないかと想像されます。ちょうど、子どもが腹痛を訴える時、母親が「どれどれ」と言いながら腹部に手を置いてみる行為に相当するわけです。それは医学的には大して意味のないことかも知れませんが、心理的には大きな意味をもつ行為です。手を当てる側にとっては、相手の痛みに自らのからだで届いていこうとすることを意味していますし、触られる側にとっては、自分の痛みが現実のものとして認知してもらえており、病のために無力になってしまっている自分が、無力なまますっぽりと受け入れてもらえていることをからだで感じ取ることができるからです。からだを通して表現されているものが「1人で生きなくてはならない」自分の不安定さを支えてほしいというメッセージである場合には、まさに必要にして十分な「手当て」になっているということができるでしょう。

現実には、こころが抱いている葛藤とその解消のために必要としているものはもう少し多様であり、手で触れて問題が解決するとは限らないので、子どもの問題をさらに深くから把握し直すことも、他方では実際に傷んでしまったからだに対する処方なりの対処も必要になってきます。しかしその場合でも、（実際に手で触るかどうかは別にして）子どもの身体的な問題を、子どもが求めるかかわりの糸口と考えていくことは必要なのではないかと思われます。

(田中　哲)

用語解説　【EQ：emotional intelligence quotient】　こころの知能指数であり情動指数のことで、知能指数で測定されるIQとは質の異なる、思いやりその他の情動を加味した知能のことです。EQは次の5つの領域に分けて考えられます。
　①自分自身の情動を知ること
　②感情を制御すること
　③自分を動機づけること
　④他人の感情を認識すること
　⑤人間関係をうまく処理すること
IQやDQほど一般的には使われていません。

1 子どもの精神科とは

　我が国においては、子どもたちのこころや行動の問題への相談や対応は、教育や児童心理の分野に委ねられることが多く、これらは児童相談所、教育研究所、保健所をはじめとする、さまざまな公的機関や民間の機関で行われています。また子どもの精神とからだは切り離すことができないため、医療の立場から一部の小児科医にも委ねられてきました。しかしこれらの問題には、こころを専門的に扱う精神医学の分野の参加が必要なことは、いうまでもありません。そこで生まれたのが、児童精神医学という概念です。児童精神医学は、諸外国では1920年代から確立され始め、欧米では医療制度の中で独立した診療科にまで発展し、児童精神科の専門医のトレーニングシステムも構築されてきました。残念ながら我が国の児童精神医学はそこまで専門化されていませんが、1950年代には欧米同様の気運が高まり、1960年には日本児童青年精神医学会が設立されました。

▶児童精神医学

　現在、児童精神医学では、発達障害・神経症・精神病・行動上の問題・環境における適応上の問題など、子どもの発達・こころ・行動にまつわるあらゆる問題がその対象となります。ここで特に念頭におかなければならないことは、子どもたちが成長途上の存在であることです。心身のみならず彼らを取り巻く環境も目まぐるしく変化し、その変化がまた彼らに大きな影響を与えます。したがって児童精神科医の多くは、疾患の本態や特性のみならず、子どもの正常な発達や、通常子どもが受ける環境からの影響などを熟知したうえで、正確な診断、年齢による症状のもつ意味、症状の変遷と今後の展望を見極め、適切な医療的対応を行う技能を身につけています。さらに家族や子どもを取り巻く教育・保健・福祉の分野に関する知識、具体的な連携のとり方などについての精通を期待されています。

▶子どもの精神科への受診者数

　このような児童精神医学に対する世間的な認識は普及しつつあり、実際に子どもの精神科への受診者数も増加傾向にあります。都立梅ヶ丘病院においては、ここ10年間で、年間の初診者数は約600名から1,300名へ、1日あたりの外来受診者数も約90名から130名に増加しました。受診の理由も、「不登校」「落ち着きのなさ」「ことばの遅れ」「興奮・攻撃行動」「強迫症状」「身体症状」「幻覚・妄想」「摂食障害・睡眠障害」など多岐にわたっています。また診断的な側面からみると、①自閉症とその近縁の疾患、②注意欠陥/多動性障害、③神経症圏、④統合失調症、の順で多くみられ

ています。受診者の年齢と疾患の相関関係もみられ、①は3歳前後、②は7〜8歳、③、④は14歳前後に気づかれて受診する傾向があります。

　今後子どもの精神科のニーズはさらに高まると思われますが、ここで改めて本邦における児童精神医学の系統立ったトレーニングシステムの確立の遅れや、正式な診療科として認められていない実態が問題となります。「児童精神科」がいまだ正式な診療科でないが故に、患者や家族が適切な医療を受けられないことにもなりかねません。但しこのような現状の中でも、全国児童青年精神科医療施設として、児童精神科の診療や入院の対応をしている組織が10施設、およびオブザーバーとして参加している組織が7施設あること、また大学によっては児童思春期外来を設け、一般の病院やクリニックでも児童思春期の診療を行うところが増えつつあることは事実です。厚生労働省も児童精神科医の需要が高まりつつあるという認識はもち始めていますので、今後徐々にこの分野が整備されていくことと思います。児童精神科の受診を希望される場合には保健所、児童相談所、教育研究所、日本児童青年精神医学会などにお尋ねください。

（広沢郁子）

2　子どもの精神科での診察法とは

▶受診にあたって

　保護者が子どものこころや行動上の問題を心配して、子どもの精神科を受診させようと思っても、また子ども自身が精神科を受診しようと考えたとしても、「精神科での診察とはいったいどのようなもので、どのように行われるのか」という不安をもつと思われます。経験のある専門家なら、次のようなことを十分に認識していますのでご安心ください。まず受診にあたって、誰しも初めての場所、特にそれが病院であるならば緊張するものであること、また子どもの場合、無理矢理連れて来られたという事情をもつ場合が少なくないということを専門家は察しています。また受診の動機がきちんと伝わるかということに関しては、子どもが自分の客観的な状態を適切なことばで語るのは難しいこと、保護者ですら期待と不安が入り乱れてしまって、うまく子どもの状態を陳述しにくくなりやすいことを認識しています。さらに受診動機が正確に表現されたとしても、それがどのように評価されるのか、どのように判断されるのかという心配をおもちであることも察しています。

　確かに子どもは受診動機を理解しておらず、親も子どもの問題を客観的に表現しづらく、またたとえ問題が適切に専門家に伝えられても、小児科のように客観的なデータが揃いにくく、成人の精神科のように典型的な精神症状も少ないため診断や治療の

見立てが困難なことがあります。そこで子どもの精神科の治療では、以下のことが実践されます。

まず受診に先立って、他院からの紹介状や学校からの情報提供などの書類を準備して頂きます。但しこれは必ず必要なものではありません。

次に受診後ですが、まず子どもの精神科では、さまざまな場面で子どもの緊張を解き、こころを開けるような環境（雰囲気）の設定が工夫されています。診察までの待ち時間には、治療スタッフが適切な「声かけ」をします。また待合室にプレイコーナーを設置し、玩具や図書を準備し、自分の好きな遊びをしながら過ごせるようにしてあります。子どもに「よくわからないけど、ちょっとおもしろそうなところだ」という気持ちが生じれば、保護者の安心にもなるでしょう。ここまでが準備段階です。

▶問診

ここで問診（診察）に入りますが、問診は精神科診察の中で大きな比重を占めます。問診にあたっては、あらかじめ待合室などで本人や保護者にアンケートや質問紙を記入して頂き、診察を進めやすくする方法をとっている医療機関が多いようです。それをもとに本人や保護者から受診理由、発達歴、生育歴、家族歴、身体疾患の既往歴、現病歴・現在の状態などについてお話を聞きます。これらの作業は、子どもの年齢や精神状態によって難しい場合もあります。その際は診察室内の子どもの遊びや行動観察などから状態を把握するように努められます。なお問診は正確な診断と今後の治療のために重要な意味をもちますが、答えたくない部分は無理に答える必要はありません。もしこの場で語られたことが周囲（ほかの親族、学校、公的機関、親の職場など）

▶守秘義務

に伝えられるのではないかという心配をおもちであれば、医療者には「守秘義務」（292頁）がありますのでご安心ください。いずれにしても医療者は、子どもの客観的な状態をつかむとともに、複雑な思いを抱えて受診した親子と信頼関係を築く努力をします。

このような専門家と子ども、家族の共同作業の中で、病状・診断、治療計画が立てられます。具体的な治療方法は後述しますが、精神科の症状や問題には、短期間の治療で改善するものから、じっくり治療することでかなりの改善が見込まれるもの、さらには成長自体が改善につながるものなどさまざまです。しかし「魔法をかけるよ

用語解説　【守秘義務】

医師－患者関係において、**患者の承諾なしに患者が語った内容**や、患者のプライバシーにまつわることを、むやみに第三者に語ることによって患者が**不利益を被る**ことがあってはなりません。医師および医療者がこのような行為をすることは法律で禁じられ、もしこれに違反した場合には刑罰の対象となります。

▶マラソンの伴走者

にぱっとよくなる」治療はありません。それは学校の勉強と同じようなものです。治療の際に重要なことは、マラソンの伴走者のように保護者と医療者が協力して子どもに寄り添って、子どもの成長を見守るといった基本姿勢なのでしょう。

(広沢郁子)

3 子どもの精神科での検査とは

こころの病気や発達の問題は、からだの病気とは異なる面があり、血液検査や画像検査などの結果から病気を診断することはできないことが多いものです。また、急速に進歩しつつある医学の中で、小児精神科領域の疾患においては、残念ながらいまだ病気の原因(病因)が解明されているものは少ないのが現状です。このため精神科の診察では、じっくりと患者や保護者の話を聞いたり、綿密な行動の観察をしたり、子どもに関する情報を知ることにより比重がおかれます。

しかし小児精神科においても、一般の診療科と同様、さまざまな検査が行われます。それはたとえ病因の解明、診断の確定、治療方針の決定に直接つながらなくとも、子どもの状態をより多角的に、そしてより詳細に理解するために重要なのです。また診察のみでは把握しきれないことを、ある程度客観化できるというメリットもあります。さまざまな検査を総合評価し、包括的にその子どものもつ問題を理解することが、診断や治療方針の決定、予後の予測にあたって貴重な情報を与えてくれることも少なくありません。また小児精神科領域の疾患の中にも、検査の結果によって診断の確定にある程度つながるものもあります。このような意味をもつ諸検査の中でも、特に小児精神科で特徴的なものとして、心理検査の存在を挙げることができるでしょう。各種検査方法の各論に関しては次項以下を参照頂くとして、ここでは臨床場面での検査への導入方法と結果の伝え方を述べておきます。

▶検査への導入方法と結果の伝え方

年少の子どもたちは、「病院は怖いところ、痛いところ」、年長の子どもたちは「精

用語解説【コンサルテーション精神医学】 コンサルテーションとは、ある領域の専門の知識と技術を有した者が、それ以外の者からの相談に応じることです。コンサルテーション精神医学とは、「身体疾患を受けもつ主治医から患者の精神的問題について相談をしたいという依頼を受けて対応すること」と定義されています。

神科は聞かれたくないことを聞かれるところ」というイメージで小児精神科を訪れることがあるようです。その中で医療者が検査の話をすると、本人のみならず保護者も戸惑いをみせることがあります。しかし小児精神科では、痛みを伴う検査は少なく、また心理検査も熟練した専門家との「やりとり」を通じて行われることが多いため、子どものこころの傷を広げることはほとんどありません。また上述のように心理検査の結果が子どもの運命を決めてしまうことはありません。中には積極的(強迫的)に検査を希望される保護者の方がいますが、このような理由からは、やみくもな検査は子どもにとって「百害あって一利なし」ということにもなるでしょう。必要なのは子どもの状態に応じた、適切で安全な検査(精神状態によっては心理検査を控えた方がよい時期もあります)なのです。

　なお心理検査の結果に関しては、一般に年少者の場合には保護者に伝えられ、それをもとに子どもの抱えている問題がどのように理解され得るか、今後どのように対応することが適切かなどが話し合われることになります。年長者の場合は一般に、結果は本人にも伝えられます。その際には本人の自信を損ねないような伝え方をしながらも、可能な限り事実を告げます(もちろん断定的な伝え方は検査のもつ本質上からも行いません)。またそのことによって本人が、「現在の自分の状態や苦しみが理解してもらえた」「今後の道標になりそうだ」などと感じ取れるように工夫をします。

　身体学的な検査の結果も、基本的には心理検査と同様の配慮のもとに伝えられます。但し検査結果によって、子どもにみられる症状が身体疾患に基づく可能性がある場合や、ほかの身体疾患の存在が疑われた場合には、専門医へご紹介したり、リエゾン精神医学の手法にならって対応したりしていきます。

▶リエゾン精神医学

(広沢郁子)

用語解説　【リエゾン精神医学】　近年医学が細分化(専門化)され、その中で精神科が各専門科と連携して1人の患者の治療にあたることが活発になってきています。このようなほかの専門科との連携の中で、積極的に治療などに参加していく精神医学の領域をリエゾン精神医学と呼びます。小児精神医学の分野でも、今後リエゾン精神医学は重要な位置を占めてくるものと思われます。

3・子どもの精神科について

4 心理検査とは

　子どもの精神科では、初診の診察の後にしばしば受けもちの医師から「お子さんの状態をもっと詳しく理解するために心理検査を予約しましょう」と言われます。

　心理検査は、臨床心理学的な理論や研究に基づいてつくられた検査です。多くの人を対象にデータを取り、目的とすることを測るのに適しているかどうか、結果を信頼できるかどうかを検証したうえでつくられています。同じ条件で調べるために、質問の仕方、検査道具の示し方などの検査の手続きも細かく決められています。

▶知能・発達検査
▶性格・人格検査

　心理検査には、知的能力や発達の状態をとらえる知能・発達検査、性格や人格の特徴をとらえる性格・人格検査、言語学習能力など特異な側面をとらえるその他の検査の3種類があります。**表25**に子どもの精神科でよく使われる心理検査とその特徴を挙げました。

表25. 子どもの精神科でよく使われる心理検査

	検査名	適用年齢	特徴
知能・発達検査	WISC Ⅲ 知能検査	5〜17歳未満	知的機能の診断検査。検査全体の知能指数のほか、言語性と動作性の差、言語理解、知覚統合、処理速度、注意・記憶の群による差がわかる。子どもの精神科で最もよく使われる
	田中ビネー知能検査Ⅴ	2歳〜成人	一般知能を測る。精神年齢、知能指数で表す
	新版K式発達検査	0歳〜成人	低年齢でも実施でき、姿勢・運動、認知・適応、言語・社会の領域別の発達の状態がわかる
	PEP-R 教育診断検査	概ね7歳未満	自閉症児や関連する発達障害児にTEACCHプログラムによる療育を行う際に実施。個別教育プログラムを作成するための資料となる
	K-ABC 心理・教育アセスメント	2歳半〜12歳未満	認知処理能力と習得度を測る。同時処理と継次処理の処理の仕方による差、習得度との差がわかる
性格・人格検査	描画テスト	幼児〜成人	樹木画、HTP(家・木・人)、家族画などの描画を通して行う人格検査
	矢田部・ギルフォード性格検査	小学生〜成人	質問紙による性格検査
	エゴグラム	小学生〜成人	質問紙による性格検査
	文章完成検査	小学生〜成人	刺激語に続く文章を完成させる検査
	ロールシャッハ検査	5歳〜成人	あいまいで多様なとらえ方ができる模様を見て自由に答えた反応から人格をとらえる検査
その他の検査	ITPA 言語学習能力検査	3〜10歳未満	言語学習能力の診断検査。回路(聴覚・音声と視覚・運動)による差、過程(理解、連合、表現)による差がわかる

心理検査は多くの場合、医師の依頼によって臨床心理士が行います。子どもがまだ小さくて母親と離れるのが難しい場合を除いては、検査者と子どもが1対1で行います。緊張しないよう、はじめにことばを交してリラックスしてもらい、子どもにわかることばで検査の目的を話してから始めます。所要時間は種類にもよりますが、30分から1時間半くらいかかります。検査の内容は子どもが興味をもって取り組め、飽きがこないように工夫されていますが、子どもにとっては長時間の集中を必要とします。疲れていない時、すっきり目覚めていて体調がよい時に受けるのがよいでしょう。子どもが特にこだわることや嫌がることがある場合には、あらかじめ検査者に伝えておくと検査の仕方を工夫できます。

▶知的能力の偏り

　実施する検査は、調べる目的と子どもの発達状況に合ったものを選びます。最近、子どもの精神科を訪れることが多いAD/HD（注意欠陥/多動性障害）や広汎性発達障害を疑われる子どもたちの場合は、知的能力の偏りが大きいことが多いので、どんな領域が得意でどんな領域が不得意か分析できるウェクスラー式の知能検査（5〜17歳未満はWISC Ⅲ）をよく使います。自分の考えや気持ちをまだことばできちんと伝えることができにくい子どもの性格の特徴を調べるのには、描画テストや「はい」「いいえ」で答えられる質問紙がよく使われます。

　心理検査の結果は診断をしたり方針を立てたりする際に参考にし、子どもの特性を理解して頂くために家族にも説明します。話が理解できる子どもの場合には、子どもにもポイントを伝えます。心理検査は日常生活や診察場面だけでは把握しにくい子どもの特性について多くの情報を与えてくれます。弱い点や長所、今のこころの状態など子どもの特性を理解することから、対応の工夫も生まれます。

　しかし、検査の結果にはもともと誤差も含まれていますし、検査時の子どもの状態

・注意点・
　心理検査は子どもにとっては長い時間集中しなければなりません。また子どもの積極的な協力が必要です。検査と聞いて、痛いことをされるのではと恐れる子どももいます。子どもには「パズルやクイズをやってどんなことが得意でどんなことが不得意か調べてもらう」などとあらかじめ説明して不安を取り除き、体調を整えて臨みましょう。

・重要事項・
　心理検査の実施や結果の解釈には専門的知識が必要です。心理検査の結果は子どもの特性を理解するために役立てるもので、数値だけが一人歩きすることは避けなければなりません。訓練を受けた臨床心理士などの専門家に実施してもらい、結果についても医師や臨床心理士などの専門家から説明を受けてください。

や実施状況に左右されることもあります。知能指数などの数値はおよその目安と考え、絶対視し過ぎないことも大切です。

（高坂雅子）

【参考文献】
1）佐藤泰三，市川宏伸（編）：臨床家が知っておきたい「子どもの精神科」．医学書院，東京，2002．

5 生化学検査とは

●●●●はじめに

　生化学検査とは、人体の血液、尿、髄液などから得られるさまざまな物質の量などを同定する検査です。生化学検査は身体疾患の検査として重要であり、医療現場では日常茶飯に行われています。小児精神科でもさまざまな面で、その重要性に変わりはありません。以下に生化学検査の種類とその意味を簡単に述べます。

1 血液・血清検査

(1) 一般的な血液検査

　薬物療法を受けている方は、どのような薬物であれ、定期的に検査を受けることが望ましいでしょう。これは薬物の副作用として、貧血、肝機能障害、腎機能障害などが出現することがあるからです。また薬物療法中には、急激に発疹が出現したり、高熱が出て解熱剤の効果もあまりみられず意識レベルも低下することが時にあります。このような時にはすぐに血液検査を受け、その原因を調べることが必要になります。また肥満傾向の子どもや、摂食障害でやせが目立つ子どもたちにも、一般的な血液検査が欠かせません。異常を示すデータがみられたら、その身体状態に対して医学的な対処治療も必要になります。

(2) ホルモン検査

▶甲状腺機能障害

▶プロラクチン

　ホルモンの異常が精神症状に影響を与え、また精神症状に対して使用される薬物がホルモンの異常をきたすことが時にあります。例えば甲状腺機能障害で精神症状が出現しやすいことはよく知られているため、それが疑われた時、ないしその疑いを否定したい時には、甲状腺ホルモンの検査を行う場合があります。また薬物療法のうち、特に抗精神病薬の服用により、プロラクチンというホルモンが上昇し、女子では月経不順や無月経、男子では射精不能などが生じることがあります。したがってこれらの症状がみられた時には血中プロラクチンの値を検査することがあります。

(3) 薬物血中濃度の測定

治療の一環として、薬をきちんと服用しているか、薬の効果の発現はどうか、副作用の心配はないかなどの確認が必要です。そのために抗精神病薬や抗けいれん薬、抗躁薬の血中濃度の測定を行います。

(4) 染色体検査

ダウン症候群、クラインフェルター症候群、ターナー症候群をはじめとし、さまざまな染色体異常で精神遅滞などの症状の出現がみられることがあるため、原因の検索として検査をします。

(5) アミノ酸検査

アミノ酸の代謝異常などが精神遅滞の原因となることがあります。アミノ酸の検査は乳児期に実施され、早期に治療的な介入を行う態勢がとられています。

2 尿検査

小児精神科領域では、肥満・やせに基づく身体的問題が比較的よくみられます。また、抗精神病薬や抗うつ薬を服用している場合には、喉の渇きを招くことがあります。いずれの場合も糖尿病などの身体疾患の存否、それらとの鑑別を行う必要があります。このような場合には尿検査が有用です。また小児の場合、頻尿がみられことが少なくありません。このような場合はそれが、精神症状か尿路感染かの鑑別が必要となります。さらにアミノ酸代謝異常が疑われる時には、尿中のアミノ酸が診断の確定につながります。

3 髄液検査

▶脳炎や髄膜炎

脳炎や髄膜炎では、脊髄内にある髄液の生化学成分が変化します。意識障害や興奮がみられてこれらの障害が疑われた場合には髄液検査を行います。髄液は、通常腰部の背骨の間に針を刺すことによって得られます。局部麻酔をして検査をしますので、痛みはさほどありません。

(広沢郁子)

6 生理学的検査・画像診断学的検査とは

1 生理学的検査

　小児精神科における生理学的検査は、主に精神症状と関連の深い脳の機能状態、活動状態を知るために行います。その代表が脳波検査です。

(1) 脳波検査

　生物のからだには常に弱い電流が流れています。脳波とは頭の表面に電極を付けて、脳細胞の電気活動を目に見える波形に変換したものです。その波形の特徴により、てんかん、意識障害の有無の診断、睡眠の状態の評価などを行うことが可能になります。特にてんかんの診断および治療効果の判定、成長に伴う脳機能の変化などの評価には、定期的な検査が有用です。一方、脳波検査でてんかん波が認められても、臨床的にはてんかん発作がみられないこともあります。この場合には定期的に検査をしつつ経過を見守りますが、過剰な心配をする必要はありません。なお、脳波検査は頭部に電極を付けて横になり、目をつぶっていれば済む検査なので安全で痛みもありません。但し安静がとれず検査に協力できない場合には、睡眠導入剤を使用して検査することがあります。

▶てんかん

(2) 心電図検査

　この検査は脳の機能とは関係がありませんが、薬物療法を長期間続けている方には検査が必要です。特に抗精神病薬、一部の抗うつ薬には心臓への障害をきたすものがありますので、定期的な検査が是非必要となります。

2 画像診断学的検査

　小児精神科における画像診断学的検査は、主に脳の形態的変化や異常を知るために行います。以下にその代表的な検査の種類とその意味を述べます。

(1) X線

　いわゆるレントゲン検査のことです。頭部の骨に損傷が疑われた場合、一部のホルモン異常があり脳下垂体の腫瘍が疑われた場合などに、この検査は有用です。また脳との直接の関係はありませんが、発達の遅れなどがみられる場合には、手根骨という手の骨の数で骨年齢を確かめることもあります。

▶手根骨

(2) CT(コンピュータ連動断層撮影法)

　脳の断面を画像的に映し出すことで、脳の形態を知ることができる検査です。脳の萎縮、出血、梗塞、腫瘍、奇形などさまざまな状態を知ることができます。これによって精神症状やてんかんの原因がわかることもあるため、必要に応じて検査を行い

ます。方法としてはX線とコンピュータを使用して脳の画像を映し出します。検査の時には横になっているだけで済むため痛みはありませんが、放射線を微量に浴びます。

(3) MRI(核磁気共鳴画像法)

　基本的にはCTと同様の検査目的で実施されますが、CTよりも後に開発された検査方法で、CTよりも優れた点がいくつかあります。まず、画像の鮮明度が高く、CTでは骨に遮られて見ることのできなかった部位も映し出せること、縦・横・斜めなどさまざまな方向の脳の断面の画像が得られること、X線を浴びることがないことなどです。このため、より細かな病変もみつけられるようになりました。検査の時に痛みはありませんが、閉所空間で不快な機械音が発せられる個室で一定時間過ごすことや、強力な磁場での検査のため金属を身につけていると検査はできないことなどの問題もあります。年少者で知覚過敏性がみられたり、閉所恐怖をもつ方には苦痛を伴う検査と思われます。

(広沢郁子)

7　子どもの精神科での治療方法とは

▶治療の計画

　小児精神科で治療を開始するにあたっては、まず問診や行動観察、検査などを行い、ある程度の診断を確定し、それに基づいて治療の計画を立てます。この時点で、小児精神科で対応可能なことを具体的に提示して、本人や保護者の了解を得ます。

　治療方法には、精神療法、薬物療法、心理療法、認知・行動療法、作業療法、デイケアをはじめとし、さまざまなものがあります。治療の場に注目すれば外来治療と入院治療とに分けられます。問診はこれらの適切な選択を行うための役割をもっています。また、問診と精神療法は重なる部分もあり、それ自体治療的な意味をもちます。なお精神症状や問題行動が激しく、治療的介入をしても在宅での対応が困難なことが予測される場合には、まずは入院治療に踏み切ることがあります。この場合には精神保健福祉法に基づいた入院手続きや治療行為が行われます。

▶治療目標

　次に治療目標ですが、これは疾患や年齢、子どものおかれている環境などを勘案して決められます。例えば自閉症、注意欠陥/多動性障害、精神遅滞を例にしますと、低年齢で受診された場合には、健常に近い発達を促し、症状に基づく適応不全を軽減し、同時に保護者による症状の理解と対応方法の習得に主眼がおかれます。一方、比較的年齢が高くなってから初めて受診される場合には、多くは衝動性の亢進や新たな精神症状が出現していたり、環境への適応不全が問題となっていたりします。したがって症状の軽減もさることながら、具体的な環境調節なども治療目標に含まれます。

神経症圏の場合を例にしますと、当然症状の消失や軽減が治療目標となります。しかし同時に、症状の基底に存在する不安に対処する能力を吟味することも重要であり、それによって本人の成長・成熟を待つ体制をとったり、より積極的に具体的な目標を段階的に設定して妥協形成機能や現実検討力の獲得を目指したりすることになります。統合失調症の場合も症状の消失や軽減がとりあえずの治療目標となります。しかし発症が若年の場合、心理的発達課題（学業・友人づくりなど）の遂行を同時に行っていかなければなりません。その場合には、その都度子どもの病状と達成可能な課題を評価し、そのうえで時期を逸することのない適切な短期計画を実行していきます。

　実際の治療にあたっては、小児精神科では保護者の方にも適宜各種治療に参加して頂きます。子どもの客観的な情報を伝えてもらうことが重要ですし、疾病の特性について具体的に認識して頂くことで治療が進展することが多いからです。また治療者の役割として、保護者の不安を受け止め、子どもへの対応方法や環境調節などのアドバイスをすることも欠かせないことと考えられるからです。すなわち治療における保護者の役割は、通常の医療に比べ大きい面があります。特に療育プログラムでは親も指導者になれるよう指導を受ける場合があります。

▶保護者の役割

▶チーム医療
　また各治療の場においては、チーム医療の実践が望ましい方法と考えられます。チーム医療とは、小児精神科医師、看護師、臨床心理士、精神保健福祉士、作業療法士、保育士、言語療法士などから構成される小児精神科医療チームが共働し、必要に応じて子どもと家族に働きかける方法です。さらに治療にあたっては医療的な側面のみでなく、教育の保障や福祉的な配慮など包括的な対応が必要となる場合もあります。そのためには、教育や福祉また時には司法との連携も行われます。

　以上、小児精神科では、精神的な健康の回復、よりよい社会適応を図り、その子どもの特性を十分に発揮できるよう、総合的かつ具体的な治療が進められます。

（広沢郁子）

用語解説　【精神保健福祉法】　「精神保健及び精神障害者福祉に関する法律」の略です。精神障害者の処遇にまつわる法律は改正を重ねられ、現在は平成7年に制定（平成11年に一部改正）された当法律のもとに、精神障害者の医療行為、保健、福祉政策が実施されています。ここでは精神障害者の人権擁護が強調され、入院にあたっても人権が守られるような特別な方法がとられています。

8 精神療法とは

▶精神療法

　精神療法とは、悩みやこころの問題をもつ人に対して行う精神科独特の治療法であり、面接の対象により個人精神療法、集団精神療法、家族療法などに分けられます。いずれも最終的には、悩みの本質や自分自身の特性を十分に理解できるように導くことを目標にします。しかし臨床場面では、「精神療法」という用語が2つの意味で使用されています。1つは、精神科医師が外来や入院診療において患者に行う治療的な面接を包括して呼ぶ場合です。もう1つはより専門的で特殊な理論に基づいた方法で、その訓練を受けた専門家によって行われるものを指す場合です。後者は心理療法の項（267頁）で詳しく触れていますので、ここでは前者、すなわち精神科医が外来や入院で個人の患者を対象として日常で施行している精神療法について述べます。

　まず日常の精神療法では、対象は子ども、ないし子どもと家族のペアになります。ここでまず大事なことは医師との相性の問題です。子どもや家族が治療者にどのような感情や意向をもっているかを双方が常に考えられる余裕をもち、双方が可能な限り信頼関係の構築を心がけることが必要となります。

　次に子どもの精神療法の特徴を述べます。第一に精神療法の方法ですが、特に年少の子ども（小学校中学年以下）の場合には、ことばで自分の気持ちや自分の特徴を表現することは難しく、そのためにさまざまな工夫を要します。ことばの代わりに表情や容姿、行動や情動の表出の仕方などを、医師や保護者とのやりとりの中から把握します。治療経過の評価もこれらが以前と比較してどのように変化したかを参考にして行います。小学校高学年になると、多くの子どもは診察室の中で着席して医師とことばを交わすことができるようになりますので、本人のペースで悩みを語ってもらいます。しかし自らなかなか語れない場合には、本人が答えやすいような具体的な質問を医師が投げかけ、本人の悩みの言語化を援助し、さらにその解決方法をともに考えることもあります。この過程で重要なことは、子どもの成長を常に念頭におきながらも、苦しみへの共感、安全の保障、励まし、助言などを一貫した姿勢で行うことです。また温かく話しやすい雰囲気も重要ですので、何気ない日常会話も随時行います。子どもの場合特に、何気ない会話の中に治療のヒントが隠れていることが多く、またその内容が豊富になれば、そのこと自体病状の回復を意味することもあるのです。

▶精神療法の目標

　第二に精神療法の目標ですが、子どもの場合上述の「悩みの本質や自分自身の特性を十分に理解できるように導く」ことが現実的でないこともあります。特に年少児や中等度以上の知的な障害をもっている場合には、このことは困難ですので、臨床現場では、一つひとつの悩みへの対処方法を具体的に伝授します。また保護者が子どもの悩みの本質や子どもの特性を自ら気づけるように導いたりすることを目標にすること

もあります。

▶ほかの治療法の導入や環境整備を決める場

第三に精神療法がほかの治療法の導入や環境整備を決める場となることです。薬物療法を行うか否か、既に薬物療法を併用している場合には、面接場面の状況が薬物の種類や量の決定の参考になります。危機介入や入院の勧めなどの判断にも重要な役割を果たします。家族が同席していれば、疾病の客観的な説明の場となりますし、学校や福祉との連携のとり方をともに考える場にもなります。子どもの症状故に苦しい体験をしてきた家族（例えば子どもの確認行為に巻き込まれてきた家族）に対しては、苦痛の軽減の具体的方法を考える場にもなります。

このようにしてみますと、日常の精神療法は疾病や障害の評価と全般的治療、さらなる専門的治療への窓口、子どもと家族の生活を心理的に支える場としての意味をもつといえるでしょう。

■注意点■　子どもの秘密と親の秘密

子どもに隠して面接を希望する保護者がいますが、これは子どもが保護者・治療者双方への信頼を失う危険をもちます。やはり事前に本人の承諾を得ておき、話し合いの結果を本人に伝える努力は必要でしょう。一方、小学校高学年以降の子どもは、面接場面で「親へは話してほしくない」と言うことがあります。その内容が生命の危険や社会的問題への発展、病状の悪化などにかかわらない場合には、基本的に医師の守秘義務のもとに保護者へも打ち明けません。これは「秘密をもつこと」自体が本人の発達、成長、症状の改善のうえで大きな役割を果たすことが多いからです。

（広沢郁子）

9　心理療法とは

●●●はじめに

悩みやこころの問題が原因で苦痛な症状が起こっている時に、それを改善することを目的として臨床心理士が行う治療法です。精神科医が行う場合には精神療法と呼ぶことが多いようです。その元祖は、19世紀末に自由連想法を使った精神分析によって神経症の患者の治療を行ったジグモント・フロイト（Freud S）です。それ以後、こころの病気に関するさまざまな疾病理論、治療観に基づいてさまざまな心理療法が発展してきました。

今では「カウンセリング」や「心理療法」ということばも広く知られるようになっ

てきていますので、心理療法を希望して来院する子どもや家族も大勢います。子どもの精神科では心理療法は医師の依頼によって臨床心理士が行います。依頼があると、医師から診断名や患者の状態などの医学的判断を聞き、子どもや家族に会って心理療法について説明し、どんなことが苦痛で心理療法を通して何を改善していきたいのか話し合います。この過程で、心理療法が合うのかどうか、どんな心理療法が適しているのか判断していきます。あまりに心理的混乱が激しく内面の問題に踏み込むことが望ましくない場合や、家族は是非にと希望しているけれど子どもは拒否しているといった問題がある場合は、薬物療法や家族へのサポートなど別の方法を勧めることもあります。

　心理療法を開始する場合には、最初に何を目標にするのか、会う時間、頻度、場所、料金などの約束ごとを取り決めます。また秘密は守るけれど、「死にたい」など差し迫った重大なことは医師や家族に伝えることも話します。これらの約束ごとは普段の人間関係とは異なる契約ですが、この枠があることで子どもも普段の生活では表せないこころの内を安全に表現でき、臨床心理士もそれを受け止めることができるのです。

　子どもにとって家族はとても大切な存在です。子どものこころの問題に大きな影響を与えていることもあります。家族に協力を求めたり、子どもへの対応に苦慮している家族をサポートすることもしばしば併行して行われます。

　次に、子どもの精神科で使うことが多い心理療法をいくつか挙げます。認知・行動療法については次頁をご覧ください。

１ 個人療法

　患者と臨床心理士が１対１で行います。

▶カウンセリング
　ａ．カウンセリング：対話を通して行う心理療法です。臨床心理士は子どもの話に耳を傾けて子どもの気持ちを理解しようと努めます。子どもは思っていること感じていることを自由に表現し、それを十分に受け止められることから、抑えられていた自分の気持ちに気づき、臨床心理士との協同作業で回復への道を探っていきます。

▶プレイセラピー
　ｂ．プレイセラピー：まだことばで自分の気持ちを表すことが難しい子どもに使います。子どもの場合、遊びを通して得られたイメージやファンタジーは現実に対して

> **用語解説　【家族療法】**　個人やその家族成員を心理療法の対象とする治療的アプローチです。子どもの症状を家族の精神病理に求めるのではなく、家族の葛藤に介入し家族自身での問題の解決を援助することで子どもの症状の変化につながるのかを評価します。

も力をもちます。自分や相手のからだを傷つけないという最低限の約束の下に自由に自分を表現し、それを受け入れられる経験を重ね、徐々に自信を得てこころが回復することを目指しています。

▶芸術療法

　ｃ．芸術療法：絵画、箱庭、音楽など、イメージを使った心理療法です。ことばでは表せないこころの深い部分が表現されやすいといわれています。しばしばカウンセリングやプレイセラピーと組み合わせて使われます。

▶集団療法

2 集団療法

　グループでの交流を通して行う心理療法です。音楽、絵画、料理などの活動を媒介にするもの、ことばによるコミュニケーションを通して対人関係での自分の気持ちに気づいていくもの、対人関係でのルールを身につけることを目的としたものなど種々あります。保育士、ソーシャル・ワーカーなどほかの職種と合同で行うことも多い療法です。

・注意点・　心理療法にも適、不適があります。統合失調症の初期や急性期などで混乱が激しく刺激に過剰に反応しやすい時期には、却って症状が悪化する恐れがあります。このような時期には薬物療法で症状を安定させることが優先になります。

（高坂雅子）

【参考文献】
1）村瀬嘉代子：子どもと大人の心の架け橋．金剛出版，東京，1995．

10　認知・行動療法とは

●●●はじめに

　行動療法は心理療法の1つですが、その特徴は人の問題を目に見える「行動」としてとらえ、その「行動」を修正するために学習（ある特定の行動をどうやって身につけるか）理論に基づく技法を使います。最近は「認知（ものの見方や考え方、認識の仕方）は行動を支配する」という観点から認知にもアプローチする認知・行動療法が注目を浴びています。その代表的なものは、うつ病の認知・行動療法です。子どもの精神科の領域では、認知に障害がある自閉症や統合失調症、AD/HD（注意欠陥/多動性

障害)などで、認知を変えるというよりそれぞれの認知障害の特性を踏まえながら、実際場面での行動をより適応的なものにしていく治療法として用いられています。

1 自閉症の TEACCH プログラム

▶TEACCH

▶自閉症児の認知障害

TEACCH(Treatment and Education of Autistic and related Communication handicapped Children)は、「自閉症と自閉症に関連したコミュニケーション障害をもつ子どもの治療と教育」の意味で、アメリカのノースキャロライナ大学のエリック・ショプラー(Schopler E)教授によって開発され、同州で提供されている生涯にわたる教育・福祉・居住・就労を含む療育システムです。TEACCH では、一人ひとりの自閉症児の認知障害(181頁)の特徴を正確に把握し、一見奇妙に見える行動も「情報処理ができないのではないか?」という観点から理解しようと努めます。そして個別的な教育プログラムでは、今もっている情報処理の能力に適した対策を立て、環境を整えることで障害を補っていこうとします。

例えば学習の場と遊びの場を色、衝立などではっきり区別する、視覚的にスケジュールを提示する、視覚的なコミュニケーションを使用するなど、それぞれの自閉症児の認知の特性に応じて理解しやすい構造をつくり、実際の生活の中で適応的な行動がとれるように工夫します。

最近は日本でも療育や教育の場に TEACCH の技法を取り入れるところが増えてきています。家庭生活でもこの考え方と技法を用いて工夫すると、混乱が減り、日常生活をずっとスムーズに自立的に行うことができるようになります。TEACCH プログラムの考え方を取り入れている機関の医師や療育、教育の担当者、親の会などで情報を得るとよいでしょう。

2 生活技能訓練

生活技能訓練(Social Skill Training ; SST)は、日本でも最近、精神科のリハビリテーションの一環として多くの医療保健機関で取り組まれています。もともとは統合失調症の患者を対象にして開発され、生活していくうえで必要な対人関係の技能を身につけることによってストレスを軽くし、再発を予防することを目的にしています。集団で行いますが、注意を焦点づけしにくい、抽象的な事柄の理解が難しいなど、患者の認知機能の障害を考慮に入れて、治療者が手本を見せ、実演を多く取り入れます。また、「よい点をフィードバック」し、やってみようという意欲を引き出すなど、行動療法的な工夫がなされています。薬物療法や家族教育プログラムと併行すると再発予防の効果が高まります。

▶家族の SST
▶子どもの SST

このほかにまだ少数ではありますが、家族が患者との対応方法を身につけるための「家族の SST」や、AD/HD の子どもを対象にした「子どもの SST」を実践する場も

出てきています。これからの発展が期待されます。

> **重要事項** 自閉症や統合失調症の行動上の問題を改善するためには、認知障害からくる混乱や問題を少なくするよう対応や環境を変えることも必要です。専門機関や家族会が行う家族教室などで知識を得たりほかの家族の工夫を知る機会をもつとよいでしょう。

> **注意点** TEACCHプログラムの考え方や技法は、家庭や学校などの日常生活の場でもいかすことが大切です。主治医や療育担当者からアドバイスをもらうとよいでしょう。

(高坂雅子)

【参考文献】
1) 藤村 出, ほか：自閉症のひとたちへの援助システム. 朝日厚生文化事業団, 東京, 1999.
2) 伊藤順一郎：統合失調症；分裂病とつき合う. 改訂新版, 保健同人社, 東京, 2002.

11 作業療法とは

●●●●はじめに

　作業療法(Occupational Therapy；OT)とは、「作業を用いてからだやこころの回復を目指すリハビリテーション」のことです。ここでは、梅ヶ丘病院での実践をもとに、入院中の子どもを対象とした作業療法について説明していきます。

◼ 作業療法の考え方

▶「健康な部分」への働きかけ

　子どもは誰もがこころに「健康な部分」をもっています。しかし、病気のために自信を失いそれがいかされない状態になっています。その「健康な部分」に働きかけそれを伸ばし、生活の中でいかせるようにしていく、というのが作業療法の考え方です。
　子どもは、作業療法士とのかかわりや作業活動を通して、生活のリズムがつき、自分の得意なことに取り組み、ほかの人にそれを誉められる経験を重ねると、本当にいきいきした表情をみせるようになってきます。少しずつ自信も生まれてきます。今度は苦手なことも少しやってみようか、という気持ちも生まれてきます。その繰り返しが、子どもの生活の幅を広げ、より広い世界にチャレンジする力につながっていきます。

❷ どのような作業活動を、どのような形で行うのか

▶年齢に応じた作業活動

子どもの作業療法では、工作・ゲーム・プラモデル・ビーズ手芸・スポーツ・音楽・料理・パソコンなど、子どもの年齢に応じて、その年齢の子どもが興味をもちそうなものを行います。学習障害や自閉症などの発達障害の子どもに対しては、感覚統合的アプローチもしていきます（詳しくは次頁）。

また、子どもは同年代の中でお互いに影響し合い成長していくものなので、基本的には同年代のグループで作業活動を行うようにしています。グループ参加が難しい子どもの場合は、個別の形から始めることもあります。

❸ 作業療法の目的

(1) 基本的な身体機能の回復

▶生活リズムの回復

入院してきた子どもは、夜寝て朝起きるといった生活のリズムを崩していることが多く、病状がよくなってきても、臥床がちに過ごしていることがあります。その場合、作業療法室に規則正しく通うことで生活リズムの回復をしていきます。

病棟から一歩外の場所に通うことは体力の回復にもつながり、退院して学校やデイケアなどに通うための初めの一歩となります。

(2) 対人関係の練習

▶同年代の仲間との交わり

入院している子どもは、学校などの同年代の集団で活動することが苦手だったりあるいは未経験だったりする子が多くいます。そのような子どもが、学校よりは小集団のより安心できる場で、さまざまな活動を通して同年代の仲間と交わることで、対人関係のとり方を学んでいきます。

(3) 興味・経験の幅の拡大

▶いろいろな活動の経験

経験の幅が狭いと、自分に何ができるかもよくわからず興味も広がりません。1つのことだけ頑張ってそれが失敗してしまうと、ほかに手を出すのが怖くなり、ますます経験の幅が狭くなっていくことになります。作業療法では、無理のない範囲で少しずつ、いろいろな活動を経験するようにしていきます。多少失敗しつつも、自分もいろいろできる、ということが体験としてわかってくると、興味も広がり経験の幅を拡大することにつながっていきます。

(4) その他の目的

上記以外に、「集中力・持続力の改善」「生活技能の習得」「社会性の拡大」なども目的として挙げられます。

また、子どもの中には、つらい気持ちのままで無為に日々を過ごしているケースもあります。そのような場合にはまず、「少しでも楽しいと思える時間を過ごすこと」を目的に、興味のもてそうな作業を通して、その気持ちを和らげるようにかかわって

4 感覚統合的アプローチについて

▶感覚統合

　感覚統合とは「外界やからだからのさまざまな感覚情報が、脳において、人間の行動や精神活動が適切に行われるように統合されるプロセス」を指します。感覚がうまく統合されていない子どもは「触られることを非常に嫌がる」「バランスが悪くブランコから落ちやすい」「からだの使い方が不器用」「注意の持続が弱く気が散りやすい」など行動面でさまざまな問題を抱えるようになります。そのような感覚統合障害に対し、感覚統合を促すのに有効な遊具を使った遊びを通して、その改善を図っていきます。

・重要事項・　入院している子どもにとってまず大切なことは「自分の生活を楽しいと感じられること」だと思います。作業療法でもそのことを大切にしたうえで、各々の目的に応じたリハビリテーションを進めていきます。焦って無理に進めては生活がつらくなってしまい、効果も十分に得られなくなります。

（遠山あゆみ）

【参考文献】
1) 関口毬子：作業療法的対応．臨床科が知っておきたい「子どもの精神科」，佐藤泰三，市川宏伸（編），pp48-52，医学書院，東京，2002.
2) 山根　寛：精神障害と作業療法．三輪書店，東京，1997.
3) 佐藤　剛(監修)：感覚統合Q&A．永井洋一，浜田昌義(編)，協同医書出版，東京，1998.

12　デイケアとは

●●●はじめに

　デイケアは成人の統合失調症の患者を対象として始められた精神科外来治療の1つで、1974年に病院と家庭や地域社会をつなぐ中間段階の医療として位置づけられたものです。ここ数年、思春期年代や幼児を対象としたデイケアは増えてはいますが、まだまだ十分とはいえません。

　現在梅ヶ丘病院では、思春期デイケアと幼児デイケアの2つに分かれています。ここでは、それぞれがどのように行われているかを話していきます。

1 思春期デイケア

(1) 利用者について

中学生の年齢から22歳未満の外来通院の患者を対象としています。疾患の種類は特に限定していません。利用者の8割は統合失調症の方ですが、神経症や発達障害圏もみられます。当院に入院の経験がある患者以外に、ほかのクリニックや大学病院からの紹介で利用するケースもあります。

▶神経症
▶発達障害圏

開設当初は高校生年齢が中心でしたが、最近では入院患者の低年齢化の影響を受け、デイケアの利用者にも同じ傾向がみられます。

(2) 目的・役割

思春期デイケアの目的は、社会復帰を主題とする成人のデイケアとは異なり、社会的経験が未熟な利用者たちが、新たな体験を獲得し自主性や自発性を発揮できるように工夫されています。

●a．安心して過ごせる居場所の提供

入院生活や病気による学校生活の中断から、退院後の生活に自信がもてず自宅にひきこもってしまう利用者もいます。彼らが病院という安心した環境で同じ悩みを抱える仲間と交流できる場所は、仲間づくりや対人関係の練習の場になっています。

●b．通院・服薬の管理をしながら病気とうまくつきあう方法を学ぶ

入院中は、病棟のスタッフの援助のもとで行われてきた服薬と規則正しい生活リズムの調整を、退院後は自分の意志で管理することが必要とされます。

病気や薬について、デイケアのスタッフや主治医と気軽に相談しながら、病気とのつきあい方や不安定になりがちな生活を支える場になっています。

●c．社会へ出ていくための課題への取り組み

利用者の多くは、思春期年代で必要とされる課題を習得できず、さまざまな問題を抱えています。デイケアでの交流を通して自分の将来を考え、そのために必要とされる課題をみつけ、取り組む場になっています。

(3) 内容

▶大集団
▶小集団

プログラムは、スポーツ、創作、ミーティング、調理実習など大集団と小集団を織り交ぜたものを週ごとに決めて行っています(表26)。

プログラムへの参加は利用者の自主性に任せ、不参加も保障される緩い枠組みが特徴とされています。プログラムの時間は、午前と午後ともに1時間と短く自由時間を多く取り、参加者同士が自然な相互交流がもてるようにつくられています(表27)。

それぞれの利用者が、自分なりの過ごし方を考えていくことも、自発性を育てることに大切なことと考えられているからです。

表26. 週間プログラム

	午　前	午　後
月	小グループ	＊スポーツ（月4回）
火	創作 ＊革工芸（月1回）	クラブ ＊英会話（月2回）
木	木曜ミーティング 買い物	コミュニケーションクラブ ＊お茶会（月1回）
金	調理	ゲーム（カラオケ） ＊音楽（月2回）

＊は、専門の講師（外部講師）が指導するプログラム。

表27. 思春期デイケアの1日の流れ

9：30	朝ミーティング
10：00	午前のプログラム
11：00	自由時間
13：30	午後のプログラム
14：30	終わりのミーティング
15：00	課外活動
16：00	終了

(4) スタッフの構成

医師（兼務）、看護師、臨床心理士、保育士、ケースワーカーとなっていて、看護師、保育士、臨床心理士が専門性をいかしながら直接かかわっています。

・重要事項・　外来治療の一環なので、利用する場合は必ず主治医の許可が必要となります。費用については、保護者の方が加入している保険によって異なります。

2 幼児デイケア（図16）

(1) 目的

発達障害をもつ幼児に対して、精神科専門医療を提供しながら、個々の障害に応じた指導を行っています。

ここ数年は、幼稚園や通園施設などの地域の受け入れも改善されているため、デイケアを利用する親の要望も具体的になりました。主な援助内容を下記にまとめてみました。

①個々の幼児の発達に応じた指導プログラムの作成と実施および評価を行う。

②必要に応じた薬物療法を行い、日常生活の問題の改善を図る。

③親を対象としたグループミーティングや個別面接を通して、障害についての理解を促し、育児や療育についての相談を受ける。

④幼稚園や保育園・通園施設など関係機関との連絡調整を行い、地域生活が円

	Aプログラム	Bプログラム
9：30 10：00 11：00	集まり 個別プログラム おやつ	親子自由遊び
	自由時間（昼食・自由遊び）	
13：00	親子自由遊び	集まり 個別プログラム 親への報告
15：30		デイケア室利用終了

図16. 幼児デイケアの1日の流れ

滑に送れるような橋渡しをする。

(2) 利用者について

対象は5〜6歳まで(年中・年長)の就学前の幼児です。利用者のほとんどが、コミュニケーションや感覚機能に障害をもつ自閉症と精神発達遅滞を合併しています。

(3) プログラムについて

指導は、幼児と指導者の1対1で行われ家族は同席しません。TEACCH(270頁)の考え方を取り入れた教材や遊具を使った個別指導と感覚統合に基づく運動療法を行っています。また、社会性を広げるための指導として、あいさつや手遊び、おやつの場面などを設定した小集団指導も行われています。

家族へは、指導終了後に内容を詳しく説明することで、家庭生活でも可能な限り取り入れてもらえるような援助を行っています。

(4) スタッフの構成

医師(兼務)、看護師、臨床心理士、保育士、ケースワーカーとなっていて、保育士、臨床心理士が直接指導にかかわっています。

(中島真由美)

【参考文献】
1) 加藤浩子:デイケア.臨床家が知っておきたい「子どもの精神科」,佐藤泰三,市川宏伸(編),pp66-70,医学書院,東京,2002.
2) 都立梅ヶ丘病院事業概要.2002.
3) 谷口 司:思春期デイケアの現状から.思春期公開講座梅ヶ丘セミナー

13 その他の療法

1 遊戯療法

子どもの場合、自分の気持ちや感情を言語で表現するのが苦手なため、遊びを表現手段とみなして行われる心理療法です。本来は幼児や児童が対象ですが、青年以降でも有効です。子どもは遊びを通して、自分の伝えたいことを表現していると考え、遊びを通した治療者とのやりとりの中で、行動の改善や、情緒の安定を図ります。一定の広さの遊戯室内で、子どもが興味をもつ玩具・遊具などを用いますが、その技法や内容は治療者により異なります。個別で行われる場合も、集団で行われる場合もあります。情緒不安定な子どもを対象としますが、近年は行動上の問題を抱える発達障害児(広汎性発達障害、注意欠陥/多動性障害、学習障害、精神遅滞など)にも適応され

ます。ここでは、遊びの中に子どもが表現しているものを読み取り、子どもの行動の背景を総合的に判断する能力が必要です。

2 箱庭療法

▶ミニチュア玩具

内側が水色に塗られた、一定の大きさの木箱を用意して、この中に砂を入れます。子どもは、この中にミニチュア玩具(植物、動物、建造物、交通機関、家具、怪獣など)などを並べて、自分の好きな作品をつくります。子どものこころの内面が、その中に示されていると考えます。通常は、一定の間隔(毎週、隔週など)で、1回40〜50分ほど行います。できあがった作品の示す、象徴的意味を解釈し、治療者は子どものこころの内面が表現され、自己理解が進むように努めます。通常は言語的接近が難しい場合に行い、幼児から適応できることになっていますが、知的水準がかなり低い場合は困難です。神経症や心身症に限らず、統合失調症なども対象になります。

3 絵画療法

▶課題画

子どもに絵を描いてもらい、この内容にこころの内面が映し出されていると考えます。年齢が低い場合、言語表現より描画の方が得意な場合に適応となります。自分の好きな題材を描く「自由画」と、決められた手順で描く「課題画」があります。課題画には、「川、山、田、道、家、木、人、花、動物、石」を順に描く"風景構成法"、「家、木、人」を描いてもらう"HTP法"、「実のなる木を1本描いてください」と頼む"バウム・テスト"、線をなぐり描きしてもらい、これらの中から物が見えてきたら彩色してもらう"なぐり描き法"などがあります。風景構成法、HTP法、バウム・テストは、主として診断や検査を目的に行われます。時には、治療目的で一定の間隔で実施されることもあります。神経症、情緒的問題、統合失調症などが対象となります。

用語解説 【アニマル・セラピー】 アニマル・アシステッド・セラピー、動物介在療法のこと。広義には、動物との触れ合いを人間の心身の健康の向上および生活の質(QOL)の向上に役立てることですが、狭義には、医師や療法士などの指導のもとに治療プログラムの一環として動物を活用することを指します。感情障害の治療に動物との触れ合いを取り入れる例もあります。適応対象、適応法など不十分な面もみられます。

4 集団療法

　相互の話し合いを通して、自分の疾患、考え方、行動などについて体験を話し合い、自分をよりよく知ることが目的です。1回40～50分で行い、5～6名(小グループ)から20名以上(大グループ)のものまで、さまざまです。通常は、テーマを決めず、治療者も患児も、グループの中では同じ構成員として、自分の気持ちを話し合います。グループに参加することへの緊張、沈黙などを経験することになります。グループの中で、自分のことをより理解し、困難な状況を乗り越える方法や技能を身につけることが目標です。対象は、学童期から思春期まで幅広く、神経症、統合失調症、うつ病に加え、発達障害でも適応になります。これ以外にも、「自分の体験を劇として演じて、その後にみんなで話し合いをする」サイコドラマもあります。後者の方が、より直接的で、社会生活訓練に有用です。

▶サイコドラマ

(市川宏伸)

14 薬物療法

1 子どもの精神科と薬物療法

　子どもの精神科では、従来、薬物療法は治療の中心とはされていませんでした。保護者によって、薬物治療への考え方は大きく異なっています。その背景には、「行動異常の多くは心因性のものである」「原因がわかっていないのに、対症療法に頼るのはよくない」「薬物使用が、薬物乱用に至る可能性がある」などの考え方がありました。特に発達障害においては、薬物治療への誤った理解のために、むやみに薬物の使用を嫌ったり、薬物使用を敗北と考えたりする風潮もまだあります。最近は、ほかの治療や養育に導入するために使用されたり、ほかの治療法と併用されることが増えてきました。

用語解説　【アロマテラピー】　香りにはこころの緊張をほぐし、活性化させる働きがあります。いい香りが漂う中にいるだけでもストレス解消には役立ちます。逆に「癒し系」で「リラックスを誘う香り」とあっても、自分の嫌いな香りの場合は効果がなく、却ってストレスとなることもあります。

近年の精神疾患の診断は操作的診断基準をもとに行われます。操作的診断は、原因を考慮したものではありませんから、症候群である可能性もあります。したがって、薬物は疾患に対してではなく、症状や行動に対して使用されます。疾患によって、治療の段階によって、薬物療法の意義は、その比重が違います。発達段階にあるためか、薬物の効果は、成人に比べると個人差が大きいように思われます。

2 薬物の種類

子どもの精神科で使用される薬物は、興奮・幻想・妄想に用いられる抗精神病薬、うつ病に用いられる抗うつ薬、躁病や躁うつ病に用いられる気分安定薬、神経症や不眠に用いられる抗不安薬、てんかんに使用される抗てんかん薬、多動や睡眠発作に使われる中枢神経刺激薬などがあります。

▶中枢神経刺激薬

抗精神病薬は、その構造により、フェノチアジン系、ブチロフェノン系、非定型などに分けられます。使用する際には、副作用を防ぐために、抗パーキンソン病薬を併用します。

抗うつ薬には、構造により、三環系、四環系などがありますが、最近はSSRI（選択的セロトニン再取込み阻害薬）やSNRI（セロトニン・ノルアドレナリン再取込み阻害薬）など、脳内の神経伝達物質の再取り込みに関係するものが使われており、これらは強迫性障害にも有効とされています。気分安定薬としては、躁病に使われるリチウム製剤や、抗てんかん薬であるカルバマゼピンやバルプロ酸が用いられます。てんかんは、脳波や臨床症状を調べることにより、大発作、小発作、精神運動発作などに分けられ、使用される抗てんかん薬も異なります。抗不安薬には、就眠作用、抗けいれん作用、筋弛緩作用などがあり、これらの作用のバランスで使用目的が異なります。構造的には、ベンゾジアゼピン系を中心に多数の薬物が開発されており、使用していて効果が低下した場合は、ほかの薬物に変更します。中枢神経刺激薬は、国内ではメチルフェニデートがほぼ唯一の使用薬になっています。多動の一部に効果がありますので、反応がある場合には使用する意味があります。

▶神経伝達物質

3 薬物使用の実際

使用に際しては、何を薬物使用の目的にするかを決め、薬物治療の意味をよく考えます。投与前の検索は、器質疾患の存在の有無、けいれん準備性の有無などを調べるとともに、知的障害や認知障害の確認を行います。生活・教育環境が変化しない時期に、薬物を使用するように心がけ、薬物の効果を正確に把握します。薬物の種類や量を決めたら、本人・保護者に服用計画を説明します。薬物服用中は、保護者、教員からの報告を確認し、必要なら薬物の量や種類を変更します。特に子どもの場合は、剤型、服用の仕方、投与者、投与回数、投与時間などを考慮します。指示どおり規則的

▶コンプライアンス　に服用できていること(コンプライアンス)を確認するとともに、可能であれば血中濃度を測定します。

(市川宏伸)

15　薬物使用上の注意

1　薬物療法の問題点

　子どもの精神科では、薬物療法は、治療システムの一部を成しています。疾患によっては、薬物が有効でないこともありますし、年齢などを考慮すると使用は限定されています。一番の問題点は、客観的な臨床評価の行われている薬物が少ないことです。ほとんどの薬で、「15歳未満の使用については治験がない」とされています。止むを得ず使用する場合は、その責任は医師にあります。

　向精神薬の新薬治験においても、通常は15歳未満は対象から外されており、この傾向は当分続くと思われます。その理由としては、①きちんと説明したうえでの患児の同意が取りにくい、②厳密に条件の同じ対照児が得られない、③発達による変化があるため、至適薬用量の決定が難しい、④臨床評価に必要な評価尺度が確立されていない、などが指摘されています。さらに薬物開発の面からは、「使用量の少ない子どもの向精神薬の開発は、採算が取りにくい」ことが挙げられます。

　海外では、危険性が少なく、有効性が認められる場合は、選択した科学的根拠や理由を記録に残す前提で、薬物は使用されています。国内では、ほとんどの薬物治療は医療保険制度のもとで行われているため、医師個人の判断での目的外使用は、倫理的・経済的に難しい問題をはらんでいます。最近は、並行輸入で国内に入った薬物の使用などの問題も生じています。

2　薬物の副作用

　薬物は、決められた量を、決められた時間に服用することで、その効果を発揮します。薬の効果は、服用によってもたらされる主作用と、付随して生じる余計な作用(副作用)の差として表されます。副作用は、その薬によるものと、ほかの薬物との飲み合わせによるものに大きく分けられます。

　向精神薬そのものの副作用は、薬物の種類により大きく異なります。幻覚・妄想・興奮などを抑える抗精神病薬は、脳内の神経伝達物質であるドパミンの働きを抑制するものが多く、自律神経系の不均衡を起こす可能性があるため、通常は抗パーキンソ

ン病薬を同時に服用します。長期的服用で、体重の増加、無月経などが生じることもあるため、これらの副作用が少ない非定型抗精神病薬が開発されています。抗うつ薬の場合も、これまでのものでは、起立性低血圧や眼圧の上昇などの自律神経症状が強かったため、脳内神経伝達物質であるセロトニンに作用するSSRIや、セロトニンとノルアドレナリンの両方に作用するSNRIなどが開発されています。しかし、SSRIの場合は、子どものうつ病への投与については、自殺の危険性が指摘されています。不安や入眠困難に使用される抗不安薬の場合は、筋弛緩作用もあるため"ふらつき"が生じることがあります。薬に対する馴れが生じやすいことも知られており、この場合は同様の作用がある薬物に変更します。近年、薬物の分解酵素の研究が進み、薬物間の相互作用による副作用が報告されています。ある薬物が肝臓のある分解酵素を阻害すれば、この酵素で分解されるはずのほかの薬物の血中濃度が上昇し、時には中毒症状が出現します。逆にほかの薬物の効果が低下する場合もあり、服用する際に注意するべきことです。これらの酵素は、遺伝子に支配されており、人種差や個体差が関係していることもわかっています。副作用は、不快であるとともに、薬物の効果への信頼性を低下させますので、服用は慎重に行うべきです。

▶非定型抗精神病薬
▶SSRI
▶SNRI

（市川宏伸）

16　薬はいつまで服用するか

❶ 疾患の種類と薬物

　子どもの精神科で使用される薬物のほとんどは、向精神薬と呼ばれるもので、脳内の神経活動になんらかの影響を及ぼすものです。もちろん症状に合った種類を、決められた量で、指定時間に服用することで効果が得られます。精神疾患のほとんどは原因が解明されていないため、多くの薬物は根本治療ではなく、対症治療として使用されています。服用期間は、罹患した疾患における薬物治療の必要により、また疾患の治療段階により異なっています。ここでは薬物が、主として治療の中心となる疾患のみを取りあげてみます。

❷ 統合失調症やうつ病など

　これらの疾患は、通常は成人になってから発症してくるものです。しかし統合失調症は、小学校高学年から、うつ病は中学校後半から生じることがあります。統合失調症では、初期の幻覚・妄想や興奮期には、強力な抗精神病薬が第一選択になります。

▶抗精神病薬

▶精神科リハビリテーション

薬物が有効でない場合は、量あるいは種類を変更する必要があります。これらの急性期を経過すると、治療の中心は精神科リハビリテーションに移ります。しかし、統合失調症は再発しやすいため、少量の抗精神病薬を予防のために服用する必要があります。この維持量を、どれくらいの期間服用するかについては、必ずしも一定した見解はありません。長期間服用して安定しているのであれば、徐々に減量して経過をみます。焦って急激に減量して、症状が再燃すると、さらに服用量を増大する必要が生じますから、慎重に行う必要があります。うつ病（躁うつ病）の場合も、急性期には抗うつ薬の服用が第一選択となり、これに精神療法を併用します。大量に使用することで、躁転を起こすこともありますから、間欠期には、抗うつ薬を中止する場合もあります。しかし、再発を繰り返す場合は、抗うつ薬の量や種類を再検討することになります。

▶気分安定薬

子どもの場合、気分安定薬として、リチウム製剤、カルバマゼピン、バルプロ酸などの併用は行われますが、短期記憶が消失する場合もありますので、電気治療を併用することは稀です。

3 てんかん

てんかん発作の治療も、第一選択は抗てんかん薬による治療です。最近の治療では、脳波検査により、てんかんの種類を特定し、これに合った抗てんかん薬を服用します。臨床症状、脳波検査、抗てんかん薬の血中濃度を総合的に判断して、薬物量・種類の変更を考慮します。一般的には、臨床的な発作が治まり、脳波上の異常がないと判断されてから、3～5年間抗てんかん薬を服用し続けて、問題がなければ服用を中止します。

4 発達障害

ほとんどの発達障害で、薬物治療は特定の症状がある子どもに対してのみ使用されます。興奮・乱暴・自傷などに対しては抗精神病薬が、"パニック"や気分の変動には気分安定薬が、こだわり行動には抗うつ薬（SSRI）が使用されています。発達障害児に対する薬物の効果は、一定の共通性が乏しく、使用してみないと効果がわかりません。症状が改善された際に、薬物を減量できるか否かは、子どもにより大きく異なるため、試行錯誤によると思われます。注意欠陥/多動性障害を中心に使用される中枢神経刺激薬は、効果が現れるまで1週間ほどかかるほかの向精神薬と異なり、服用後1～4時間のみ有効です。夏休みや冬休みなど、学校のない期間は服用を中止して、新学期の開始後、必要であれば服薬を再開することで、薬物の中止を図ります。

（市川宏伸）

17　入院治療とその適用

1　子どもの精神科と入院病床

　子どもの精神科治療では、外来治療がその基本となります。家庭での対応、福祉的対応が困難な場合、入院治療が適用になります。全国にある成人を対象とした精神科入院病床は約33万床といわれていますが、子どもの精神科の専門病床は800～900床とされています。近くに専門病床がない場合は、成人の病床を利用することになります。成人の精神科では、入院対象疾患の多くは統合失調症やうつ病です。子どもの精神科では、これらは約30％に過ぎず、発達障害圏（広汎性発達障害、注意欠陥/多動性障害、行為障害、精神遅滞など）が約50％を占め、残りは神経症圏です。看護師などコメディカルスタッフも含め、治療的対応も定型化しにくく、複雑であり、現在の医療保険制度では、経済的裏づけが取りにくいのが現状です。成人の精神科病院に入院した場合、慣れていないスタッフでは対応が難しく敬遠されがちです。疾患が異なる患者の中で、稀に"いじめ"の対象になることもあります。

2　入院と精神保健福祉法

▶精神保健福祉法

▶医療保護入院

　精神科病棟への入院は、精神保健福祉法に基づいて行われます。2名の精神保健指定医の診察による措置入院、保護者と精神保健指定医による医療保護入院、本人の意志と医師による任意入院があります。医療保護入院では保護者の、任意入院では本人の希望があれば退院となります。子どもの場合、医療保護入院では、保護者は民法上の親権者がこれにあたります。したがって、通常は父母が入院について署名する必要があります。父母のどちらかの所在が不明の場合は、そのままでは医療保護入院は難しくなります。他科に比べ、精神科は入院が長期にわたることがあるため、学齢期の子どもの場合は、入院中の教育が保障されるべきですが、実際には、院内学級をもつ医療機関は少ないのが実情です。

▶院内学級

3　入院に至る経過

　入院治療は、それ単独ではなく、大きな治療システムの一環として存在します。年少児が自ら入院を希望することは少なく、多くは保護者の要請に基づきます。しかし、入院に踏み切るには、保護者としての父母の心理的葛藤があります。入院を望んだとしても、「親のくせに、入院に頼るとはだらしがない」と非難されるのではないかと躊躇したり、入院させた後に、後悔の念に駆られることもあります。中途半端な気持ちで入院に至った場合、治療途中で退院となることが多く、入院前より症状が悪化し

ます。外来で、さまざまな治療努力をし、気持ちの整理がついてから入院に踏み切った方が、その後の治療効果は上がります。もちろん、本人にも、入院に踏み切る必要があることを伝えておくべきです。

4 入院治療の意味

子どもの精神科の専門病棟における治療の特徴は、①同年代の子どもとともに治療できること、②教育が保障されること、などに集約されます。多くの子どもが、対人関係面で、傷つき、不登校を体験してから、入院してきます。退院したとしても、同年代の子ども集団に戻るわけですから、入院中から同世代の中での生活を送ることは重要です。入院前に長期間の不登校に陥っている子どもが大部分のため、不登校についての自責感は少なく、院内学級への登校は比較的容易です。院内学級の多くは、通常学級より教員の数が多いため、一人ひとりの学習程度に合わせてくれます。医師、看護師、心理療法士、精神保健福祉士、教員など、さまざまな職種のスタッフが連携を十分にとり、効果的な治療を行えるのが利点です。

(市川宏伸)

18 精神科、神経科、心療内科の違いは

●●●はじめに

精神科は簡単にいえば"こころの病気"を治療するところです。これに対し心療内科とは"からだの病気"を治療するところですが、但し、からだの病気といっても小児科、内科とは異なり、こころとからだの病気の関連を考え治療を進めていくところです。それでは神経科とはいかなる診療科でしょうか。慣例として、精神科と神経精神科あるいは精神神経科および神経科はほぼ同じと考えてよいでしょう。しかし、小児神経科は子どもの神経内科を示すことが多いので誤解しないようにしてください。神経内科とは神経・筋疾患を主に治療するところです。これだけの説明ではわかりにくいので、心療内科、小児神経科がいかなる疾患を対象にしているのかを中心にまとめてみたいと思います。

1 心療内科

▶心療内科

心療内科とはストレスなどの精神的要因とからだの病気の関連を考え、心身の治療をする診療科目で、主に心身症を治療する科です。心身症とは「身体疾患の中で、その発症や経過に心理的・社会的因子が密接に関与し、器質的ないし機能的障害が認め

られる病態をいう。但し神経症やうつ病など、ほかの精神障害に伴う身体症状は除外する」（日本心身医学会教育研修委員会（編）：心身医学の新しい診療指針．1991)とされています。

　心療内科の対象疾患は、消化器潰瘍、過敏性腸症候群、頭痛、斜頸、気管支喘息、本態性高血圧、パニック障害、糖尿病、甲状腺機能亢進症、摂食障害などです。例えば消化器潰瘍の治療を例にとれば、心療内科では単に消化管にできた潰瘍を治療するのではなく、その原因としてあるいは増悪させる因子としていかにストレスがかかわっているのかを考え治療を進めていきます。ほかの疾患に関しても同じ考え方で治療します。

2 小児神経科

▶小児神経科

　小児神経科は子どもの神経内科です。その対象疾患は、てんかん、発達障害（精神遅滞、広汎性発達障害、学習障害）、筋疾患、代謝および変性疾患で、特に神経と筋が中心となります。症状としては、頭痛、けいれん、学力低下、歩行困難、脱力、痛み、しびれ、ことばの遅れ、首がすわらない、歩かない、視線が合わない、じっとしていられない、笑わない、一人遊びが多い、頭囲が大きい・小さい、など発達と深くかかわるものを対象としています。治療において精神科と異なるのは、脳波、神経伝達速度、画像（CT、MRI）など生理学的検査を中心に考えていくという点です。

　ここで、精神科と心療内科では、過敏性腸症候群、パニック障害、摂食障害が、精神科と小児神経科では、てんかん、発達障害が重なっています。同じ疾患を扱っている場合どちらの科を選ぶかは、それぞれの治療方法の違いを考え決めるべきですが、入院治療が必要と思われる場合は精神科を選んだ方が無難です。

（大倉勇史）

19 小児精神科と精神科の違いは

　小児精神科医療が既に確立している欧米と異なり、我が国では独立した医療の一分野として広く認められているわけではありません。しかし、不登校、いじめ、学級崩壊、家庭内暴力、薬物乱用、児童虐待など子どものこころにかかわる多くの問題が社会的に注目されている現在ほど、小児精神科医療が必要とされている時期はないと思います。

▶小児精神医学

　小児精神医学は、「子どもが示す多彩な問題行動や精神身体症状を検討し、発達レベル、気質および生物学的背景、家族力動、友人関係、保育所・幼稚園・学校におけ

る行動などを総合的に評価し、発達的視点を重視した診療・治療・予防を行いながら、子どもの精神的健康の達成を企図するものである」とされています。すなわち、①子どもにおいては成人に比べ症状が多彩であること、また、②子どもは環境に強く依存しており、特に家庭および学校の影響が大きいこと、さらに、③子どもが精神発達の途上にあることも考慮し、望ましい発達を達成していく配慮が必要であること、などが特徴となっています。これらを踏まえた治療、そのために必要な人的資源、設備を備えているのが小児精神科といえるでしょう。子どもが示す多彩な症状に関しては、言語発達が未熟であるため自分の状態をことばで十分に説明できないことがあります。この時治療者は表情、行動を含め、全体として患者を観察し評価しなければなりません。このようなことは成人の精神科でも行われていることではありますが、特に小児精神科では重要です。また、発達の問題に関しては、病気自体の発達への影響だけでなく、治療を受けている間に本来望まれる発達が妨げられることがないようにすることが必要です。例えば、長期にわたる入院治療では院内学級での教育の保障も必要となってきます。

　小児精神科の対象とする疾患としては、成人の精神科でも治療を受けることのできる、神経症圏（心身症、強迫性障害、解離性障害など）、精神病圏（統合失調症、気分障害）、性格形成上の問題のほか、小児期および青年期に通常発症する行動および情緒の障害（注意欠陥/多動性障害、行為障害、チック障害）、発達障害圏（広汎性発達障害、学習障害、精神遅滞）などが含まれます。すなわち、成人の精神科が対象とする疾患に加え、発達障害圏も含め小児・青年期に特徴的な疾患も含まれています。年齢的には18歳未満が対象で、思春期以降の例では成人の精神科で対応可能な場合もあります。しかしこの場合も小児精神科の特徴を踏まえ、発達的視点を重視した治療が必要となります。

▶発達的視点

(大倉勇史)

用語解説　【児童虐待】　親などの養育者によって引き起こされた、子どもの心身の健康状態を損なうあらゆる状態をいいます。身体的虐待、性的虐待のみならず、ことばや態度によって心理的外傷を与える感情的虐待・心理的虐待のほか、養育の拒否などのネグレクトがあります。親が子どもに食事を与えない栄養的怠慢、治療可能な子どもの病気の治療をしない医療的怠慢などもネグレクトに含まれます。また、外傷を受けた子どもが病院に来て、その不審な傷跡から虐待が認知されることもあります。

20 小児精神科の所在地は

表28は厚生科学研究「児童思春期病棟のあり方に関する研究」による児童青年精神科専門の医療施設機関の一覧です。受診可能な年齢、疾患に関しては必ず事前に確かめてください。紹介状が必要な場合もあります。

表28. 児童青年精神科専門の医療施設機関

北海道			
札幌市立札幌病院児童部静療院	（病床あり）	北海道札幌市豊平区平岸	011 － 821 － 0070
北海道立緑が丘病院	（病床あり）	北海道河東郡音更町緑が丘	0155 － 42 － 3377
岩手県			
岩手県立南光病院		岩手県一関市真柴矢ノ目沢	0191 － 23 － 3655
千葉県			
国立精神神経センター国府台病院	（病床あり）	千葉県市川市国府台	047 － 372 － 3501
千葉市立青葉病院	（病床あり）	千葉県千葉市中央区青葉町	043 － 227 － 1131
千葉県こども病院		千葉県千葉市緑区辺田町	043 － 292 － 2111
茨城県			
茨城県立友部病院		茨城県西茨城郡友部町旭町	0296 － 77 － 1151
東京都			
東京都立梅ヶ丘病院	（病床あり）	東京都世田谷区松原	03 － 3323 － 1621
関東中央病院	（病床あり）	東京都世田谷区上用賀	03 － 3429 － 1171
神奈川県			
神奈川県立こども医療センター	（病床あり）	神奈川県横浜市南区六ツ川	045 － 711 － 2351
愛光病院	（病床あり）	神奈川県厚木市松枝	0426 － 21 － 1737
山梨県			
山梨県立北病院	（病床あり）	山梨県韮崎市旭町上条南割	0551 － 22 － 1621
新潟県			
新潟県立療養所悠久荘のぎく学園	（病床あり）	新潟県長岡市寿	0258 － 24 － 3930
愛知県			
愛知県心身障害者コロニー中央病院		愛知県春日井市神屋町	0568 － 88 － 0811
三重県			
三重県立小児心療センターあすなろ学園	（病床あり）	三重県津市城山	059 － 234 － 8700
大阪府			
大阪府立中宮病院松心園	（病床あり）	大阪府枚方市宮乃坂	0720 － 47 － 3261
大阪市立総合医療センター	（病床あり）	大阪府大阪市都島区都島本通	06 － 6929 － 1221
島根県			
島根県立湖陵病院若松病棟	（病床あり）	島根県簸川郡湖陵町大字大池	0853 － 43 － 2102
香川県			
国立療養所香川小児病院	（病床あり）	香川県善通寺市善通寺町	0877 － 62 － 0885

表 29. ホームページ上で児童思春期の診療に応じると表明している診療機関

北海道	岐阜県
北海道こども心療内科氏家医院	国立病院機構長良病院
千葉県	三重県
弁天メンタルクリニック 佐々木病院 松戸クリニック	国立病院機構三重病院
	大阪府
茨城県	光愛病院
神経科クリニック子どもの園	福岡県
埼玉県	なかにわメンタルクリニック
南川げんきクリニック	熊本県
東京都	熊本大学医学部附属病院
浅香医院 国立成育医療センター	大分県
	大分丘の上病院

表 29 はホームページに、児童思春期の診療に応じると表明している診療機関の一覧です。

(大倉勇史)

21 小児科と小児精神科、どちらを受診したらよいのかわからないが

●●●はじめに

　小児科は"からだの病"、小児精神科は"こころの病、行動の病"を対象にしています。したがって、どちらの問題がより大きいかによって受診する科を決定するのがよいでしょう。また、同じ疾患でも、受診年齢によって選ぶ科が異なることもあります。さらに入院が必要な場合は入院形態によっても選択が異なります。そこで、小児科、小児精神科が共通して対象とする疾患、てんかん、発達障害、心身症、不登校、摂食障害などに関して上記の観点から述べたいと思います。

1 てんかん

▶てんかん

　てんかん発作の出現は、乳幼児期と青年期の2つの時期に多いといわれています。そのうち乳幼児期にけいれん発作が出現した場合、ほかの身体的原因も調べなければなりません。そのため、あるいは以前からかかっていたとの理由から小児科を受診するのが普通です。しかし、小児精神科にもてんかんの専門家は多いので相談してみてください。発作がうまくコントロールされないと、その後の発達にも影響することも

あり、いかに発作をコントロールするかがこの時期の目標となります。ところが、青年期以降では（この時期初発か否かにかかわらず）、発作のコントロールとともに幻覚などの精神症状や易怒的、攻撃的な行動が問題となることがあります。このような時は小児精神科の受診を勧めます。

2 発達障害

▶発達障害

同じように、発達障害は乳幼児期に診断されることが多く、そのため小児科を初診し引き続き治療を受けることが多いようです。この時期の療育に関し専門に行っている小児精神科もありますから、小児科ばかりでなく小児精神科に相談するのもよいでしょう。さらに成長につれて問題行動が激しくなった場合は小児精神科の受診が必要となります。

3 心身症

▶心身症

心身症とは"からだの病気"のうちこころとの関連が深いものをいいます。症状は、頭痛、腹痛、咳、斜頸、高血圧など多種多様です。これら身体症状を主訴に受診する場合は、身体疾患が原因である可能性もあり、疑われる身体疾患の検査を小児科、脳外科など身体科で済ませてから小児精神科を受診した方がよいでしょう。

4 不登校

▶不登校

不登校は小児科、小児精神科どちらでも治療可能ですが、幻覚や激越な不安または繰り返す気分の落ち込みがある場合、すなわち、統合失調症や気分障害、あるいはこれらが疑われる場合は小児精神科を受診すべきです。また、不登校でも激しい家庭内暴力、希死念慮などの症状がある場合は入院の必要があり、本人の同意が得られない場合は小児精神科を受診する必要があります。

5 摂食障害

▶摂食障害

摂食障害では、体重減少がひどく衰弱が著しい場合があります。このような状態でも本人は周囲の説得に耳を傾けず食事を摂ろうとしません。このような時は身体管理が十分に可能な小児科への入院が適当でしょう。しかし、点滴を自己抜去したり、病棟を勝手に抜け出すなど、小児科病棟の限界を超えた場合は小児精神科が適当と思われます。

6 入院形態の違い

このほか、入院が必要と思われる場合は、本人に治療の意志があるかないかでも受診する科が異なることがあります。そこで問題となるのは入院形態の違いです。本人

の同意が得られれば小児科(自由入院)、小児精神科(任意入院)どちらでもよいのですが、本人の同意が得られない場合、保護者が入院治療を希望しかつ資格をもった医師(精神保健指定医)が入院の必要性を認めた時は小児精神科の入院(医療保護入院)となります。もちろん同意が得られた方が、より大きな治療効果が得られるのですが、治療効果が少なくても緊急避難的に入院せざるを得ない時もあります。

　小児科、小児精神科どちらを受診するか迷ったら、以上のことを念頭に入れて担当科を選んでください。

(大倉勇史)

22　小児精神科医とは

　小児精神科と成人の精神科を比較すると、子どもにおいては成人に比べ症状が多彩であること、家庭および学校が主な生活の場であり、かつ環境に強く依存しているため、そこでの影響が大きいこと、さらに、子どもが精神発達の途上にあることも考慮し、望ましい発達を達成していく配慮が必要であることなどが特徴となっています。これらの特徴、特に成人の精神科との相違点を熟知しているのが小児精神科医です。

　子どもはまさに発達の途上にあります。ことばの面をみてもまだまだ未熟で、ことば以外の方法で自分を表す場合があります。そして、その方法も発達段階で異なります。そのため子どもの豊かな内面を知るためにはそれぞれの発達段階に応じたコミュニケーションの方法を熟知していることが必要です。表情や動作だけでなく、遊び、描画、音楽も含めあらゆる情報を利用し理解することが必要です。さらに発達段階が異なればその段階に応じた症状を現します。こころの問題をからだの症状として訴えたり、また容易により幼い発達段階に退行することもあります。

▶発達段階に応じたコミュニケーション

　子どもでは心理的・社会的機能が未発達で、周囲の環境に強く依存しています。家庭から学校、地域社会へと徐々にその生活範囲は広がっていきますが、まだまだ狭く限定された社会の中で周囲に守られた状態で生活しています。したがって、子どもが直面するさまざまな問題に対しては家庭あるいは学校における大人の協力が必要であり、そのため家庭、学校との連携が不可欠となります。時には親に対して助言したり、また時には学校まで出向き教育者とこころの問題について詳細に検討することもあります。

　さらに、治療が行われている間にも子どもは発達し続けていることも考慮しなければいけません。精神科の治療はほかの科に比べ長期にわたることが多いのですが、その間、治療が発達の妨げになってはいけません。1例を挙げるならば、長期の入院治

▶院内学級

療においては学力の面のみならず、社会性の面からも院内学級への登校が必要になります。入院していなければ受けることができる教育の機会を、入院によって妨げられ、望ましい発達が期待できなくなることは患者にとっては不幸なことと思います。

このように成人の精神科とはまた違った観点に気をつけながら小児精神科医は治療を進めていきます。その特殊性、必要性にもかかわらず、現在、小児精神科医は不足しています。小児人口10万人に対する小児科医が77.1人なのに対し、小児精神科医は5.7人しかいません。今後は充実した研修体制の整備により、多くの小児精神科医が育つことが望まれます。

（大倉勇史）

23 臨床心理士とは

子どもの精神科では医師や看護師のほかに作業療法士、精神保健福祉士、保育士などさまざまな職種の人々がチームを組んで子どもの治療にあたっています。臨床心理士もその一員です。大学や大学院で臨床心理学を学び、子どもの精神科では心理検査やカウンセリング、プレイセラピーなどの心理療法、家族療法、集団精神療法などの臨床心理学的な技法を使って子どものこころの問題にアプローチしています。チームの人たちや家族、関係者に、子どものこころをどう理解するか、どんな配慮が必要か提言するのも役割の1つです。

日本では臨床心理士の国家資格はまだありませんので、今のところは「臨床心理士」のほか「カウンセラー」「サイコセラピスト」「心理相談員」「心理指導員」「心理判定員」「臨床心理技術者」などさまざまな名前で呼ばれています。臨床心理士が仕事をしている領域は、精神科、小児科、リハビリテーション科、総合病院などの医療機関のほか、精神保健福祉センターや保健所などの保健機関、児童相談所や福祉施設などの福祉機関、スクールカウンセラー、教育相談所、学生相談所などの教育機関、産業カウンセラーなど産業関係、少年鑑別所、家庭裁判所などの司法機関と多岐にわたります。機関の役割や対象とする人たちが異なれば、それぞれの領域に特有の知識や技術もありますが、いずれの領域でも心理学を基盤とし、臨床心理学に基づく知識や技術を活用しているという点が共通しています。

▶臨床心理学

▶臨床心理査定
▶臨床心理面接
▶臨床心理的地域援助
▶それらの研究調査

「こころの専門家」である「臨床心理士」の資格を認定する機関としては、財団法人日本臨床心理士資格認定協会があります。昭和63年に設立され、現在までに約1万人弱の「臨床心理士」を認定してきました。協会では「臨床心理士」の仕事を「臨床心理査定」「臨床心理面接」「臨床心理的地域援助」「それらの研究調査」としていま

す。つまり心理検査や行動観察や面接などの技法を使って患者のこころの在りようを理解し、プレイセラピーやカウンセリングや集団療法、家族療法などの心理面接の技法を使って患者さんがより生きやすくなるようともに歩み、学校や地域の関係者に援助し、これらのことについて研究や調査をする仕事です。この資格は指定大学院を修了し、試験に合格した人に与えられ、認定後も研修を受けて心理臨床能力の向上に努め、こころという非常にプライベートな領域を扱う者として「倫理綱領」に従うことが義務づけられています。協会の活動は専門職としての資質の向上に貢献してきましたが、これがないと仕事をできないという性格の資格ではないので、臨床心理の仕事に携わるすべての人が取得するわけではありません。

　「こころの時代」といわれる今、「こころの専門家」としての知識と技術を備え、職業倫理をもった臨床心理士の必要性は高まっています。国家資格がつくられ、誰もが一定水準の知識と技術を保証された臨床心理士の援助を受けられるようになるのが望ましいと思われます。

・注意点・　「心理相談員」「カウンセラー」「サイコセラピスト」などさまざまな名称で呼ばれています。国家資格はまだないので、誰もが名乗れる点には注意を要します。

・重要事項・　心理学全般を基盤にし、臨床心理学の知識や技術を活用してこころの問題にアプローチする職業です。医療機関以外にもさまざまな領域で仕事をしています。

（高坂雅子）

【参考文献】
1）臨床心理士資格認定協会(編)：臨床心理士になるために．誠信書房，東京，2002．
2）成田善弘(監修)：医療のなかの心理臨床．新曜社，東京，2001．

24　守秘義務とは

　刑法では、"医師、薬剤師、薬種商、産婆、弁護士、弁護人、公証人またはこれらの職にあった者が、正当な理由がないのに、その業務上取り扱ったことにより知り得

3・子どもの精神科について

▶秘密漏洩

た人の秘密を漏らすこと"を禁じています。特に医師に関しては他人の秘密を知る機会が多いので、条文には適用される職業として明示されています。また医師以外の医療関係者の秘密漏洩に対しても処罰が規定されています。しかし、正当な事由がある場合、例えば犯罪の通報、裁判上の証言、各種の届出義務の履行などの場合、秘密を漏らしても違法ではありません。子どもでは少ないのですが、精神科には薬物中毒の患者も受診します。その中には覚醒剤など法に触れる薬物を使用している人も含まれます。このような場合、警察に通報しても違法とはなりません。また、患者が事故に遭った場合警察から照会の連絡が入ることがありますが、正式な文書による照会の場合、回答しても違法にはなりません。

▶必要不可欠な情報交換

　以上のほか、必要不可欠な情報交換として個人情報がやりとりされることがあります。医療者(機関)間の連携(紹介状も含む)においては、双方ともに守秘義務があり問題は少ないし、普段疑問に思うこともありません。しかし、子どもの精神疾患の治療にあたっては、医療と他機関、教育、福祉、司法などとの連携が必要な場合が多く、そのためにお互い情報交換が行われることがあります。この場合にも十分に患者の利益を考慮し、また情報が漏れない配慮をします。連携にあたっては事前に本人の同意を得るよう努力し、本人の同意が得られない場合、あるいは本人に同意を得ようとすることすら医師・患者間の信頼関係が損なわれる恐れがある場合は、少なくとも保護者の同意を得るようにします。このような配慮が欠けた場合、せっかくうまくいっていた治療そのものが崩れてしまうこともあり、結局は患者の不利益ともなるので、違法か合法か以前の問題、信頼関係の問題として考えるべきでしょう。

(大倉勇史)

25 精神科の病気はどの程度よくなるのか

　患者あるいは患者の家族からの質問として「精神科の病気は治るのですか?」と聞かれることがあります。疾患の種類により異なりますが、一般的にはこのような場合、本人あるいは家族の困っている症状に焦点を当て、「(症状は)必ずよくなっていきます」と答えることにしています。また、「薬は飲み続けなければいけないのですか?」と聞かれることもあります。このような時は「糖尿病の患者さんと同じように考えてください」と答えることもあります。糖尿病ではインスリン注射によって血糖値のコントロールをすることがありますが、この場合注射をしなければ血糖値が上がってしまうため定期的な注射が必要となります。しかし、コントロールが良好なら日常生活に支障はありません。これと同じに考えれば理解しやすいでしょう。これらが答えに

なっているか否かはわかりません。おそらくは納得されないことも多いと思います。しかし納得されない理由の1つとして、もともと質問の中に「精神科の病気は治らないもの」「薬を飲んでいるのだから治っていない」との考えがあり、その確認としての質問になっているのではないでしょうか。確かに精神科の病気はからだの病気に比べ長く治療を必要とすることが多く、また一度改善しても再び悪化することがあります。そのため悲観的になることが多いのですが、できるだけ悲観的な先入観を排し、決して諦めることなく辛抱強くつきあっていく覚悟が必要です。

▶悲観的な先入観

　小児精神科で治療される疾患は、神経症圏、精神病圏、発達障害圏に大別されます。それぞれでさらに細かく分かれ、症状も千差万別です。また同じ疾患でも軽重があり、これらをひとまとめにして論じるのは無理があるのですが、どの疾患にも共通することは、慌てず、無理せず、まずは一歩一歩階段を登るようにゆっくりと治療を進めることが重要です。もちろん将来を見据えることも大切ですが、初めから高過ぎる目標を掲げるのはむしろ本人の負担になります。基本となる考えは、いかに患者の幸せな将来を実現するかにあるのですが、むしろ将来のために今現在何ができるのかを考えるべきだと思います。その積み重ねによって、結局はよい結果を得ることが多いのです。家庭、学校、その後に続く社会生活を送るうえで必要な社会適応能力をいかに伸ばしていくか、その時の状態、能力を十分考慮して目標を設定し、変化しつつある本人の状態に合わせ、その時々で目標を少しずつ高めていくのが理想です。ありがちなこととして、周囲の過大な期待から本人に無理をさせたり、逆に本人の焦りから無理な目標設定をすることがあります。これは病状の悪化につながることが多いので、あくまでも客観的な目標設定が必要です。目標が設定されれば、本人、周囲の人たちの理解と協力のもと治療が円滑に進みます。どこまで目標を高めるかはそれぞれの場合で異なりますが、種々の社会資源を活用することにより、本人が安心でき、しかも満足できる環境で社会生活を送ることを目標とするのがよいでしょう。

▶客観的な目標設定

(大倉勇史)

用語解説　【ドクターショッピング】　通常の買い物の際と同様に、よりよい医療を求めて医療機関を渡り歩くことです。しかし、セカンド・オピニオンと違って、患者側が自分の納得できる治療方針の医師を捜し歩く場合が多くみられます。ほかの医療機関を受診したことは伝えないことが多いので、同じ検査をしたり、薬が処方されることもあります。

1 教育と医療の連携とは

1 子どもの精神科と教育

　子どもの精神科が対象とするのは、多くが学齢期の生徒です。治療場面においても、「学校に行くようにしてほしい」「受験が終わってから、治療を開始したい」などの要請を受けることもあります。精神科の治療期間は、一般的に他科より長く、治療する際に"学校への登校や勉強をどうするか"を考慮する必要があります。不登校で、自宅閉居している子どもの多くも、実際には登校を切望しており、この気持ちを大切にする必要があります。入院医療を行う場合にも、教育を保障することで、治療により専念できることがあります。治療を進めていくと、学校における人間関係の破綻、勉強の挫折など、学校における問題が、不登校のきっかけになっていることもあります。医療場面の治療がうまくいったとしても、戻っていく学校現場での問題が解決されていなければ、治療開始以前に戻ってしまいます。外来治療では、ある程度症状が改善したら、学校への登校を優先して、家人のみが治療場面に現れることもあります。入院治療では、病棟から登校をしたり、院内の学校に通うこともあります。

▶教育の保障

2 教育と医療の連携

▶教育と医療の連携

　医療行為を受けるか否か決めるのは、例外を除けば、保護者あるいは本人です。仮に学校で問題が生じた場合、一時的には教育が対応しますが、医療が必要と保護者あるいは本人が納得すれば、治療開始となります。担任教員や管理職が医療が必要であると判断しただけでは、治療はうまく進みません。学校から、「診てもらいたい生徒がいるが、どうしたら受診させられるか」という質問を受けても、「担任の先生と保護者が話し合って、意見を一致させてください」とお答えするのが常です。もし、保護者が納得せずに、学校の意向で受診したとしても、保護者としては、「担任がもっと、うちの子どもに一生懸命に対応すれば、受診しなくてもよいはずだ」という気持ちが強く、治療は長続きしません。この背後には、保護者も子どもの行動について、周囲の保護者から非難されていることが多く、自責的になったり、被害的になっていることがあるからです。時には担任から、「お宅の子どもはこのクラスには向かない。大勢の生徒の中で、特別に手をかけることはできない」と言われている場合もありま

す。逆に、保護者が、「学校の先生がこんなに熱心に対応してくれているのに、うまくいかないのなら、医療の意見も聞いてみよう」と考える段階で受診した場合は、治療も効率的です。特に、いわゆる発達障害(広汎性発達障害、注意欠陥/多動性障害、行為障害など)の場合は、おかれる環境により、対応により、子どもの状態が変わりますので、この点に留意する必要があります。また、学校も担任任せにせず、養護教諭や管理職が保護者と対応することが肝心です。もちろん、患児のプライバシーに配慮しなくてはなりませんから、医療機関と学校が連絡をとる際には、保護者の同席あるいは許可が必要です。学校の中でも、他児との関係、他保護者への説明などの配慮が必要です。基本的には、教育は全体の一部として子どもをとらえ、医療は患者個人を中心に全体を考える伝統があります。近年の"学級崩壊"などをみていると、教育現場でも、"個"としてとらえるとうまく指導できる生徒がいます。個別指導計画(IEP)の必要性が叫ばれており、この傾向はさらに強まると思います。医療も、教育も、ともに独善に陥りやすい点がありますが、家族の了解を前提に、「相手の専門性を尊重しつつ、患児のために何が必要か」を考えて連携を図ることが重要です。

▶学級崩壊
▶個別指導計画 (IEP)

(市川宏伸)

2 子どもにとって学校とは

1 最近の学校とは

　明治以降の日本の発展を支えてきたものの1つに、学校教育制度があります。明治以降の殖産興業、戦後の経済的躍進を支えてきたこの制度も、ほころびをみせているように思われます。経済成長の鈍化・停滞とともに、既存の社会制度は変更を余儀なくされています。「成長神話の崩壊」「終身雇用制度の変貌」「会社への忠誠心の減少」

用語解説 【学級崩壊】
　1997年頃よりみられるようになったといわれます。小学校の通常学級を中心に複数の児童・生徒の立ち歩きや暴れ、私語などで授業が成立しない状況が一定期間継続することを指しています。その原因については、児童の変化、教員の対応、知的障害を伴わない発達障害との関与などが指摘されています。家庭や学校、また福祉、医療などの専門家が協力し合い、子どもの実態に即した教育体制をつくっていく必要性が求められています。

など、社会全体に不安定感・閉塞感が漂っています。このような風潮は、子どもの社会にも影響を及ぼしています。教育はかつて、納税、勤労とともに"三大義務"とされましたが、脱税者の増加、滅私奉公精神の衰退とともに、唯一に近い"義務"のつく制度になっています。権利意識の強くなった保護者は、多くのものに選択肢のある世の中で、住んでいるところで学校が決まることに対する漠然とした抵抗感があります。以前は、学校の先生を父兄が立てる雰囲気がありましたが、最近は教員への畏敬の念は薄れ、学校が訴えられることも多くなっています。学校は、事故の発生を恐れるためにマニュアルをつくり、少しでも危険のあることには手を出さなくなってきました。

▶教員の高齢化

子どもの減少とともに、新規採用教員は減り、教員の高齢化も進んでいます。長い間子どもをみてきた教員の中には、「子どもが変わってしまった」と訴える声があります。今までと同様の対応をしても、うまく対応できない子どもが増えていることを物語っています。このような状況の変化の中で、授業に対する情熱が薄れてきている教員の存在も耳にします。

2 子どもの意識

小学校と中学校までは義務教育であり、全員が修了しなければいけないことを子どもは知っています。しかし、今日のように不登校が多くなっている現在、休んでいても卒業させてくれるとも考えています。高校以上については、義務教育でないため、出席日数、単位取得が不足すれば、留年や退学になることもありますが、ほとんどの子どもにとっては、高校も意識のうえでは、義務教育化しています。ですから、多くの子どもは、「行きたくないけど、卒業証書はほしい」という気持ちになります。「アルバイトする時に、高校卒の資格がないと困る」という理由もあります。

▶学歴社会

かつては、学歴社会のもと、「一流の大学を卒業して、一流の会社に勤め、社長を目指す」ことは、当然の目標であり、学校はそのための勉強をするところと考えられていました。社会の変化とともに、「何が一流であるのか」「1つの会社に勤め続けられるのか」など、疑問が湧いてきています。子どもにとって、一流校への進学を目指す場合でも、受験のための勉強は学校よりも、学習塾や予備校を中心にしています。保護者は、子どもが"学習塾に通う"ことで、学力が向上することを期待したとしても、子どもは学習塾でみんなと顔を合わせ、帰りがけにコンビニで買い食いするのが楽しみの場合もあります。学校は、社会に出た時の対応の方法を学ぶところであり、人間関係を上手につくるための練習をする場所だと思われます。学校に対して1つの価値観を求めると、挫折した際の精神的打撃は、非常に大きなものになります。学校での生活に、勉強、友人、運動、趣味など多くの価値観を求めている場合の方が、1つのことに挫折しても回復が早いのはもちろんです。子どもは、思春期になると自分の力で物事を成し遂げたいために、寡黙になり、保護者は、「子どもが何を考えているか

わからない」と訴えます。このような状況のもとで、学校というものについての意味は保護者と子どもでは食い違ってきています。

(市川宏伸)

3 どんな学校を選ぶべきか

1 どんな学校があるか

　義務教育の対象になる学校は、圧倒的に通常学級(普通学級)が多いようです。ここでは、子どもの精神科が関係する学校を中心に述べてみます。

▶情緒障害学級

　通常学級以外に、特殊学級(心身障害学級)、情緒障害学級、盲・聾学校、養護学校(知的障害、肢体不自由、虚弱児、病弱)などがあります。知的障害を例にとると、学習能力を1つの目安として決められており、知的障害がないものを通常学級、軽度知的障害がある場合を特殊学級、中・重度知的障害があるものを知的障害養護学校としています。最近、知的水準は、厳密なものとはしない方向になりつつありますが、IQ70、50、35くらいがその境界です。これとは別に、緘黙や自閉症状を対象にした情緒障害学級があります。

2 就学・進学相談

▶就学判定会議

　「どの学校に通うか」については、就学判定会議において検討されます。各自治体によって、その基準は多少の違いがありますが、おおよそは、上記のような文部科学省が決めた基準を用いています。就学時、進学時あるいは、転校してきた際などに、必要に応じて就学・進学会議が開かれ、この会議は、教員、臨床心理士、医師らによって行われます。教員らによる行動観察、臨床心理士らによる知能検査、医師による医学問診などがその内容です。会議では、これらの検査者を中心に、ふさわしい学校の検討が行われます。これ以外に、保護者を対象とした調査が行われ、これらを考え併せて、"通学にふさわしい学校"が決められます。特に、重複障害がある場合には、「知的障害がよいか？　肢体不自由がよいか？」など悩むことがあります。必要であれば、「通常学級に通いつつ、情緒障害学級にも通う」などの結果が出されることもあります。

　この会議で出る結論と、保護者の希望が異なった場合は、調整が難航することもあります。一般的に、保護者は通常学級を希望します。これは、「健常児と一緒にいると、よい影響がある」という根強い考えに基づいてます。保護者の多くは、年少であ

るほど、「ある日突然、子どもが健常児になる」という期待があるからです。この気持ちが、「少しでもよくしたい」と、子どもに情熱を注ぐことにつながります。しかし、この気持ちが強過ぎると、期待をかけ過ぎて、子どもにつらい思いをさせることにもなります。この背景には、「一度、特殊学級と決められると、通常学級には戻れない」「一度養護学校に決められると、ずっと養護学校に通わなくてはいけない」ことについての不安があります。子どもの状況は、常に変化するものであり、その都度判断する必要があります。

3 特別支援教育

▶特別支援教育

　文部科学省では、平成13年度以降、特別支援教育を掲げており、現在、その内容について検討を加えています。これは、この数年間、学校現場でみられる"学級崩壊"への対応の中から出てきたものです。これまでの就学区分では通常学級に在籍する子どもの中から、「知的障害はないが、授業への参加が難しく、学業成績もよくない子ども」が出現しています。これらへの対処を考える中で、今までの枠組みにこだわらない教育として、特別支援教育が登場してきました。細かい内容は現在検討中ですが、特別支援学級、特別支援学校などがつくられ、そこに特別支援の専門家がおり、対応を考えていくことになっています。実際にできた際には、これまでの特殊学級、盲・聾学校、養護学校という枠組みは、新たにつくり直されることになります。

（市川宏伸）

4　保健室と養護教諭とは

1 保健室の意味

　保健室は、生徒の健康を調べ、守るための場所として設置されています。健康状態の観察だけでなく、授業中・遊び時間に、具合が悪くなったり、けがをした際は、保健室で処置をします。教室に入れない生徒が多数出入りしており、時には、問題児のたまり場になる場合もあります。子どもにとって、それ以外にも、「1人になって、考えられる場所」「1人で相談のできる場所」「成績と関係ない場所」などの意味があります。保健室は、身体的処置をするだけでなく、以前にも増して、心理・精神面の対応を求められる場所になりつつあります。

❷ 養護教諭とは

▶養護教諭

　養護教諭は、学校の中で最も医療に近い場にいます。かつては、多くが看護師の資格をもっていましたが、最近は養護教諭の養成課程を修了したものが中心です。以前は、教員の資格をもつもののみが、学校内の問題に関与していましたが、最近では養護教諭も授業を担当できるようになりました。養護教諭の必要性が認識されるにつれ、業務量が増加して、2人勤務の保健室もみられるようになりました。

　学校内に、子どもの精神科治療が必要な生徒がいた場合、通常は担任が軸になって対応します。簡単に問題が片づかない場合、ほかの生徒への影響が大きい場合、保護者が学校の対応に満足できない場合などには、副担任、学年主任、教頭、校長などとともに、養護教諭もかかわり合いをもつことになります。特に、医療的対応が必要な場合は、学校医との連携のもとに、医療機関との仲立ちを行うことがあります。この際は、学校内の職員間のコーディネートを行いながら、保護者の納得いくような対応をすることが重要となります。

❸ 不登校と保健室

▶不登校

　最近、保健室には、教室に入れない不登校の生徒が多数出入りしています。これらの子どもにとって、学校は気の向かないことを強制するところであり、保健室は自分の訴えを聞いてくれ、精神的負担を感じない場所と映っているように思われます。最近は適応指導教室、教育相談室、フリースクールなども用意され、相談員、スクールカウンセラーなどもいますが、学校の中にあり、横になることもでき、話を聞いてくれる養護教諭がいる保健室は、身近に感じられていると思われます。こころやからだの処置がすぐできる場所であり、成績の評価が出ない場所でもあります。この結果、学校への不適応の延長として、教室外登校の場として保健室が機能していると推測されます。担任の先生によっては、「保健室に姿を出しても出席扱いにしない」「保健室に来られるのなら、教室に来られないはずがない」などと心理的圧力をかけますが、あまりよい結果を生みません。不登校の子どもは、学校に来て、職員室に顔を出し、やっと保健室にも来ているわけです。したがって、もっと状況を改善しようと、性急な対応をするのは考えものです。無理に教室登校を要求すれば、結局学校に来なくなり、不登校を促進することになります。担任によっては、問題を起こす生徒を養護教諭に押しつけたり、養護教諭と連携を忘れて、家族とトラブルになることもあります。"不登校"は状態像であり、その中にほかの精神疾患が隠れていることもあります。養護教諭に、本人の状態や、家庭環境などを把握してもらい、必要な際は医療機関受診の橋渡しをするようにしてもらいます。

〔市川宏伸〕

5　スクールカウンセラーとは

▶スクールカウンセラー

　スクールカウンセラーは、学校においてすべての児童生徒に対し教師と保護者と協働で心理教育的援助サービスを行う専門家です。対象になるのは心理社会的問題（例えば友だちや教師との人間関係の悩み、いじめ、不登校）や、学習、進路に関する問題をもつ児童生徒はもちろんですが、問題をもっているがカウンセリングの誘いに乗らない子どもにも、学校の日常生活でのかかわりを通して援助を試みます[1]。

　スクールカウンセラーは相談室や保健室でも仕事をします。それだけでなく休み時間や清掃の時間などを利用して多くの児童生徒とのかかわりをもつことになります。これらの活動を通して知り合った児童生徒がカウンセリングの対象となり得ることもあります。児童生徒が来談者としてカウンセリングの対象となった場合は、その児童生徒に直接的援助を行います。また教師や保護者に対し特別な援助が必要と思われる児童生徒とのかかわり方を助言し、間接的に援助する場合もあります。教師などを通じて間接的に援助することをコンサルテーションといいます。

▶コンサルテーション

　スクールカウンセラーの仕事は、このように直接的援助と間接的援助の2つに大別することができます（図17）。直接的援助とは心理検査などにより児童生徒のアセスメントを行ったり、その結果をもとに援助の指針を立てること、さらにカウンセリングを通じて児童生徒が課題や困難を解決できるような具体的対処の方法を提案することなどを指します。

　次に間接的援助（コンサルテーション）について説明します。教師や保護者が児童生徒の問題を心理・発達的に理解し、適切な指導や対応ができるよう助言することがコンサルテーションの基本で、これもスクールカウンセラーの仕事です。教師が学級や学校全体のシステムを活用し適切な指導ができるよう体制を整えるために提言を行う

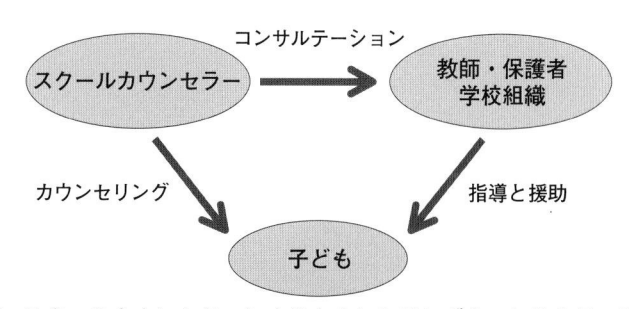

図17．スクールカウンセラーによるカウンセリングとコンサルテーション
（石隈利紀：学校心理学．教師・スクールカウンセラー・保護者のチームによる心理教育的援助サービス91，誠信書房，東京，1999より引用）

こともコンサルテーションの一部といえます。学級の児童生徒を"対象となる児童生徒を取り巻く環境"ととらえ、問題を抱えている児童生徒に対処するために学級全体に働きかけを行うこともあります。例えば当該の児童生徒の得意な面がいかされるような行事を取り入れたり、座席の配置を変えるなど、学級で可能な援助の手段を考えます。さらに1人の教師が問題を抱え込まないようチームティーチング制度を導入し、学年主任・教育相談担当教師・教頭・校長など多くの教師がアイデアを出し合い問題に組織的に取り組めるよう調整する役割を担うことも時には必要でしょう。

▶チームティーチング

児童生徒に対し医療的ケアが必要な場合や学外での心理的援助が必要な場合は、医療機関や教育相談所などの専門機関に紹介します。これらの機関につながらず援助サービスを受けていない児童生徒やその保護者に有益と考えられる援助手段について説明し情報を提供することは、学校内に配置されたスクールカウンセラーの大きな役割です。

日本においてスクールカウンセラーは平成7年度に公立の小中高等学校に導入されました。初年度は154校に配置され、平成12年度にはその数が2,250校に増加しています。公教育の場に外部の者が配置されたのは、日本の教育界において画期的な出来事でした。文部科学省とは別に都道府県や市町村レベルでもスクールカウンセラーの派遣が始まっています。平成13年度から5ヵ年計画で全公立中学校にスクールカウンセラーを配置する計画があり、現在もこの計画が進められています。

▶臨床心理士

スクールカウンセラーには、こころの専門家である臨床心理士(日本臨床心理士資格認定協会認定)、学校心理士(日本教育心理学会認定)などが主にその職務に就いています。職務形態は1つの学校に配置される単独校方式と、複数の学校を巡回する拠点校方式があります。勤務体制は各自治体によって異なりますが、週1〜2回の配置が標準的です。

(温泉美雪、内山登紀夫)

【参考文献】
1) 半田一郎:公立中学校での学校カウンセラーとしての体験. こころの健康 11(2):18-23, 1996.
2) 石隈利紀:学校心理学. 教師・スクールカウンセラー・保護者のチームによる心理教育的援助サービス 91, 誠信書房, 東京, 1999.

6 教育相談所とは

●●●はじめに

　教育相談所は各都道府県や市町村の教育委員会の出先機関で、心理社会的問題や発達の問題などを抱える子どもの教育相談を行います。教育委員会、教育研究所、教育センターの建物に併設されていたり、学校の空き教室や廃校された建物が利用されていることもあります。スタッフは学校の教師、元教師、臨床心理を専門とする教育相談員などです。

　主に子どもやその親に対する心理療法や、不登校の子どもを集団で支援する適応指導教室の運営、匿名で対応できる電話相談を行います。最近では巡回相談として学校に赴き、特別な支援を必要とする児童生徒に対するコンサルテーションを行う教育相談所もあります。これらのサービスは公費で賄われるため無料で利用できます。

　対象となる子どもの年齢は幼稚園児から20歳程度で、小中学生が中心です。サービスの内容には個別相談、適応指導教室、巡回相談などがあります。以下それぞれのサービスについて簡単に説明します。

1 個別相談

　子どもの心理・発達のアセスメント、プレイセラピーやカウンセリングを通じた心理発達的援助、学習支援を行います。親にはカウンセリングを行い、親の負担の軽減と子どもの理解、および子どもへの適切な対応についての助言を行います。対象は不登校、発達の遅れ、注意欠陥/多動性障害（AD/HD）や自閉症などの発達障害、他害や非行の問題など多彩です。

▶不登校
▶注意欠陥/多動性障害（AD/HD）
▶発達障害

2 適応指導教室

　不登校の子どもを対象とし、スポーツや調理などさまざまな活動を通してソーシャルスキルの獲得やそれによる社会適応を目指します。学習意欲のある子どもに対しては教科学習の指導を行うこともあります。適応指導教室では、基本的に不登校の子どもの再登校を目標にしていることが多いようです。適応指導教室を利用する子どもは、欠席が長期化している場合がほとんどであり、そのような子どもの中には"自分の居場所"を確保することで安心することがあります。不登校の期間に学習面の遅れが生じたり、学校と疎遠になることで再登校が不可能となるケースも多いことから、適応指導教室では学習指導や学校との連携に重点をおいています。子どもは在籍校を変えることなく適応指導教室に通うことができ、学校長の判断により、適応指導教室の出席を登校扱いにすることができることになっています。

▶適応指導教室

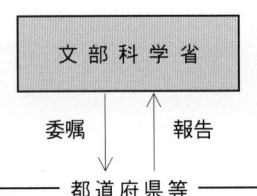

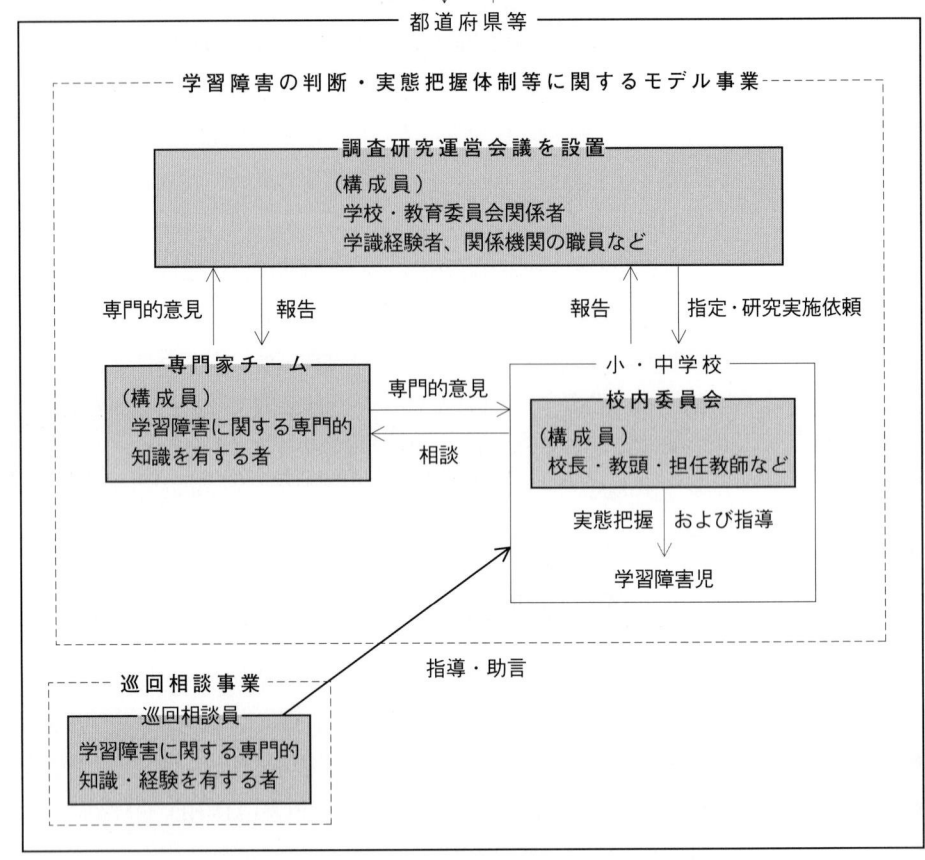

図 18. 巡回相談員、専門家チーム、学校の関係

〈研究内容〉
文部省の「学習障害及びこれに類似する学習上の困難を有する児童生徒の指導方法に関する調査研究協力者会議」の報告において提案されている、学習障害の判断基準や実態把握の体制について、その有効性を検証するとともに、小・中学校を指定して実践的に研究を行い、その調査研究を踏まえ、学校における学習障害に対する指導体制の充実を図る。

（文部科学省特別支援教育課より許可を得て掲載）

▶巡回相談
▶学習障害(LD)

3 巡回相談(図18)

　学習障害(LD)やAD/HDの子どもなど、特別な支援を必要とする子どもへの援助サービスとして、臨床心理を専門とする教育相談員が学校に赴き、子どものアセスメントや教師への助言を行います。巡回相談は教育相談所の相談員以外に児童相談所の相談員が行うこともあり、自治体によってさまざまです。大学教官や医師などが専門家チームとして教師にスーパーバイズを行うことも一部の相談所でなされています。

巡回相談により、校内の児童生徒の状態把握やコンサルテーションの意味が教師に伝わり、学校に単独で配置されているスクールカウンセラーとの連携が効果的に行われることもあります。

　2003年現在、文部科学省はLD児に対する指導体制のモデル事業を行っており、その中で巡回相談員は学校に対し指導・助言を行い、学校は専門家チームによる意見を活用することが可能になっています。

（温泉美雪、内山登紀夫）

【参考文献】
1) 文部科学省：学習障害(LD)への教育的支援．全国モデル事業の実際，p 6，ぎょうせい，東京，2002．

7　不登校の子どもたちの過ごす場所は

▶適応指導教室

1 適応指導教室

　各都道府県や市町村の教育委員会が統括しています。教育委員会の出先機関であるため、スタッフは学校の教師や教職経験者が中心です。再登校を最終目標に掲げているため、子どもが学校を意識する機会が多いといえます。個に合わせた教科学習、スポーツ、社会見学、調理、創作活動、キャンプなどを行っています。現学校に席を置いたまま参加でき、学校の校長の判断でほとんどの場合参加すると出席とみなされます。

▶フリースクール
（フリースペース）

2 フリースクール（フリースペース）

　学校以外の民間で運営される施設で法的に学校と認定されてはいません。学校に在籍しながら通うことができ、最近ではフリースクールへの出席が学校の出席として認められることが多くなっています。スポーツ、ゲーム、創作活動などの活動を中心に、子どものニーズがある場合教科学習などを行うこともあります。フリースクールの活動内容は施設によってさまざまですが、日本では不登校の子どもの居場所としての定義が定着しています。

　以上の居場所は学校に在籍したまま重複して利用することが可能です。

3 保健室・相談室

　子どもが学校の保健室や相談室、空き教室などに登校できる場合、その場所で過ご

せるようになってきています。このような登校形態を「保健室登校」「相談室登校」などということもあります。保健室や相談室などでできる活動をして過ごしたり（例えばカーテンを閉めれば過ごせるのであれば、そのようにして過ごすなど）、自習したり、教師や友だちやスクールカウンセラーと交流したりと、さまざまです。

4 家庭

不登校の子どもが過ごす場所として家庭は重要な役割を果たします。不登校が長期化し、外出先が限られている場合、子どもに無理に外出を強要すると、家庭内の緊張が増すだけで子どもを追い詰めてしまうことがあります。一般に親は子どものひきこもった状態を案じ、焦燥感にかられ、なんとか再登校させようとすることが多いのです。このような親の不安はもっともですが、ただやみくもに再登校を促してもうまくいきません。教育相談所や精神保健福祉センターなどで子どもの状態を専門家と相談することも1つの方法です。フリースクールや親の会などの情報については、「学校が合わないときの居場所探し2003～2004年版」が参考になります。

（温泉美雪、内山登紀夫）

【参考文献】
1）宮下雅彦（編）：学校が合わないときの居場所探し．2003～2004年版．学習研究社，東京，2003.

8　不登校だが、高校進学の希望があるが

1 不登校の子どもの高校進学は可能である

▶不登校
▶高校進学

中学時代に不登校を経験した子どもが高校に進学することは可能ですし、実際によくあることです。高校進学には中学校卒業が必須ですが、中学を卒業できるかについては、中学校校長の判断に委ねられています。出席日数が少ない場合でも、中学卒業や高校受験は大抵の場合は可能です。高校進学を希望する場合には中学校の教師と相談すると子どもに合わせた卒業のためのプラン（課題を提出する、担任や校長と面接するなど）を提案してくれることが多いようです。高校入試では、成績がよいことよりも高校進学後登校できることの方を重視する高校が多いようです。

2 高校の種類

高校には全日制（普通）高校、定時制高校、通信制高校などがあります。全日制高校

は毎日昼間、定時制高校は毎日昼間または夜間、通信制は月に1～2回程度登校します。これらの高校の課程を終えることで高校卒業の資格を取得することができます。また、一定の単位取得に伴い卒業資格が認められる単位制高校があります。単位制高校にも全日制、定時制、通信制があります。

通信制高校は学校教育法に基づく正規の高等学校教育です。卒業資格を得るには一定の単位取得が必要で、家庭での学習とレポート提出が求められます。年間25日ほどのスクーリング（面接指導）があり、行事やテストなどもあります。通信制高校では自分で立てた学習計画に基づいて学習を進めていかなければなりません。これは生徒によってはなかなか難しいことです。

最近では通信制高校に通う子どもの学習を支援する技能連携校や通信制サポート校が増えてきています。技能連携校とは専門技術教育と高校教育の2つの教育を結合させた学校です。専修学校で行う専門教育の科目が通信制高校の職業科目などに認められます。技能連携校に通う場合、通信制高校へのスクーリングは免除されます。サポート校とは通信制高校の単位取得を指導する通学制の一種の塾のような教育機関ですが、正規の学校ではなく高校卒業の資格は通信制高校でとります。

実際に技能連携校やサポート校は不登校であった子どもを数多く受けています。入学は作文や面接を通して決定するなど、学力より意欲を重視した入学選考をしているようです。不登校を経験した子どもは学習を受ける機会が少なかったことなどから学習が遅れがちなことが多く、学習支援は学年の課程よりも子どもの実力に合った指導が行われています。放課後に部活動があったり、海外研修を取り入れるなど、学校によってさまざまな取り組みがされています。

中学卒業者を対象に実務教育を重視した高等専修学校もあります。これは学校教育法に定められた正規の学校で高校卒業資格は得られませんが、大学受験資格が得られます。商業科、家政科、情報科などの科が設置されており、専門的な技術を身につけることができます。卒業後の進路はさまざまで専門技術をいかして就職したり大学や専門学校などへ進学する生徒もいます。

（温泉美雪、内山登紀夫）

用語解説　【保健室登校】

不登校児の中には、教室には入らずに保健室に登校してくる児童・生徒が多くみられます。これらの児童・生徒は、学級にいづらくなって保健室登校を始めた者が大半です。過度の不安や緊張のない学級の雰囲気づくりなど、子どもを学級に受け入れるための工夫が必要です。最近は相談室、職員室、校長室などなら登校できる児童・生徒もいます。

9　学校にはどのような学級があるか

1　学校と学級の種類

学校は大きく分けて、特殊教育学校と通常の学校があります。特殊教育学校には盲学校、聾学校、養護学校(知的障害、肢体不自由、病弱)が、通常の学校の中にはいわゆる特殊学級(弱視、難聴、知的障害、肢体不自由、病弱・身体虚弱、言語障害、情緒障害)と通級指導教室(弱視、難聴、肢体不自由、病弱・身体虚弱、言語障害、情緒障害)があり、特別な教育的ニーズのある子どもを対象とした教育が行われています。

学校教育法施行令によると、心身の障害の程度に応じて、程度の重い子どもは特殊教育学校、軽い子どもは通常の学校の特殊学級や通常学級で教育を受けると定められています。実際の運営は地域によりさまざまであり、特殊学級に重度の生徒が在籍していたり養護学校で高機能自閉症の生徒が教育を受けているといったことは稀ではありません。

知的発達に遅れはないが、学習面や行動面で著しい困難を示す子どもの割合は全国公立小中学校の通常学級に 6.3 ％存在するという調査結果が報告されている一方、養護学校、特殊学級、通級指導教室などを含め特別支援教育を受けている子どもは1.4％に過ぎず[1]、特別支援教育の充実が急務となっています。

2　通級指導教室

▶通級指導教室

通級指導教室とは通常学級に在籍している児童が、決められた曜日や時間(週に2時間程度)に特別の教室に通い少人数での指導を受ける教室です。これも地域によって運営はさまざまですが、通級指導教室の約8割が発音不明瞭や吃音などの言語障害を有する子どもを対象としています。続いて約1割の「情緒障害」を有する子どもが通級指導教室を利用していますが、児童精神医学的には高機能自閉症、アスペルガー症候群、注意欠陥/多動性障害(AD/HD)などの児童を中心に指導している教室が多いようです。

3　今後望まれる教育改革

文部科学省より平成15年3月に「今後の特別支援教育の在り方について(最終報告)」が発表されました[1]。その背景には通常の学校に特別な教育的ニーズのある子どもが多く存在していることや、特殊学級や通級指導教室を利用する子どもが多様化・重度化していることが挙げられます。基本的方向は障害の程度に応じ特別の場で

▶特別支援教育

　教育を行う「特殊教育」から障害のある児童生徒一人ひとりの教育的ニーズに応じて適切な教育的支援を行う「特別支援教育」への転換を図ることにあるとされています。

　文部科学省は学校外部の特別支援教育の専門家との連携を含む指導者の専門性の強化や、子どもの籍に流動性をもたせる必要性などから、抜本的な教育改革を構想しているようです。具体的には、盲・聾・養護学校が巡回訪問教育などを行い、すべての特別な教育的ニーズのある子どもを支援したり、小中学校に養護学校の分校を設置したり、教師の研修を請け負うなどによる特別支援教育の充実が検討されています。従来あまり重視されてこなかった高機能自閉症、AD/HD、学習障害(LD)などの児童への教育の重要性を指摘していることは一歩前進といえるでしょう。今後、障害のある児童への教育が大きく変化する可能性がありますが、現時点ではどのように変化するかは不明です。

（温泉美雪、内山登紀夫）

【文　　献】
1)文部科学省：今後の特別支援教育の在り方について．2003．

1 福祉と医療の連携とは

1 医療と家族

　子どもを対象とした医療は、本人あるいは保護者の依頼によって、本人のために行われます。治療が順調に進むためには、家族の協力が必要なことはいうまでもありません。治療を進めていくと、その背景に両親の不和、嫁姑の確執などがあることは稀ではありません。最近のように、"家族"の在り方が複雑になってくると、この傾向は一層明瞭になってきます。外来治療では、保護者間の意見が一致せず、家族として積極的に治療に取り組めない場合や、保護者の思いどおりの結果にならないため、治療者が非難されることもあります。また、入院治療では、「面会に来てくれない」「症状が改善しても、退院に応じてくれない」などの現実に直面することがあります。治療を行うにあたって、前記のようなことが予測される場合は、福祉とともに対応することが必要になります。

▶家族

　医療機関は、あくまでも治療場所であって、長期間の生活の場とはなり得ません。家族療法、訪問看護など、医療でもある程度は対応できますが、家族に対して積極的な介入が必要な場合、福祉との連絡が必要になります。とりわけ、"虐待"などが確認された際は、警察に通報するとともに、福祉とも連携をとることが重要です。治療に際して、経済的問題が存在する場合も、公的扶助を含めた福祉の対応が必要になります。

▶虐待

2 福祉資源

　児童を対象とした福祉施設には、児童館や保育所、心身障害児のための通所・入所施設などがあります。そこでは、保護や指導を含め、子どもの健全な育成のための支援が行われています。問題が生じた場合、18歳未満の対象者については、児童相談所（あるいは福祉事務所）が窓口になっています。児童相談所では、児童福祉司、臨床心理士、保育士、生活指導員、医師などが職種を超えてチーム治療を行っています。仕事の内容としては、養護・保健相談、身体障害相談、知的発達障害相談、非行相談、育成相談などがあります。来所相談以外に、電話相談、一時保護所、宿泊指導などを行っています。代表的なものについて簡単に説明します。

▶児童相談所

a．児童養護施設：保護・養育環境が適切でないと判断された児童に、家庭的な環境を提供して、生活・学習・運動などの指導を行うための、児童の自立施設です。ここから、教育機関に通学できます。最近では、家庭の崩壊とともに、被虐待児の入所が激増しています。

　b．児童自立支援施設：児童相談所からの依頼に加えて、家庭裁判所からの保護処分による入所もあります。対象者は、不良行為を行った者あるいはその危険性のある児童であり、生活指導、学習指導、職業指導などを通じて、心身の健全な育成や自立支援を図っています。

　c．情緒障害児短期治療施設：軽度の情緒障害のある児童の治療を目的としています。多くの施設に学校が併設されており、実際には不登校児がその対象となっています。

3 福祉と医療の連携とは

　子どもの精神科医療が進めば、福祉の援助が必要になりますし、福祉対応する中に、医療的ケアが必要な児童がいることもあります。医療も福祉も、家族の了解を前提に、「相手の専門性を尊重しつつ、患児のために何が必要か」を考えて連携を図らなければ意味がありません。

（市川宏伸）

2 司法と医療の連携とは

1 精神科と司法

　これまでの司法と精神医学の連携については、多くは司法精神医学が担当していました。なんらかの犯罪行為が行われた際に、「責任が問えるか否か？」が主眼点でした。司法鑑定として、"心身喪失"、"心神耗弱"などの判定結果が出れば、責任能力はないか、減じられることになります。あくまでも裁判の審理過程の中で、裁判所、検察側、弁護側の依頼に基づいて行われ、その結果を採用するか否かは、裁判官の判断に任せられています。時には事件に対する社会的心情と反する結果になり、話題になることもあります。これらを担当する司法精神医学の専門家は、統合失調症や人格障害など、主として成人の精神医学に詳しい方が多かったように思われます。ところが、最近マスコミを賑わす事件の主人公は子どもや思春期の人たちです。

2 子どもの精神科における最近の状況

　若者が引き起こす事件の内容は、既成の観念では理解に苦しむものが多いとされています。これらの若者の多くは、マイペースで、協調性に乏しく、いわゆる友人が少ないのが特徴です。これらの中には、子どもの精神科で発達障害圏（広汎性発達障害、学習障害、注意欠陥/多動性障害、行為障害など）と診断されるものが含まれています。これらの若者の一部が事件を引き起こす可能性があります。マスコミに"アスペルガー症候群"、"行為障害"などという単語が出現し始めたのも最近です。発達障害の中で、事件にかかわる例は圧倒的に少ないにもかかわらず、こういう形で発達障害が社会的に知られることは、残念なことです。多くの発達障害の子どもたちは、相手の気持ちをうまく理解できないため、周囲から特別視され、"いじめ"の対象になりやすい傾向があります。その結果として、怒りっぽくなったり、被害的になったり、気分の変動が激しくなることもあります。彼らは、「どうして、自分はみんなと同じようにできないのだろう」「友だちになりたいのに、どうしてなれないのだろう」と悩んでいます。

▶アスペルガー症候群
▶行為障害

3 矯正施設と医療

　子どもの裁判を担当する家庭裁判所でも、理解に苦しむ触法行為が増えていることに気づいています。これらの行為と発達障害児の関係についても、徐々に注目を集めています。子どもの精神科の臨床場面でも、家族からいろいろと相談を受けることがあります。これらの行為の背景を調べた鑑別所の精神科医から、治療の必要性を指摘され、医療現場に紹介されることもあります。これらの触法行為児は、些細な点にこだわったり、自分が不利になることを平気で述べます。発達障害の存在を前提に、「どのような処遇がよいか」判断されるべきですし、仮に矯正プログラムが必要な場合も、これらの児童に適切なプログラム内容が用意されるべきです。

4 発達障害の理解

▶触法行為

　触法行為が行われた場合、初めは警察官に取調べを受けます。時には、「反省の姿勢に乏しい」「素直に罪を認めない」などと判断され、"悪質な子ども"ととられます。発達障害への理解が不十分なため、検察官からも、裁判官からも公正な判断が受けられず、処遇期間が長くなることもあります。正しい判断が受けられるように、子どもの精神医学に詳しい司法精神医学の専門家が増え、司法において発達障害への理解が深まることが期待されます。

（市川宏伸）

3 精神保健福祉士とは

●●●はじめに

　精神保健福祉士とは、1997年12月に成立した精神保健福祉士法によって定められた、精神科ソーシャル・ワーカーの国家資格です。この法律の第2条では「精神保健福祉士とは(中略)精神障害者の保健及び福祉に関する専門的知識及び技術をもって、精神病院その他の医療施設において精神障害の医療を受け、または精神障害者の社会復帰の促進を図ることを目的とする施設を利用している者の社会復帰に関する相談に応じ、助言、指導、日常生活への適応のために必要な訓練その他の援助を行うことを業とする者をいう」と定めています。

　精神保健福祉士は精神科ソーシャル・ワークの専門職として、精神障害者の自己決定権の保障を基本にとらえて、彼らの抱える生活問題や社会問題への解決のための援助や、精神障害者の社会参加に向けての援助活動を行います。

　精神保健福祉士は国家資格の名称であり、ほかに精神科ソーシャル・ワーカー、精神医学ソーシャル・ワーカー、PSW(psychiatric social workerの略)などと呼ばれていることもあります。

▶精神科ソーシャル・ワーカー

1 精神保健福祉士と出会う場所・機関

　精神保健福祉士と出会う場所・機関としては、まず第一に精神病院や精神科病床をもつ総合病院や精神科を標榜する診療所などの医療施設があります。病院内では「医療福祉相談室」や「PSW室」などの名称の部署にいることが多く、「ケースワーカー」と呼ばれていることもあります。精神科デイ・ナイト・ケア施設にいることもあります。第二に、精神障害者生活訓練施設、精神障害者授産施設、精神障害者福祉ホーム、精神障害者福祉工場、精神障害者グループホームなどの精神障害者のための社会復帰施設や精神障害者地域生活支援センターなどの相談機関があります。第三に都道府県の精神保健福祉センターや保健所、各市町村役場の精神保健福祉相談の窓口および市町村保健センターなどの行政機関などが考えられます。保健所では「精神保健福祉相談員」とも呼ばれています。

▶精神保健福祉相談員

2 精神保健福祉士に相談する内容

　精神保健福祉士は上記のとおり、生活問題や社会問題への解決や社会参加に向けた援助活動を行うため、その相談内容は多岐にわたります。①病院に受診するかどうか、受診に結びつけるにはどうしたらよいか、通院を継続するための諸問題の解決など受診にかかわる問題、②入院手続きの説明から入院時の不安の解消など、入院にまつわ

る問題や施設を利用する時の問題、③退院および施設からの退所の際の家庭や学校・職場などとの調整など、④病院や施設などの療養環境の調整や医師や他職員との調整、⑤医療費の支払いや公費負担などの制度の利用および年金取得などの経済的問題、⑥就職・復職や社会復帰施設や手帳をはじめとする制度の活用、⑦住宅の確保や維持、⑧就園・就学・復学・転校など教育にかかわる問題、⑨家族の接し方や役割についての相談、⑩日常生活について、⑪治療を円滑に継続するために、精神的安定を図るなどの心理的な援助、⑫病気に対する差別や人権擁護にかかわること、などが考えられます。

　精神保健福祉士は面接による相談だけではなく、電話による相談を行っている場合もあり、必要に応じて訪問して相談に応じることもあります。

　誰にどんなことを相談したらよいかわからない、主治医にこんなことを聞いてもよいだろうかなどと思うことがあるかも知れません。もしあなたの相談している機関に精神保健福祉士がいたら、まずそのような率直な疑問をぶつけてみてください。精神保健福祉士は「相談の仕方」から一緒に考えていきます。

▪注意点▪　上記の**2**は一般的に精神保健福祉士が行うとされている相談内容です。しかし、その精神保健福祉士が勤務する機関の役割などによっては、相談できる内容や重点としているものなどが異なってくる場合があります。

（古寺久仁子）

4　精神保健福祉センターとはどういうところか

1 どのような施設で、どこにあるのでしょう

　精神障害の発生予防、治療、社会復帰に至るまでの一貫した施策は、「精神保健福祉法」に基づき行われています。

　精神保健福祉センターはこの法律により、都道府県と政令指定都市に設置が義務づけられている行政機関です。全国合わせても約60ヵ所しかない精神保健福祉センターの担当区域は広いため、住民にとっては保健所や市町村の機関ほど身近ではないかも知れません。

　精神障害者の社会復帰に関する相談や、精神科の治療に関する相談、病気とは思え

表30. 精神保健福祉センターの業務

1. 直接住民に対して
   - 精神保健福祉相談……「心の電話相談」、思春期・青年期の相談、薬物やアルコール依存症の相談など専門的、先駆的な相談
   - 「心の健康づくり」の講演会や行事、広報誌の発行などの普及活動
   - 精神障害者のデイケアなど社会復帰活動

2. 関係機関に対して
   - 保健所や市町村、精神保健福祉関係諸機関への技術援助・支援
   - 保健所や市町村、精神保健福祉関係機関職員への教育・研修
   - 精神保健に関する調査研究
   - 地域組織の育成(ボランティア活動や精神障害者の就労開拓など)

3. その他「精神保健福祉法」に関する法定業務として
   - 精神医療審査会の事務局、精神障害者保健福祉手帳と通院医療費公費負担の判定業務

▶「心の電話相談」

▶精神保健福祉相談

ないけれど気分が優れず、眠れないといった「こころの健康」に関する相談など、もろもろの相談を「精神保健福祉相談」といいます。こうした相談はこれまで保健所や精神保健福祉センターが担ってきましたが、近年その一部は市町村でも実施されつつあります。

　精神保健福祉センターの業務は、保健所をはじめとする地域での精神保健福祉活動を技術面から支援することが中心です。職員は精神科医、精神保健福祉士(精神科ソーシャル・ワーカー)、臨床心理士、保健師などの専門技術職員が配置されています。

　施設の名称に「総合」とつくのは精神障害者の社会復帰施設(入所・通所)を併設している場合で、8ヵ所あります。また、府県や市によっては「精神保健福祉センター」の名称を使っていないところもあります。

2 精神保健福祉センターの業務

表30参照。

3 どのような時に利用したらよいのでしょう

　受診を迷っている時、精神科の治療を受けているが経過が思わしくなく、誰に相談したらよいか迷っている時、社会復帰をどのように進めたらよいのか、など困っていることがある場合は「心の電話相談」に電話しましょう。匿名で相談できます。

　「精神保健福祉関係の施設がどこにあるか」「最近できた施設は」などの情報も得られます。

　ほとんどの相談は保健所でできますが、さまざまな事情で保健所に相談しづらい時、ほかの精神科医や専門家の意見を聞きたい時などは精神保健福祉センターを利用されるとよいでしょう。通所可能であれば、思春期・青年期のひきこもりをはじめとする問題や、薬物・アルコール依存症の問題を継続して相談することができます。

　医療機関は問題を抱えた本人しか診てくれないのが普通です。精神保健福祉セン

ターや保健所は本人以外の家族だけでも相談に乗ってくれます。但し、訪問活動を必要とする相談は保健所の方がよいでしょう。

> **注意点**　まず「心の電話相談」を利用しましょう。電話番号は電話帳、便利帳などの広報誌、インターネットで調べられます。匿名での相談ですので、「こんなことを相談してもいいのだろうか」「誰に、どのように相談したらいいのだろうか」など迷っている時に気軽に利用できます。

(梅林紀子)

5　保健所ではどのようなことをしているか

❶ 保健所の業務

▶保健所

　保健所は、「地域保健法」に定められた役所です。地域住民の健康の保持、および増進のため、地域保健の広域的、専門的、技術的拠点として、さまざまな業務を行っています。大きく分類すると、住民への対人保健サービスと、診療所や薬局、公衆浴場、飲食店などの施設の営業許可や監視指導などの生活衛生の業務です。

　ここでは地域における精神保健福祉活動の第一線機関としての保健所の業務を考えます。その中心は精神保健福祉相談で、訪問活動も行います。加えて精神障害者の社会復帰活動や患者・家族会、自助グループや民間社会復帰施設への支援や地域ネットワークづくり、精神医療に伴う事務などです。

　保健所の対人保健サービス業務の中で、精神保健福祉に関する業務の占める割合は年々増加してきましたが、平成14年度からは精神保健福祉に関する業務の一部は、身近な自治体である市町村に移っています。今後保健所はより専門的な相談を受けもち、市町村を支援する立場になります。

❷ 保健所と市町村、他部署との業務分担・連携が進んでいます

　保健所は、都道府県が設置して複数の市町村を広域的に担当するタイプと、政令指定都市や東京都の特別区のように、市や区自らが設置するタイプとの2種類があります。

　近年、保健福祉サービスの提供は、都道府県から住民に身近な市町村へと移行しているのが大きな流れです。母子保健サービスの主体は、都道府県の保健所(県によっ

ては保健福祉事務所といいます)から市町村保健センターに移行し、保健所はこれを専門的に支援する役割となりました。精神保健福祉業務においても、最近その一部が市町村に移行したところです。現在はこのような変化の過渡期であり、都道府県によって保健所と市町村の業務分担は必ずしも一様ではありません。

一方、政令指定都市や特別区は自治体として一貫したサービスを提供していますが、各部署の業務分担の仕方は、やはり地域によりさまざまです。

利用する場合にどこの窓口に行けばよいかが問題になりますが、利便性を図るため、総合窓口を設けている自治体もあります。また、役所の発行した便利帳や広報誌で紹介されているので参照するとよいでしょう。

3 このような時は保健所(市町村)に相談しましょう

1. 乳幼児期の子どもの育て方がわからない、母親の対応が悪いのか、子どもの問題なのか迷っている。
2. 自分の子どもなのにかわいいと思えない、子どもに問題があると思うが……。
3. 高校時代から不登校で、その後も自宅にひきこもっている。どうしたらよいのだろうか。
4. 子どもは明らかに病気と思われるが、どのようにして受診させたらよいのか。また、医療が中断していて最近具合が悪い。

▶通院医療費の公費負担の制度
▶精神障害者保健福祉手帳

5. 定期的に精神科を受診するようになった。病院で通院医療費の公費負担の制度を利用するように助言された。手続きをしたい。また、精神障害者保健福祉手帳を交付してもらいたい。手帳によるサービスについて聞きたい。
6. 精神科を受診しているが、学校も辞めて家でブラブラしている。どこか短時間でも参加するグループはないだろうか。自分の住んでいる地域の精神障害者へのサービス、資源・施設について知りたい。
7. 子どもが初めて精神科で病気であると診断がついた。同じように悩んでいる家族と話したい。家族会や自助グループを知りたい。

▶家族会
▶自助グループ

8. どの医療機関を受診したらよいのかわからない。

> **・注意点・**
> 精神保健福祉相談の窓口は以前のように「保健所」だけではありません。まず、市役所など身近な役所で担当の窓口を確認しましょう。
> 就学前の子どもについての相談は、健康診査を受けた機関にまず相談することをお勧めします。

(梅林紀子)

6　保健所の乳幼児健診で指摘を受けたが、どうしたらよいか

1 健康診査とは

▶保健センター

　市町村の保健センター（あるいは保健所）は、妊娠、出産、育児に関して住民が必要な保健指導を行います。

　保健センターや保健所が行う母子保健の事業は、妊産婦、新生児（生後28日までの児）、未熟児（からだの発育が未熟なまま生まれ、正常児が生まれた時にもっている諸機能を得るまでの児）、乳児（1歳未満の児）、幼児（1歳から小学校就学までの児）と保護者に対して家庭訪問や健康診査、母親（両親）学級・育児学級などです。保護者を支援し、疾病や異常のリスクを早期に発見することで、障害や病気の発生を予防し、早期に治療につなげ、すべての子どもが心身ともに健康に育つことを目指しています。

　健康診査は、乳児期は3～6ヵ月と9～11ヵ月にそれぞれ1回ずつ医療機関で、1歳6ヵ月と3歳は保健センターや保健所で実施されますが、乳児期の健診の回数や場所などは一定ではありません。

2 健康診査のねらいとは

　1歳6ヵ月児は、歩行や言語などの精神面と運動面の発達の目安がとらえやすいので、心身障害の早期発見や、むし歯の予防、栄養状態などを中心に健康診査が行われます。3歳児は、からだの発育や精神発達面で重要な時期で一通りの生活習慣が自立し、保育所や幼稚園など集団生活に入る節目です。3歳児の健康診査は、精神発達の遅れや情緒や行動の異常を見極め、視聴覚の障害の早期発見などを目的にしています。保健師、助産師、臨床心理士、栄養士、小児科医、歯科医などがチームでかかわります。健診の結果、必要に応じ精密検査を助言しています。

　健康診査は保護者からは育児について日頃悩んでいることや、保護者の健康状態で心配していること、家族の問題などで育児がうまくいかないことなどを相談する機会です。相談することで、保健師や臨床心理士から継続して育児に関する助言を得られ、地域の子育て支援サービスを知ることが可能になります。

3 健康診査で指摘されたら

　健康診査は、おおざっぱな正常と異常の識別が目的なので、特殊な疾病などの診断は医療機関での精密検査でないとはっきりしません。異常が発見されない場合や、正常なのに異常の疑いをもたれることがあります。

▶療育

　指摘を受けるのは、子どもが保護者や専門職から適切な育児や療育を受けることで、

現在以上に良好な発育・発達が期待される時です。ここでは児に精神面での発達上の問題がある場合を考えます。

通常はある一定期間、何回か母子で保健センターや保健所に定期的に通う、あるいは同年齢の幼児グループに参加することで、臨床心理士あるいは保健師が児の行動や発達の状態を観察します(経過観察といいます)。その後、発達の遅れやアンバランス、行動上の問題がはっきりしてくると、専門医の精密健康診査を助言されます。

▶経過観察

いずれにしても担当の保健師に疑問に思うことは詳しく説明してもらうこと、今後どのように対応したらよいのか具体的に尋ねることです。不安なことは何でも、保健師をはじめとする専門家に相談しましょう。専門の医療・療育機関を紹介された時は、急いで受診する必要があるのか、何のために紹介されたのかを確かめて納得できたら受診します。受診先を自分で調べることも必要です。医療機関を受診して、診断が確定するまでの精査に要する費用は公費で負担されます。

・注意点・　指摘を受けたことを悲観的に考えず、子どもの特徴を知ることで、適切な対応が可能になる、育児相談ができる場所ができたと積極的に考えましょう。指摘を受けたのは、母親の育児が悪かったせいだと自分を責めないことです。発達上の問題を抱えた子どもの育児は、そうでない児に比べ、手がかかるものです。

・重要事項・　精神面の発達について指摘された場合は、最初から児童精神科医に診てもらうことを勧めますが、状況によっては簡単でない場合もあると思います。その時は、健診を受けた機関の専門職と相談しながら、焦らず、子どものよいところをみつけながら育児をすることが大切です。母親だけで悩まないことです。

(梅林紀子)

7 児童相談所とは

●●●はじめに

▶児童相談所

　児童相談所は、子どもの健やかな成長を願って、ともに考え、問題を解決していく、子どものための専門の相談機関です。児童福祉法に基づいて、各都道府県と政令指定都市に設置されています。18歳未満の子どもに関する相談であれば、本人・家族・学校の先生・地域の方々など、国籍・信条などを問わず誰からの相談にも応じます。

　児童相談所の相談援助活動は、すべての子どもが心身ともに健やかに育ち、そのもてる力を最大限に発揮することができるよう、常に子どもの最善の利益を考慮して、子どもおよび家庭などを援助しなくてはならないとされています。

１ どのような相談に応じているか

(1) 子どもの養育に困る場合の相談

- 保護者の病気、死亡、家出、離婚などの事情で子どもが家庭で生活できなくなった。
- 出産が近いが、上の子どもを養育する者がいない。
- 虐待など不適切な養育が行われ、子どもの人権にかかわる問題がある、など。

(2) 子どもの性格や行動の問題などについての相談

- 友だちと遊べない。落ち着きがない。夜尿やチックがある。家族とも話をせず、部屋に閉じこもりがち。昼夜逆転の生活をしている。物を壊したり親やきょうだいに乱暴する。摂食障害がある。自殺企図。いじめられる。
- 学校に行けない。友だちとうまくつきあえない。
- 言うことを聞かず、どうしつけたらいいかわからない、など。

(3) 発達の遅れや障害の相談

- 近所の子どもと比べてことばが遅れている。ほかの子どもと遊ばない。注意集中障害ではないか。知的発達の遅れ、運動発達の遅れにどう対応すればいいか、など。
- 療育手帳（愛の手帳）について。
- 障害児施設への通所や入所について。

(4) 非行問題の相談

- 夜間出歩く。金銭を持ち出す。性的逸脱行為がある。万引きした。薬物を使用している。悪い友だちとつきあっている、など。
- 友達や先輩から脅かされている。
- 警察からの通告に基づく相談。

(5) 里親相談
・里親として、家庭で子どもを育てたい。

❷ 相談援助活動にあたるスタッフは

児童相談所では、次の専門職員などがチームを組んで協議し、相談援助活動にあたります。

　ａ．児童福祉司(ソーシャル・ワーカー)：子どもの福祉に関する相談に応じ、心身の発達の状況、生活習慣、家庭環境などの調査を行い、子ども、家庭、関係機関などを援助します。

　ｂ．心理技術：子どもの精神発達、精神状況および家族の状況などについて、心理学的診断を行い、必要な場合は子どもや家族に対して、カウンセリングや遊戯治療などを行います。

　ｃ．医師：子どもの精神発達、精神状況、からだの発育や発達状態などについて、医学的診断を行い、必要な場合は子どもや家族に対してカウンセリングや医療ケアを行います。

　ｄ．保育士、指導員：一時保護中の子どもの生活指導を行うとともに、生活習慣、学習能力、性格などの観察をします。

❸ 提供される援助は

児童相談所は、地域の関係機関、施設とも連携して、次のような援助を提供します。

　ａ．助言：子どもに関する各般の問題についての相談を受け、相談内容に応じて、必要な助言などを行います。ほかの専門機関での医療、援助、訓練などを受けることが必要な場合には、その機関を紹介します。

　ｂ．診断、判定に基づく指導・援助：子どもおよびその家庭について必要な調査、社会学的診断、心理学的診断、医学的診断を行い、その判定に基づく情報を提供し、専門的な指導・援助を行います。

　ｃ．継続的な指導・援助：相談の内容によっては、継続的に一定期間、専門職員による指導・援助を行います。援助の方法は、児童相談所であるいは家庭などに訪問し、継続的にソーシャル・ワーク、心理療法やカウンセリングなどを行います。

　ｄ．一時保護：緊急に保護を必要とする場合や、生活指導を行いながら子どもの行動を観察する必要のある場合に一時保護します。虐待や不適切な養育環境から、子どもの安全な生活を保障する場ともなります。

　ｅ．里親委託：さまざまな理由により、家庭で暮らすことができない子どもたちを、家族の一員として迎え一緒に生活する里親家庭に、子どもの養育を委託して、健やかな成長を図ります。また一方、里親になることを希望される家庭の相談を受け、指

導・援助を行います。

　　f．児童福祉施設への入所・通所：さまざまな理由により、家庭で暮らすことができない子どもたちや、家庭での生活は可能ですが、専門的支援が必要な子どもたちを、一定の期間、乳児院、児童養護施設、児童自立支援施設、知的障害児施設、肢体不自由児施設などの児童福祉施設で預かり、あるいは通所させ、健やかな成長を図ります。

　　g．療育手帳（愛の手帳）の診断、交付：知的障害児が各種のサービスを受けるために便利な療育手帳（愛の手帳）の診断、交付を行います。

　　h．その他：気軽にアクセスできる電話による相談や、子どもの問題についての公開講座の開催、講師の派遣、見学者・実習生の受け入れなども行い、地域住民・関係機関への情報の提供を行っています。

（飯島成昭）

【参考文献】
1）厚生労働省雇用均等・児童家庭局（監修）：児童相談所運営指針．日本児童福祉協会，東京，2001．

8　児童福祉施設とは

▶児童福祉施設

　さまざまな理由により、家庭で暮らすことができない子どもたちや、家庭での生活は可能ですが、専門的支援などが必要な子どもたちを、入所あるいは通所させ、子どもの健やかな成長を図ることを目的として、養育・治療・訓練・育成する、児童福祉法により定められた施設を児童福祉施設といいます。児童福祉施設は、国、都道府県、市町村および社会福祉法人により設置されています。また、児童福祉施設における支援目的には、子ども自身のセルフアドボカシーの力の形成を支援することも含まれています(表31)。

▶里親制度

　なお、児童福祉施設と同様に、児童福祉法上、子どもを社会的に養護する制度として、里親制度があります。里親制度は、家庭での養育に欠ける児童などに、きめ細やかな個別的養育を提供できる、温かい愛情と正しい理解をもった家庭を与え、児童の健全な育成と自立を図るための制度です。

　これらの児童福祉施設や里親制度の利用方法などの相談は、児童相談所や、地域の福祉事務所や児童家庭支援センターで相談できます。

表 31. 児童福祉施設の種類と機能

助産施設	経済的理由により、入院出産が困難な妊産婦を入所させて、出産を助け、妊婦・産児の看護や保健指導を行う
乳児院	保護者の疾病その他の事情により、保護者による養育が困難または不適切な乳児および2歳未満の幼児を入所させて養育する
母子生活支援施設	児童の養育が十分にできない母子家庭に対して、母子をともに入所させて保護し、自立の促進のために、その生活を支援する
保育所	保護者の就労その他の事情により、家庭での保育が困難な乳幼児などを通わせて、健康・安全で情緒の安定した生活を保障し、心身の発達を図る
児童厚生施設	児童遊園や児童館など、児童に対して健全な遊び場などを提供し、遊びの指導や子ども会活動の育成などにより、児童の健康の増進と情操の育成を図る
児童養護施設	乳児を除く、保護者のない児童や保護者に養育させることが不適当な児童を入所させて養護し、心身ともに健やかに育成し、自立を図る
知的障害児施設	知的障害のため、専門的指導の必要な児童または家庭や児童の状況から保護者に監護させることが不適当な児童を入所させ、保護・指導し自立を図る
知的障害児通園施設	知的障害のため、専門的指導の必要な児童を通わせて、指導・援助し自立を図る
盲聾唖児施設	盲(強度弱視を含む)または聾唖(強度難聴を含む)のため、専門的指導の必要な児童を入所させ、養育・指導し自立を図る
肢体不自由児施設	上肢、下肢または体幹に機能障害のある児童を、入所または通所させて、医学的治療を行うとともに、専門的指導・援助を行い自立を図る
重症心身障害児施設	重度の知的障害と重度の肢体不自由が重複している児童を入所させ、保護し、治療および日常生活上の指導を行う
情緒障害児短期治療施設	軽度の情緒障害のある児童を、短期間、入所または通所させて、心理療法および生活指導を行う
児童自立支援施設	不良行為をなし、またはなす恐れのある児童および家庭環境その他環境上の理由から指導を要する児童を入所または通所させて、生活指導、学習指導、職業指導などを通じて、心身の健全な育成および自立支援を図る
児童家庭支援センター	児童・家庭に対する、地域に密着した、より細やかな相談・助言・指導を、地域の施設・関係機関や児童相談所と総合的連絡調整の下に行う

また、これらの児童福祉法上の施設以外に、認可外の保育施設や、障害児の療育を目的とするクリニックなどの法外施設もあります。

(飯島成昭)

【参考文献】
1) 厚生労働省雇用均等・児童家庭局(監修):子どもの権利を擁護するために. 日本児童福祉協会, 東京, 2002.
2) 許斐 有:子どもの権利と児童福祉法. 増補版, 信山社, 東京, 2001.

9　保護者の緊急事態の時、預かってくれるところは

　保護者に急病、死亡、家出などの緊急の事情が生じて、子どもを養育できない時。出産や、子どものきょうだいの看病のため、子どもを養育できない時。育児や介護に疲れてしばらく休養したい時。このような、保護者の緊急事態の時、身近な親族などの援助により、私的に対応することが、現代の核家族社会ではますます難しくなってきています。

　このような場合に対応するために、社会的に次の制度が用意されています。

▶児童福祉法

　a．児童相談所の一時保護所の利用：児童福祉法に基づいて、各都道府県と政令指定都市に設置されている児童相談所には一時保護所が附設されています。一時保護所ではおおむね2歳以上の児童を保護し、生活指導や学習指導を行います。また、必要に応じて、医学診断や心理診断を行います。一時保護所の入所期間は原則として2ヵ月以内です。

　b．障害児のための緊急一時保護制度の利用：障害のある子どもの場合には、施設などを利用した緊急一時保護制度もあります。

▶里親制度

　c．短期里親制度の利用：児童福祉法上認められた里親制度は、里親家庭という、温かい愛情と正しい理解をもった家庭的環境の下で、個別的養育を行い、児童の健全な育成を図るための制度です。短期里親制度は委託期間が原則として1年以内です。

　d．乳児院などの児童福祉施設の短期入所：2歳未満の乳幼児および児童、また家庭などの特別な状況によっては、乳児院などの児童福祉施設の短期入所が必要な場合もあります。

　e．地域の市区町村が実施している子育て支援短期利用事業などの利用：市区町村によっては、地域の児童福祉施設などと契約し、乳児院、児童養護施設および母子生活支援施設などで、一時的に養育・保護する事業を実施しているところもあります。

　今後は、子どもの日常生活の場である地域で、保護者の緊急事態の時でも、子どもが今までと同様の生活を継続して過ごせるような仕組みや、ホームヘルプ制度の充実が必要です。

（飯島成昭）

10　子育て支援センターとは

▶子育て支援センター

　子育て支援センター事業は、市区町村が地域ぐるみで子育てを支援するため、保育所や母子生活支援施設、乳児院および小児科医院などの施設を指定して、地域内の保育所・福祉事務所・児童家庭支援センター・保健所・児童委員・児童福祉施設・医療機関・児童相談所などと密接に連携して、地域の子育て家庭に対してさまざまな育児支援を行う事業です。

1 育児支援の内容

(1) 育児不安などについての相談指導

　指定施設への来所、家庭訪問および電話相談などにより、地域の子育て家庭の保護者や児童などに対して、相談指導を行うとともに、子育てに関する情報を提供し、他機関を紹介するなどの子育て支援の調整をします。

(2) 子育てサークルなどの育成・支援

　子育て家庭が育児に関する情報交換や子育ての相互協力などを行う、地域の子育てサークルを育成・支援します。また、同様に、子育て家庭や地域の保育所に協力する、子育てボランティアを育成・支援します。

(3) 特別保育事業などの積極的実施

　地域の保育需要に応じて、乳児保育・延長保育・一時保育・休日保育などの特別保育事業を指定保育所において積極的に実施するとともに、ほかの保育所においても取り組むように助言し、地域の保育需要に応じた保育が行われるように努めます。

(4) ベビーシッターなどの地域の保育資源の情報提供など

　地域の実態に応じた活動を行っている家庭的保育、ベビーシッター、認可外保育施設(指導基準を満たすもの)などについて、その活動状況を把握し、子育て家庭に情報提供し、必要がある時は子育て家庭に紹介します。また、これらの保育資源に対して、積極的に指導・助言します。

(5) 家庭的保育を行う者(いわゆる「保育ママ」)への支援

▶保育ママ

　いわゆる「保育ママ」に、来所、訪問あるいは電話により相談指導し、また一方、「保育ママ」が預かる児童を保育所行事に参加させ、保育児と交流し保育所保育を体験する機会を与えたり、研修や「保育ママ」相互の情報交換を支援します。

(飯島成昭)

11　子どもが非行に陥ったら（軽微な犯罪などを繰り返す）

◼ 少年法による処遇

▶非行少年

　犯罪を起こしたり、犯罪を起こす恐れがある20歳未満の子どもを「非行少年」と呼び、少年法、児童福祉法に基づき処遇します。刑法に基づき、14歳未満の子どもは刑事責任能力がないとされていますので、14歳未満の子どもの行為は犯罪とはいいません。

(1) 非行少年とは
　ａ．犯罪少年：罪を犯した14歳以上20歳未満の少年
　ｂ．触法少年：刑罰法令に触れる行為をした14歳未満の少年
　ｃ．虞犯少年：その性格または環境に照らして、将来罪を犯し、または刑罰法令に触れる行為をする恐れのある少年

　虞犯行為とは次のようなことをいいます。
　①保護者の正当な監督に服さない性癖のあること
　②正当な理由がなく家庭に寄りつかないこと
　③犯罪性のある人もしくは不道徳な人と交際し、またはいかがわしい場所に出入りすること
　④自己または他人の徳性を害する行為をする性癖のあること

(2) 少年法の理念

▶少年法

　少年法は、非行少年の再非行を防止し、処罰によらず、教育的、福祉的支援により、子どもの健全育成を期することを目的としています。
　①少年が将来にわたり、犯罪や虞犯行為を繰り返さないようにすること
　②その少年が抱えている問題を解決して、違法行為を行わずに日常の社会生活が送れるようにすること
　③一人ひとりの少年が本来もっている可能性を引き出し、個性ある人間として成長できるようにすること

(3) 少年法の手続き
　①14歳以上の犯罪少年、虞犯少年の事件は、警察署または検察庁から、家庭裁判所に送致されます。但し、虞犯少年の場合、その性格や環境に照らして罪を犯す蓋然性が少ないなど、家庭裁判所に送致するよりも児童福祉法による処遇が望ましい場合は、児童相談所に通告されます。但し、14歳未満の触法少年、虞犯少年は、児童相談所に通告されます。
　②家庭裁判所では、非行事実とともに、少年の性格、能力、環境などについて調査

▶家庭裁判所の処遇　を行い、保護の必要性の有無を判断して、処遇を決定します。家庭裁判所が行う処遇には、次のようなものがあります。

　　ⅰ）審判不開始：非行事実がない時など、審判を開くまでもなく、事件を終了させる。
　　ⅱ）不処分：審判を開くが、特別な処分を行わず、家庭に戻す。
　　ⅲ）保護観察：家庭に戻し、保護観察所、保護司による保護観察に付する。
　　ⅳ）児童自立支援施設または児童養護施設送致
　　ⅴ）少年院送致：要保護性の程度に応じ、初等、中等、特別、医療少年院で処遇する。
　　ⅵ）検察官送致：刑事処分を必要とするものとして、検察官に送致し、地方裁判所で刑事裁判を受けさせる。
　　ⅶ）試験観察：最終審判を行う前に、中間処分として、裁判所が少年を一定期間行動観察する。在宅試験観察と補導委託がある。
　　ⅷ）児童相談所の処遇を受けるべきと判断した場合は、児童相談所に送致

▶児童相談所の処遇　③児童相談所に通告・送致された子どもの処遇については、児童福祉法に基づき、児童相談所が決定します。

　　ⅰ）児童自立支援施設または児童養護施設などの児童福祉施設への入所
　　ⅱ）児童福祉司による指導
　　ⅲ）地域の関係機関と連携しての助言指導
　　ⅳ）家庭裁判所の処遇を受けるべきと判断した少年は、家庭裁判所に送致

　少年法に規定する「非行行為」にはならない場合でも、喫煙、薬物乱用、深夜徘徊、不良交遊、性の逸脱行動などの問題行動は、「不良行為」として、警察などによる補導活動の対象とされています。

2 初発型非行（軽微な犯罪）への対応

　非行については、早期発見と再発防止が大切です。軽微な犯罪や虞犯行為・不良行為の段階で、早期に少年とその家庭に働きかけ支援することが、少年が非行を克服し、健全に育つために大変重要です。

▶初発型非行　警察庁は、万引き・自転車盗・オートバイ盗の窃盗、および放置自転車の乗り逃げなどの占有離脱物横領などの軽微な犯罪を、「初発型非行」と定義しています。初発型非行は、単純な動機から安易に行われ、犯行手段が容易で、結果が軽微な非行です。しかし、繰り返されることにより、少年の規範意識が崩壊し、本格的な非行へと深化する可能性が高くなります。初発型非行が顕現した時に、速やかに、きちんと対応し、それを「過ち」として乗り越えさせ、少年の内面に規範意識を形成させることが大切です。

　初発型非行の背景には、物の溢れた消費社会の問題、情報化社会の中での現実感

覚・体験の喪失、都市化・核家族化による他者へのかかわりの希薄化、優勝劣敗社会における過度の競争などがあることが指摘されています。また、原因として、家庭の問題、交友の問題、学校の問題、帰属社会の規範意識などの問題という外的要因、少年自身の意志の弱さ、規範意識の欠如などという内的要因があるといわれています。

「……子どもの犯罪や問題行動は、成長の過程で子どもの人格が十分に尊重されてこなかったことに原因がある場合が多い。……殺人など重大事件を起こした子どもほど、幼少時から深刻な虐待を受けるなどこころに深い傷を負っているという傾向が表れている。このような子どもは、強いストレスを抱え、自己評価が低く、自暴自棄的感情を抱いており、他者を思いやる気持ちが育まれていないことが多い。……今、子どもの成長支援のために大人に求められていることは、刑罰による威嚇や義務の強調ではなく、悩みやストレスを抱えた子どもの苦しみを早期に正面から受け止め、一人ひとりの子どもの尊厳を確保し、その力を引き出すことである。家庭は、しつけに名を借りた虐待などをやめ、子どもの悩みや不満、不安を受け止めて安らぎを与える場となることが求められている。また、学校や地域社会、福祉機関、医療機関、保健所などは、虐待などの人権侵害を見逃さず関係機関との連携を強めて、これに対処することが求められている。…………」

（日本弁護士連合会 2001年11月9日「子どもの成長支援に関する決議」より）

非行問題などの子どもの問題行動についての相談がある場合は、児童相談所、家庭裁判所の少年部、各県の警察の少年センター（少年補導センター）、警察署の少年係、各県の弁護士会、少年鑑別所の少年心理相談室に相談できます。

(飯島成昭)

【参考文献】
1) 澤登俊雄：少年法入門. 第2版補訂, 有斐閣, 東京, 2003.
2) 清水賢二(編)：少年非行の世界. 有斐閣, 東京, 1999.
3) 日本弁護士連合会(編)：検証少年犯罪. 日本評論社, 東京, 2000.
4) 森田ゆり：あなたが守る あなたの心・あなたのからだ. 童話館出版, 長崎, 1997.

12 青少年センターとは

▶青少年センター

青少年センターは、青少年の社会参加・交流を促進し、健全育成を図るための施設です。各地方自治体が必要性に応じて設置しているため、その事業内容や名称はその地方自治体によってさまざまです。

例えば東京都青少年センターでは、以下の活動を行っています。

a．情報の収集・提供：青少年の社会参加および自主学習を促進し、青少年の健全育成を図るため、青少年に関する、多種多様な図書資料および豊富な情報を提供しています。

　b．社会参加・交流の促進：青少年の自主活動および交流の機会と場を提供するとともに、団体・グループ活動の拠点としています。またリーダー育成講座や、青少年の社会へのかかわりや思春期問題についての公開講座を開催しています。

　c．相談サービス：社会参加活動についての相談・助言や、青少年の悩みごとについての相談を行っています。また青少年の悩みの傾向などを分析したり、相談機関の相談員やカウンセラーを目指す青少年を対象の公開講座を開催しています。

　悩みごとについての相談は、相談室が設けられていて、都内在住・在学・在勤の30歳未満の青少年およびその関係者を対象に、相談専門員が電話または面接による相談を無料で受けています。相談内容は、「自分の性格やくせが気になる」「精神的に落ち込んでいる」「家族関係で困っている」「学校・職場などの対人関係で困っている」「進路・職業選択や将来について不安」「異性との交際について悩んでいる」「学校に行けない」などの心配ごとや悩みごと全般にわたっています。主として10代後半から20代の若者が相談できる場であることが特徴です。

　地域によっては相談部門のないところもありますので、事前に事業内容を問い合わせることが必要です。

（犬塚峰子）

13　子どもの人権とは

　人権という「人は生まれながらにして自由で平等で尊い存在である」という考え方が生まれたのは18世紀後半ですが、「子どもの人権」ということばや考え方が出てきたのは、20世紀に入ってからです。それまで子どもは親の所有物のように扱われ、ないがしろにされていました。

　1924年、第一次世界大戦の後、国際連盟（国際連合の前身）は、「子どもの権利に関するジュネーブ宣言」を採択しました。その中で、「すべての国の男女は、子どもに対して最善のものを与える義務を負う」などが謳われており、「子どもの権利」が、公の場で初めて認められました。次に1959年、第二次世界大戦後、国際連合が「子どもの権利宣言」を改めて採択し、さらに20年後の1979年に、子どもの権利を宣言で終わらせずに、実行を約束する条約にしようということが決定されました。そしてさらに10年の年月を経て、1989年に「子どもの権利条約」が採択され、日本は

▶子どもの権利条約

1994年5月に158番目に加入しました。

▶子どもの最善の利益

　子どもの権利条約では、人間の尊重という基本理念を根底に据えたうえで、子どもにかかわるすべての活動において、子どもの最善の利益を第一義的に考慮すべきということ（3条）が最初に規定されています。そして子どもの生命への固有の権利および子どもの生存と発達を最大限に守ること（6条）を出発点として、子どもがもつべき人権を包括的に保障し、かつ子どもに対する親の養育責任と国の援助責任を明らかにしています。氏名国籍を取得する権利（7条）、家族から分離されない権利（9～11条）、意見を表明する権利、児童の見解の重視、聴聞の保障（12条）、プライバシーの保護（16条）、親が子どもの養育、発達について第一義的な責任を有すること（18条）、親による虐待、放任、搾取からの保護（19条）、表現、思想、良心、宗教、結社、集会などの自由（13～15条）、家庭環境が奪われた子どもなどが特別の保護、援助を受ける権利（20条）、さらに健康についての権利（24条）、相当な生活水準についての権利（27条）、教育についての権利（28条）、遊びや文化的、芸術的活動に参加する権利（31条）等々が尊重され、確保されることが規定されています。それまでの「子どもは大人に保護され、教育される権利がある」という考え方だけでなく、「もっと積極的に子ども自身が国や大人に対して要求する権利をもっている」という考え方が加わっているのが特徴です。

　子どもが自分をかけがえのない尊い存在であると自覚でき、安心感をもち、他人の人権を尊重しながら、自主的な選択に基づいて自由に生きていくことができていれば、子どもの人権は護られているということができます。

　「自分はかけがえのない尊い存在である」という人権意識は、乳幼児期に養育者から無条件で受け入れられ愛されるという安心の体験の積み重ねから育っていきます。ですからこの時期の親や家族の役割は大きく、権利条約にあるように、家族から離れずに親子のこころの絆を樹立することが何より大事です。「適切な養育者がいない」「ネグレクト状態である」「親が虐待をしている」などは重大な人権侵害で、この場合は児童相談所が相談窓口となり、子どもの最善の利益を考えて対応することとなります。

　子どもが心理的、身体的暴力を受けると、自分を大切に思う気持ちや安心感など人間の基本的な力を奪われ、心身に対して深いダメージを受けます。親や教師による体罰やいじめなど、あらゆる暴力から子どもを守ることが必要です。

　年齢が低くても、子どもを1人の人間として尊重し、本人自身についての情報は本人のわかることばで伝え説明する必要があります。それにより子ども自身が自分に関することを自ら決定し、多くの失敗をしながら行動を選択することができるようになります。子どもは発達途上にあるため、未熟で親の保護を必要としており、子どもに代わって大人が判断し、子どもの権利を代行し、その責任を子どもに代わって引き受

けることが必要な時もあります。その場合、大人が過剰な一体感や、指導しなければいけないという使命感をもち過ぎると、子どもの自己決定や自律性を侵すことになります。また、大人の判断や対応が、子どもの最善の利益を守ることになっているのかどうかについては、大人がどれだけ子どもの立場に立って子どものこころを深く理解しているかにかかっていることを、大人はこころに留めておく必要があります。

　子どもの人権に関する法律的な相談については、弁護士会が各地域で相談窓口(電話や面接)を設けています。

(犬塚峰子)

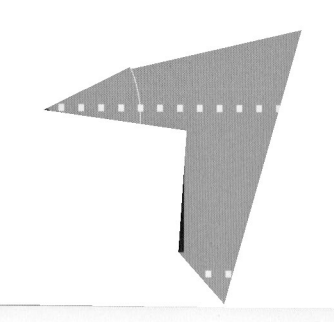

▶社会資源の活用

●●●はじめに

　社会資源の活用は正確な情報を入手し現状と照らし合わすことが肝要です。将来的な見通しをもったうえで選択していくことは継続的かつ有効な利用となります。注意しなければいけないことは、選択肢を多く求めるのではなく「何の目的で・どのようにしたいか」という考え方に立脚することです。

1）活用の時期・情報キャッチ

　制度や既存の場はオールマイティーではありません。いつの時点で活用するかを考え将来的な姿のイメージをもつことです。制度は時流とともに改正されていきます。国の基本方針をとらえ、自身の居住する市町村の行政区域は今後も変動があります。保健・福祉についてどこに問い合わせればいいのかがわかるようにしておくことです。

2）評価

　口コミはその人にとっての評価や考え方なので必ずしも自分に当てはまるとは限りません。同じハンディキャップでも特性の差や程度はまちまちです。一方に見合っていたからといっても合致するというものではありません。口コミの情報はどのような人に見合っていたのか、自分の場合はどこが活用できるのか、違うところは何かを見極めましょう。

3）発達年齢

　0～18歳の間で使う社会資源はその発達年齢と発達課題によっても違いがあります。就学前・小学校・中学校・高校といった教育年齢で分ける軸と知的障害・精神障害という診断で分ける軸をクロスさせて考えましょう。教育の集団適応として必要な場として探るのか、疾患から症状安定の場として考えるのかを考えます。障害が合併の場合はベースの疾患を優位にして考えます。発達レベルと症状を今の年齢（暦年齢）で考え併せることが大切です。さらに資源の活用が次にどんなステップアップになるかを念頭におきましょう。

1 障害者手帳、療育手帳とはどのようなものか

■1 手帳の種類・目的

▶障害者手帳

　障害者手帳には3種類あります。身体障害者手帳・療育手帳（知的障害者）・精神障害者保健福祉手帳です。3種類が共通しているのは申請が任意なことです。極端にいえば一生取得しなくてもいいわけですが、生活するうえで経済基盤を確保し、その人らしい自立を考えた時に補てんすることによって社会参加の促進と生活が営まれることを目的としています（以降、身体障害者手帳については割愛）。

■2 診断・申請

(1) 診断する人は？

　a．療育手帳（知的障害者）：医師（小児科・心療内科・精神科・神経科）
　b．精神障害者保健福祉手帳：精神保健指定医。精神科医（他科の医師でも精神障害の診断・治療に従事する医師を含む）

　知的障害は症状固定6ヵ月を経て申請の対象となります。精神障害は初診日から1年6ヵ月以上経過した時点での申請となります。一度取得したからといってそのまま継続するわけではありません。

▶療育手帳

(2) 療育手帳

　有効期限はありません。18歳未満の時は取得後6ヵ月・1年・3年・5年などの見直しがあります。これは暦年齢がかさむ時発達の程度に変化があるという考えによるためです。18歳になる年に「児」から「者」への変更をする判定をします。18歳以降はおおむね程度の変化は大きくないと考えていることによります。

　申請窓口は、18歳未満は地域管轄の児童相談所です。18歳以降は都道府県によって異なります。児童相談所か市区町村の障害福祉課へ問い合わせてください。

▶精神障害者保健福祉手帳

(3) 精神障害者保健福祉手帳

　有効期限があります。2年の有効期限の延長を希望する場合は更新をします。更新は有効期限の3ヵ月前から申請をすることができます。有効期限を設けたのは、精神障害は治癒したり軽快したりあるいは症状が重くなるなど、症状に変動があるからです。

　申請窓口は、地域の保健センターです*。

＊：精神障害者通院医療費公費負担32条の申請は各市区町村が窓口となっています。

3 等級について

(1) 療育手帳（表32）

4段階からなります。各都道府県によって1～4度で表示する場合とA・Bに1～2を表示する場合があります。最重度・重度・中度・軽度の4表示区分です。

各種の診断の結果、知的障害程度が判定不能で、プロフィールについてもその程度の判定が非常に困難である時は「程度不明」とします。さらに、「総合判定プロ

表32. 療育手帳の内容

項目	1度	2度	3度	4度
知能測定値	0～19	20～34	35～49	50～75
運動	起座不能	歩行不能	四肢が全般的に劣弱	ほぼ正常
社会性	対人関係の理解が不能	集団的行動がほとんど不能	対人関係の理解・集団的行動がある程度可能	対人関係の理解・集団的行動がおおむね可能
意思疎通	言語不能のため意思疎通がまったく不能	わずかな不完全な単語だけのため意思疎通が不可能	言語が幼稚なため意思疎通がやや不可能	言語を通して意思疎通可能
身体的健康	特別な治療・看護が必要	特別な保護が必要	特別な注意が必要	正常で特に注意を必要としない
基本的生活	常時介護・監護が必要	部分的介助と常時監護が必要	部分的の介護と監護が必要	介護や監護をあまり必要としない

最重度	各種の診断の結果、知的障害の程度が処遇上「最重度」と判定され、プロフィールがおおむね「1」程度に該当する
重度	各種の診断の結果、知的障害の程度が処遇上「重度」と判定され、プロフィールがおおむね「2」程度に該当する
中度	各種の診断の結果、知的障害の程度が処遇上「中度」と判定され、プロフィールがおおむね「3」程度に該当する
軽度	各種の診断の結果、知的障害の程度が処遇上「軽度」と判定され、プロフィールがおおむね「4」程度に該当する

表33. 精神障害者保健福祉手帳の等級

障害等級	精神障害の状態
1級	日常生活の用を弁ずることを不能ならしめる程度にあるもの
2級	日常生活が著しい制限を受けるか、または日常生活に著しい制限を加えることを必要とする程度のもの
3級	日常生活もしくは社会生活が制限を受けるか、または日常生活もしくは社会生活に制限を加えることを必要とする程度のもの

（精神保健福祉研究会：改訂精神保健福祉法詳解．中央法規出版，2000より引用）

▶知能指数

フィールに基づき、被判定者の年齢を十分考慮し、決定する」となっています。現状は知能指数（IQ）が優先されがちです。知能指数に限定せず、社会的な適応を鑑みて発行を考慮する自治体が出てきています。発達障害の中でも、アスペルガー症候群・高機能自閉症などの診断を有する対象児には今後の社会参加を期待したいところです。

(2) 精神障害者保健福祉手帳

区分は1～3級です。障害の重いものから1級となっています**(表33)**。

この等級の基準は、「1級および2級については国民年金の障害年金の1・2級とまったく同じ表現とし、同じ程度の障害としたものである」となっています。

(鈴木朝子)

2 障害基礎年金とはどのようなものか

▶障害基礎年金

障害基礎年金の基本的な考えとしては、心身に障害をもつために雇用されない、または雇用されにくいという社会的な事由で経済的に自立した生活がしにくかったり困難な人が対象となります。年金の仕組みはわかりづらく時流とともに変化していきます。まず全体の年金について理解しましょう**(図19)**。

	厚生年金基礎 （企業年金分）	適格退職年金 （企業年金）	共済年金（報酬比例＝職域年金相当分）
国民年金基金 （任意加入）	厚生年金保険 （報酬比例＝厚生年金相当分）		共済年金（報酬比例＝厚生年金相当分）
国民年金（老齢・障害・遺族基礎年金＝定額）			
第1号被保険者	第2号被保険者		第3号被保険者
農業・自営業・学生など	民間企業従業員	公務員・教職員	第2号保険者の被扶養配偶者

(社会福祉士・精神保健福祉士受験ワークブック．中央法規出版より引用)

図19. 年金制度の体系

年金額は、総務省が発表する年平均の全国消費者物価指数が変動した時実質的な価値を保つために変動した率を基準に翌年の4月から改定することになっています。

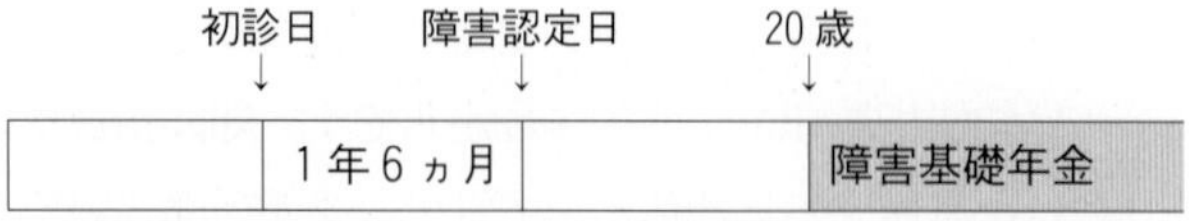

	初診日	障害認定日	20歳	
	↓	↓	↓	
		1年6ヵ月		障害基礎年金

注意：①本人の所得によって全額または半額が停止となる「所得制限」が
　　　　あります。
　　　②20歳を過ぎてから申請する場合は20歳時点と現在の診断書2
　　　　通が必要です。
　　　③1・2級の人が対象です。

図20．障害基礎年金

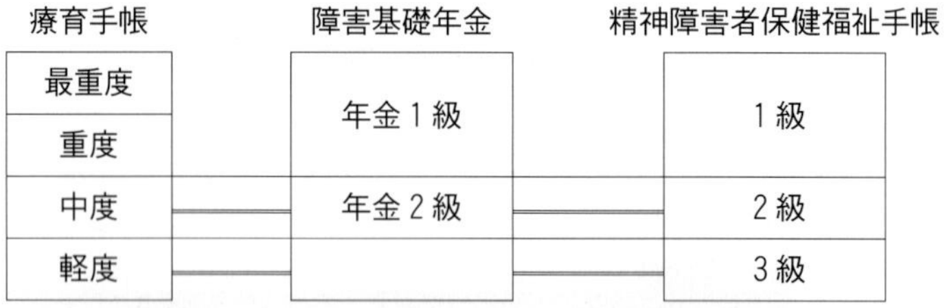

療育手帳	障害基礎年金	精神障害者保健福祉手帳
最重度	年金1級	1級
重度		
中度	年金2級	2級
軽度		3級

注意：①手帳を持っていなくても障害基礎年金の申請はできます。
　　　②手帳があれば年金が受給できるというものではありません。
　　　③年金を受給しながら手帳を持っていない場合は年金証書の写しを添付
　　　　することで医師の診断書なく手帳の申請ができます。
　　　④無拠出というのは、法定免除を意味します。

図21．障害者手帳と障害基礎年金との関係

1 障害基礎年金（図20、21）

　20歳に達する前に初診日があって、初診日から1年6ヵ月を経過した障害認定日後20歳になった時に申請ができます。障害の程度が1級または2級の人が該当し、無拠出で受けられます。申請制で、20歳前に保護者の所得制限で特別児童扶養手当を受給していない場合などは、お知らせがこない自治体もあります。また、受給は継続するものでなく、一定の期間で見直しされ、再度申請が必要となります。

2 20歳過ぎの時

　障害認定日には障害の状態で障害基礎年金が受けられなかった人が、その後65歳に達する日の前日までに障害が悪化し該当の状態となった場合は、65歳に達するまでの間に請求することができます。この制度を「障害年金の事後重症制度」といいます。但しこの制度で受給となった場合は請求月の翌月分からの支給となります。つまり遡っての支給はないことになります。
　一定の障害の状態（3級以下）の人が、新たに発症した傷病のため障害が重くなることがあります。この場合は今までの障害と新たな障害を併合して国民年金法施行令別表の2級以上の状態となった時は障害基礎年金を請求することができます。この制度を「はじめて2級による年金の制度」といいます。

❸ 診断書・申請窓口

　手帳と違って診断する医師は、精神保健指定医または精神科を標榜する医師となっています。これは知的障害者の障害年金診断書は精神障害者用と共通の診断書が用いられるためです。精神病院・精神科クリニックでなくても更生相談所などの精神科医・精神保健指定医でも可能です。医師がわからなかった場合は各市区町村の年金課に問い合わせましょう。申請窓口も同様です。

❹ 取得できるかどうか？

　知的障害の場合はその程度の変化はあっても完治という表現は、稀なことです。精神障害の場合は症状が変動することがあります。取得できるかどうか危ぶまれた時は、判定を受けておくことも大切なことです。受給権を確保するという意味です。

❺ 途中で障害基礎年金の対象でなくなったら？

　20歳以降は1つの年金に加入することになっています。障害基礎年金の対象外になった場合、就労している場合としていない場合とで異なります。就労していても年金が支払えない場合や、就労していないため支払えない場合は、「申請免除」の手続きという方法もあります。但し、現行の制度では60歳までに25年間支払いが満ちていなければ年金受給の対象にはなりません。

（鈴木朝子）

③　発達やこころの問題をもつ子どもの過ごせる「場」は

❶ 発達障害と支援費制度

▶支援費制度

　平成15年度から支援費制度がスタートしました。これは、障害のある人が事業者と対等な関係にあり、自らサービス提供者を自由に選択し契約によってサービスを利用するという趣旨です。

　18歳未満の場合の施設入所は児童相談所が管轄し児童福祉法によることは従来と変わりありません。但し、ショートステイのような短期施設利用は支援費制度の活用になります（ショートステイ＝保護者・養育者の疾病やその他の理由によって短期間施設利用をすることを意味します）。

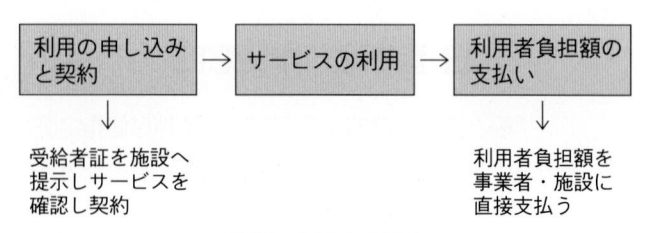

図22. 利用の申込み

(1) 利用の申し込み

　市町村へ支援費支給の申し込みをします。支給決定の審査を経て受給者証の発行となります。障害の程度と在宅介護のかかり具合で1ヵ月の利用日数が決まります。実際にサービスを受ける時は負担額を支払うことになります。利用する場合は施設へ直接申し込みをします。市町村の窓口で、どのような場があるのか、利用者の負担額がどの程度になるのかについて情報を提供してもらいましょう。申請が受理され受給者証が発行されてからは、図22のような手続きとなります。

(2) 支援費制度の対象となるサービス

▶居宅生活支援

●a. 居宅生活支援

①児童居宅介護等事業(ホームヘルプサービス)：居宅において介護・家事など生活全般にわたる援助を行う。

②児童デイサービス事業：通所により日常生活動作や集団生活への適応などに関する指導および訓練を行う。

③児童短期入所事業(ショートステイ)：保護者の疾病その他の理由により、児童福祉施設などに短期間入所し、必要な支援を行う。

2 自閉症・発達障害支援センター事業

　平成14年度末に発足した事業です。自閉症などの特有な発達を有する障害児(者)に対する支援を総合的に行う拠点として、各種の問題について本人や家族からの相談に応じ、適切な指導・助言を行い関係施設との連携強化によって、地域における総合的な支援体制の整備を目的としています。今までの行政は縦割りで発達年齢ごとに相談機関をめぐって行かなければならなかった弊害がありました。センター事業は障害児(者)を主軸にして、幼少から就労(自立)を目指したライフスタイルの中で、必要な時に相談や指導を受けることができます。

(1) 実施主体

　都道府県と政令指定都市です。現在全国で12センターあります(今後、さらに増加し、各県に設置される予定です)。

(2) 利用対象者

　自閉症(知的障害を伴わない自閉症・高機能自閉症を含む)、アスペルガー症候群、

レット症候群などの特有な発達を有する児（者）と家族です。設置主体の都・県・政令指定都市に居住する本人・家族・関係施設・機関となっています。費用は原則無料です。

(3) 受けられるサービス

●a．相談支援

医療・保育・教育・就労・福祉などの関係する施設や機関の紹介をしてくれます。また、問題解決のために電話相談や来談相談、必要に応じて訪問相談が受けられます。

▶療育支援

●b．療育支援

本人の状態をみながら、家庭や所属集団の療育・養育の方針や具体的な援助計画・方法などを助言してくれます。

※注意：教育に関しては今後「特別支援教育」の実施に伴い現段階では、発達支援センターと特別支援教育コーディネーターがどのように連携していくかは具体的には打ち出されていません。今後の動向をみていきましょう。

▶就労支援

●c．就労支援

就労を希望する場合や今の仕事を継続したい時、就労支援機関と協同して職場開拓や職場適応に向けての支援を行います。

(4) 連絡先（首都圏）

①東京都自閉症・発達障害支援センター　TOSCA（トスカ）

東京都世田谷区船橋1-30-9　電話：03-3426-2318　FAX：03-3706-7242

URL：http://www.tosca-net.com/　E-Mail：tosca@kisenfukushi.com

受付時間：9：00〜17：00（祝日を除く月〜土）

②千葉県自閉症・発達障害支援センター　CAS（キャス）

千葉県千葉市中央区院内1-2-7　アマノビルディング5階

電話：043-227-8557　FAX：043-227-8559

URL：http://www5e.biglobe.ne.jp/~cas-cas　E-Mail：cas@mue.biglobe.ne.jp

受付時間：9：00〜18：00（祝日を除く月〜土）　※日曜日も必要に応じて開設

③よこはま・自閉症支援室

神奈川県横浜市都築区仲町台1-2-31　ヒルトップス301

電話：045-949-3744　FAX：045-943-9228　E-Mail：sekimizu@246.ne.jp

受付時間：9：00〜17：00（祝日を除く月〜金）

利用対象：原則18歳以上

利用申し込み：できるだけ区福祉保健センター・学校・福祉施設就労援助機関の職員を通して行う

④埼玉県自閉症・発達障害支援センター　まほろば

埼玉県川越市平塚新田東河原201-2

電話：049-239-3553　FAX：049-233-0223
URL：http://www.10.ocn.ne.jp/~mahoroba/
E-Mail：autism.s.c.keyaki@ninus.ocn.ne.jp
受付時間：9：00～12：00、13：00～16：00（祝祭日を除く）

（自閉症の暮らしに役立つ便利帳；首都圏版．みずほ福祉助成財団 平成14年度研究助成事業，社会福祉法人嬉泉，東京，2003 より引用）

(5) 基本的な活用の考え方

発達になんらかの障害がある場合はまず適切な診断を受けます。診断に基づいて地域の療育を探します。幼少時は、時に診断がつきにくいことがあります。その場合は確定診断を求めるのではなく、今療育の何が必要なのかを医師と相談していきましょう。療育は物理的に通いやすい方が継続します。学童期の資源は多くありませんが、集団での場が必要なのか、個別での場が必要なのかを見極めることが大切です。民間のセンターや相談機関が設立されていますが、経済的な負担が大きいことが難点となっています。上記の発達障害支援センターに問い合わせてください。

❸ こころの問題をもつ子の場合

(1) 相談の窓口

●a．精神保健福祉センター

各都道府県に設置されています。精神保健活動の中核を担い専門的な相談援助を行っています。事業規模や内容は各県で差があります。

●b．保健所・保健福祉センター

地区担当の保健師・精神担当の保健師がいます。精神保健に関する行政機関としては最も身近なところです。各地区を担当している保健師は地域に密着した活動をし、治療を受ける相談や退院後のアフターケアに応じ家庭訪問も行っています。

(2) 10代の子の過ごせる場（表34、35）

●a．考える視点

▶共同作業所

共同作業所は年齢が高いところが多く、10代の子が利用する場に見合わないことが多々あります。仲間づくりとして考えるとフリースペースや若年のデイケアを探すことになります。また、高校生年代の18歳までは教育関連で単位制・定時制・通信制の学校・サポート校・フリースクールを選択することもありますが、教育が本人のストレスになり病態像が揺れることもあります。主治医との相談が肝要となります。

●b．見学の大切さ

共同作業所やデイケアは保健所・保健福祉センターに問い合わせるとそれぞれの場の雰囲気や利用年齢層がわかります。地域によって保健師の同行が条件での見学のところと、直接見学できるところとがあります。

▶フリースペース

● c. フリースペースって？

　自宅での時間の使い方には限度があります。生活のパターンを獲得する意味でも、自宅から通う場としては1つの資源ですが、積極的な仲間づくりには結びつきにくい面はあります。

▶フリースクール

● d. フリースクール

　高校卒業資格の認定とはなりません。サポート校等々への進学を目標にした学習の補強的なところから、農作業を中心にしたところや集うことを目的にしたところなどもあります。規模も一桁から50人を超えるところまでまちまちです。年齢層として高校生までの人が対象となっているところが圧倒的多数です。それぞれのフリースクールに問い合わせ、内容の確認をしましょう。

● e. 生活と自立

　自立した生活の場と在宅での利用資源が**表34、35**になっています。「自立」を目指した場合になんらかのサポートを必要とした生活を考えるのか、就労を考えるのかは今後の状態の見通しが必要です。医師を含めソーシャル・ワーカー・精神保健福祉士等々の専門家と相談しましょう。就労は障害者職業センターの専門相談員がいます。職能判定から就労へのステップについての相談に乗ってくれます。病気を「オープ

表34. 自立への場

	施設の種類	対象	定員	期限
生活訓練施設 （援護寮）	宿泊提供施設、生活機能回復訓練施設（ショートステイ）	障害のため独立して日常生活ができず生活の場がない者	20人以上	原則として2年、必要に応じて1年未満延長可能
福祉ホーム	宿泊提供施設	一定の自活能力を有するが、家庭環境の理由により住宅確保が困難な者	10人以上	原則2年
福祉ホームB型 （試行事業）	長期在院患者の療養体制整備事業に基づく宿泊提供施設	病状は安定して、入院治療を必要とせず、一定程度の介護で日常生活を営める者	おおむね20人	原則5年
授産施設	通所型および入所型作業訓練施設	相当程度の作業能力を有する者(通所)、かつ住宅確保が困難な者(入所)	通所:20人以上 入所:20〜30人	適宜決定
福祉工場	就労訓練施設（最低賃金の保証）	授産施設の訓練を終えた者であって、一般雇用が困難な者	20人以上	なし
地域生活支援センター	地域生活における日常生活の支援	地域で生活している精神障害者	なし	なし
グループホーム （地域生活援助事業）	日常生活への援助のある共同住宅	地域において共同生活を営むことができる者	4人以上	なし

（精神保健福祉士受験ワークブック．中央法規出版より引用）

表 35. 生活支援事業

	精神障害者居宅介護等事業 （ホームヘルプサービス）	精神障害者短期入所事業 （ショートステイ）
実施主体	市町村 補助：市町村社会福祉協議会・社会福祉法人・医療法人など 委託：地方公共団体・民間事業者・介護福祉士など	
運営主体	市町村が指定した者	市町村が指定した精神障害者生活訓練施設・精神障害者入所授産施設・その他の適切な施設において事業を行う者
費用負担	国：1/2　都道府県：1/4（政令指定都市 1/2）　市区町村：1/4	
利用対象	精神障害者保健福祉手帳所持者か精神障害者を事由とする障害年金受給者で、日常生活を営むのに支障があり、食事および身体の清潔保持などの便宜を必要とする者	在宅精神障害者であって、該当精神障害者の介護などを行う者が疾病、出産、冠婚葬祭などの社会的理由や私的理由により、一時的に介護を行うことができない場合
サービスの内容	①家事：調理。生活必需品の買い物。衣類の洗濯、補修。住宅などの掃除、整理整頓 ②身体介護：身体の清潔保持などの援助。通院、交通や公共機関の利用などの援助 ③生活・身上、介護に関する相談および助言	精神障害者の介護などを行う者が、疾病、出産、冠婚葬祭などの社会的理由や私的理由により、一時的に介護などを行うことができない場合に、該当精神障害者を指定施設に短期間（原則 7 日以内、真にやむ得ない場合必要最小限の延長可能）入所させる
利用手続き・方法など	①申込み：精神障害者またはその者が属する世帯の生計中心者 ②便宜の供与の要否決定：手帳または年金証書所持、病状の安定および定期的な通院の確認（市町村長） ③便宜の内容および費用区分の決定（市町村長） ④「精神障害者居宅介護利用者使用証」の交付（市町村長） ⑤あらかじめ重要事項記載文書による説明を行い、利用者の同意を得て契約締結（運営主体）	①申込み：精神障害者またはその者が属する世帯の生計中心者 ②短期入所の要否決定（市町村長） ③あらかじめ重要事項記載文書による説明を行い、利用者の同意を得て契約締結（運営主体）
その他	運営主体への複数の市町村からの指定が可能	

(精神保健福祉士受験ワークブック．中央法規出版より引用)

ン」にした就労と、病気のことは職場に言わない「クローズ」のやり方があります。一気に就労に結びつかない場合のステップも検討してくれます。アルバイトを転々とするより、将来を見据えながらの方策の方が長期的には自立につながります。

(鈴木朝子)

和文索引

あ

アイデンティティの確立	76
アスペルガー症候群	81, 183, 192, 312
アダルトチルドレン	233
アドラー心理学	22
アニマル・アシステッド・セラピー	277
アパシー・シンドローム	141
アミノ酸検査	262
アレキシサイミア	252
アロマテラピー	278
愛着	83
――関係	89
――行動	202
赤ちゃん返り	230
遊び	13, 49
後追い自殺	147

い

いじめ	79, 121, 141, 153, 312
イマジネーション障害	114, 183
インターネット依存症	32
医療保護入院	283
異食	212
――症	98
異性との交際	163
遺尿症	211
遺糞症	211
育児不安	39
一匹狼	161
院内学級	171, 283

う

うつ状態	221
うつ病	144, 155, 222
ウエスト症候群	169
嘘	159
運動性チック	208

え

エコプラキシア	208
援助交際	164

お

おねしょ	94
おもらし	94
音声チック	90, 92, 208

か

かんしゃく	79
カウンセリング	179, 267
仮面うつ病	222
家族	310
――のSST	270
――療法	268
家庭裁判所	312, 327
家庭内暴力	156
家庭の役割	26
過覚醒	59
過換気(過呼吸)症候群	119, 124
過剰適応症候群	20
過食	131
――症	242
過敏性大腸症候群	126
画像診断学的検査	263
買い物依存症	154
買い物強迫	164
絵画療法	277
解離性健忘	234
解離性障害	122, 234
解離性とん走	234
解離性同一性障害	123, 137, 234
外傷後ストレス障害(PTSD)	58, 121, 230
外傷体験	236
覚醒剤	215
学習困難	189
学習障害(LD)	109, 188, 304
学歴社会	297
学級崩壊	21, 296
学校教育制度	296
学校コンサルテーション	18
学校のもつ役割	140
干渉	152
感覚統合	273
感覚の偏り	69
環境調整	179
緘黙	84, 203

き

ギャング・グループ	165
ギャングエイジ	14, 33
気分安定薬	279, 282
気分障害	69, 151, 221
気分変調症	144
基本的信頼感	12
吃音	105
――症	205
喫煙	166
虐待	40, 236, 286, 310
――の世代間伝達	41
休養	155

か (続き)

急性ストレス障害	232
共同作業所	340
共同体感覚	22
教育環境	29
教育と医療の連携	295
教育の保障	295
恐喝	153
恐怖	225
強迫	71
――観念	115, 228
――行為	99, 115, 228
――症状	156, 228
――神経症	228
――性障害	137
境界域知能	110

く

くせ	90
クライネ=レヴィン症候群	132

け

下剤の乱用	133
経過観察	319
携帯電話	32
――依存症	32
芸術療法	269
血液検査	261
幻聴	136, 139
現代型栄養失調	241

こ

こだわり	71, 182, 227
ことば	47
――の遅れ	66
コーピング能力	232
コプロプラキシア	208
コプロラリア	208
コミュニケーションの障害	182
コンサルテーション	301
――精神医学	257
子育て支援センター事業	325
子どものSST	270
子どもの権利	53
――条約	53, 54, 329
子どもの自尊心	158, 159
子どもの精神科	3, 255, 278
子どもの発するSOS	125
固執	71
個別指導計画	296
広汎性発達障害	67, 68, 110, 185
向精神薬	179, 280
行為障害	82, 196, 312
行動異常	120

行動療法		179, 269
――的アプローチ		115
抗うつ薬		279
抗てんかん薬		279
抗精神病薬		279, 281
抗不安薬		279
高機能自閉症		182
心の電話相談		315

さ

サイコドラマ		278
サプリメント		214
作業療法		271
挫折体験		147
再登校		108
里親制度		322, 324
算数障害		189

し

ショートステイ		179
シンナー		215
支援費制度		337
死		172
――のイメージ		147
――への恐怖		173
思春期		163, 165
――デイケア		274
指導プログラム		275
視線恐怖		138
試験		116
自意識過剰		139
自己愛的かつ自己破壊的行動		168
自己肯定感		22
自己視線恐怖		138
自己治療活動		225
自己同一性		16
自己誘発性嘔吐		133, 242
自殺		224
自傷行為		148
自閉症		81, 93, 149, 177, 181
――・発達障害支援センター事業		338
――児の認知障害		270
――スペクトラム		184
自律授乳		96
児童虐待		40, 236, 286, 310
児童精神医学		254
児童相談所		310, 320, 327
児童福祉施設		322
児童福祉法		324
社会恐怖		138
社会性の障害		182
社会的スキル		75
社会のルール		13
若年者のアルコール依存症		216
若年周期精神病		152

守秘義務		256, 292
受容‐表出混合性言語障害		186
集団行動		74, 161
集団参加		14
集団不適応		76
集団療法		269, 278
集中力		145
就学判定会議		298
巡回相談		304
初発型非行		327
書字表出障害		189
小児精神医学		285
小児精神科		286, 288, 290
少年法		326
障害基礎年金		335
障害者手帳		333
常習飲酒行動		167
常同行為		99
情緒障害学級		298
情動調律		46
食毛		210
触法行為		312
心気症		238
心身症		251, 289
心身喪失		311
心神耗弱		311
心理療法		267
心療内科		284
身体化障害		117, 237
身体化症状		117
身体玩弄癖		102
身体醜形障害		139, 238
身体症状		125, 224
身体表現性障害		237
神経科		284
神経性習癖		100
神経性食欲不振症		239
人格障害		245

す

スクールカウンセラー		301
ステップファミリー		27
ストレス		120, 154, 230
睡眠		242
――覚醒スケジュール障害		133
――時遊行症		135
――障害		133, 242
――相後退(遅延)症候群		133, 243
髄液検査		262

せ

セカンド・オピニオン		50
世界保健機関(WHO)		3
生化学検査		261
生活技能訓練		270

生理学的検査		263
性格・人格検査		259
青少年センター		328
精神科		284
――ソーシャル・ワーカー(PSW)		313
――リハビリテーション		282
精神障害者保健福祉手帳		333
精神遅滞		65, 67, 149, 174
精神保健福祉センター		340
精神保健福祉相談		315
――員		313
精神保健福祉法		265, 283
精神療法		266
赤面恐怖		119
摂食障害		129, 131, 132, 239, 289
先端恐怖		226
染色体検査		262
選択性緘黙		84, 203
全緘黙		203

そ

ソーシャルスキル・トレーニング		193
ソーシャルスマイル		68
措置入院		283
早朝覚醒		134
相談室		305
躁うつ病		222
躁病		221
側頭葉てんかん		136, 137

た

ターミナル		172
タイムアウト法		79
ダイエット		240
大麻		215
対人関係		272
――のストレス		121
対人恐怖		119, 156
退行		84
第一次反抗期		202
単純性チック		208

ち

チームティーチング		302
チック		90, 92, 105, 207, 208
チャム・グループ		165
知的能力の偏り		260
知能・発達検査		259
知能指数		111, 174, 334, 335
知能障害		110
治療計画		264
治療目標		264
父親の役割		42
中枢神経刺激薬		279

注意欠陥/多動性障害（AD/HD）
　　　　　　　73, 81, 110, 145,
　　　　　　　151, 178, 190, 304
昼間遺尿症　　　　　　　　211
昼夜逆転現象　　　　　　　243

つ
通級指導教室　　　　　　　308
爪嚙み　　　　　　　　100, 210

て
てんかん　　　91, 122, 123, 168,
　　　　　　　178, 248, 263, 288
　――発作　　　　　　　　248
デイケア　　　　　　　　　273
手首自傷　　　　　　　　　150
適応指導教室　　　　　303, 305
適応障害　　　　　　　　　232
転換性障害　　　　　　124, 237

と
トゥレット障害　　　　　　 92
トゥレット症候群　　　　　209
トラウマ　　　　　　　　　 58
ドクターショッピング　　　294
ドメスティック・バイオレンス
　（DV）　　　　　　54, 78, 80
疼痛性障害　　　　　　　　237
登校強制　　　　　　　　　108
登校渋り　　　　　　　　　108
統合失調症
　　　　　69, 137, 155, 177, 273, 217
特異的言語発達障害　　　　186
特別支援教育　　　　　　　299

な
ナルコレプシー　　　　　　244
仲間はずれ　　　　　　　　121

に
日内変動　　　　　　　　　223
乳幼児精神医学　　　　　　 38
尿検査　　　　　　　　　　262
任意入院　　　　　　　　　283
認知・行動療法　　　　　　269

ぬ
盗み　　　　　　　　　　　160

ね
ネガティブなアイデンティティ
　　　　　　　　　　　　　166
ネグレクト　　　　　　54, 286
年齢相応の社会性　　　　　112

の
脳波検査　　　　　　　　　263

は
バーンアウト　　　　　　　117
パニック発作　　　　　118, 226
吐きだこ　　　　　　　　　133
場面緘黙　　　　　　　　　 84
箱庭療法　　　　　　　　　277
発達課題　　　　　　11, 45, 140
発達健診　　　　　　　　　 65
発達指数　　　　　　　　　175
発達障害　　　4, 181, 190, 289, 337
発達性協調運動障害　　　　187
発達段階に応じたコミュニケーション　　　　　　　　290
抜毛症　　　　　　　　102, 210
反抗　　　　　　　　　　　157
　――挑戦性障害　　　　　196
反社会的行動　　　　　　　165
反社会的人格障害　　　　　199
反芻　　　　　　　　　97, 213

ひ
ひきこもり　　　　　19, 146, 156
ひきつけ　　　　　　　　　168
ヒステリー発作　　　　　　124
ビジネス原理　　　　　　　 28
ピーターパン・シンドローム
　　　　　　　　　　　　　162
ピア・グループ　　　　　　165
皮膚の自傷　　　　　　　　210
非24時間睡眠覚醒症候群　　134
非行　　　　　　　　　20, 163
　――少年　　　　　　　　326
非定型抗精神病薬　　　　　281
被害念慮　　　　　　　　　156
人見知り現象　　　　　　　 86
表出性言語障害　　　　　　186
広場恐怖　　　　　　　　　138

ふ
フラッシュバック
　　　　　　　58, 168, 230, 231
フリースクール　　　31, 305, 341
フリースペース　　　31, 305, 341
プレイセラピー　　　　85, 268
プレイルーム　　　　　　　171

へ
不安　　　　　　　　　　　225
　――神経症　　　　　　　226
不適切な養育　　　　　　　 54
不登校　　　106, 146, 289, 300, 306
複雑性チック　　　　　　　208
物質依存　　　　　　　213, 214
物質乱用　　　　　　　　　213
分離不安　　　　　　83, 172, 204
　――障害　　　　　　　83, 200
分類不能型身体表現性障害　237

へ
ペーパーバッグ法　　　119, 124
ペアレンティング・トレーニング
　　　　　　　　　　　　　193
ペットロス症候群　　　　　143
平均成長曲線　　　　　　　219
偏差値　　　　　　　　　　 30
偏食　　　　　　　　　129, 212

ほ
ホメオスターシス　　　　　224
ホルモン検査　　　　　　　261
ボーダーライン・チャイルド
　　　　　　　　　　　　　151
ボーダーライン・パーソナリティ
　　　　　　　　　　　　　247
ボディイメージの障害　　　240
保健室　　　　　　　　299, 305
　――登校　　　　　　　　307
保健所　　　　　　　　　　316
　――・保健福祉センター　340
保健センター　　　　　　　318
保護者の役割　　　　　　　265
哺乳反射　　　　　　　　　 96
母子愛着障害　　　　　　　 86
母子相互作用　　　　　　　 38
母性愛　　　　　　　　　　 37
母性原理　　　　　　　　　 28
訪問学級　　　　　　　　　171
防衛規制　　　　　　　　　 59
暴力　　　　　　　　　　　158

ま
マイルストーン　　　　　　 65
マタニティ・ブルー　　　　 39
マルトリートメント　　　54, 55
麻薬　　　　　　　　　　　216

む
無関心症候群　　　　　　　 19
夢中遊行　　　　　　　　　244

索引 iii

も

モラトリアム	17
妄想	139
問診	256

や

夜驚	135
——症	244
夜尿	245
——症	211
薬物血中濃度測定	262
薬物乱用	167
薬物療法	278

ゆ

遊戯療法	85, 276

よ

憂うつな状態	142
指しゃぶり	100
夜遊び	163
夜泣き	135
読み障害	188
幼児デイケア	275
養護教諭	300

ら

ライフサイクル	8

り

リエゾン精神医学	258
リストカット症候群	149
リタリン®	193
離人症	127
——性障害	234
離人神経症	128
療育	318
——手帳	333
——プログラム	179, 265
臨床心理学	291
臨床心理士	260, 267, 291, 302

れ

レノックス症候群	169
連携・ネットワーク活動	194

欧文索引

1人でいられる能力	202
3つのC	33

A

AC	233
AD/HD	73, 81, 110, 145, 151, 178, 190, 304

D

DBDマーチ	199
DQ	175
DSM-Ⅳ	3
DV	54, 78, 80

E

eメールカウンセリング	145
EQ	253

I

ICD-10	3
IQ	111, 335
ITストレス	34

L

LD	109, 188, 304

P

PTSD	58, 121, 230

S

SST	270

T

TEACCH	270, 276

W

WHO	3

知りたいことがなんでもわかる
子どものこころのケア-SOSを見逃さないために
ISBN4-8159-1692-6 C3047

| 平成16年7月1日 | 第1版発　行 |
| 平成18年3月10日 | 第1版第2刷 |

編集 ── 市　川　宏　伸
　　　　　内　山　登紀夫
　　　　　広　沢　郁　子
発行者 ── 松　浦　三　男
印刷所 ── 服部印刷株式会社
発行所 ── 株式会社　永井書店
〒553-0003　大阪市福島区福島8丁目21番15号
電話（06）6452-1881（代表）／Fax（06）6452-1882

東京店
〒101-0062　東京都千代田区神田駿河台2-10-6（7F）
電話（03）3291-9717（代表）／Fax（03）3291-9710

Printed in Japan　©ICHIKAWA Hironobu, UCHIYAMA Tokio, HIROSAWA Ikuko, 2004

- 本書の複製権・翻訳権・上映権・譲渡権・公衆送信権（送信可能化を含む）は株式会社永井書店が保有します．
- JCLS ＜㈳日本著作出版権管理システム委託出版物＞
本書の無断複写は著作権法上での例外を除き禁じられています．複写される場合には，その都度事前に㈳日本著作出版権管理システム（電話03-3817-5670，FAX 03-3815-8199）の許諾を得て下さい．